全国中医药行业高等教育"十三五"创新教材

张仲景学术思想概论

（供中医学、针灸推拿学、中西医临床医学等专业用）

主　编　卞　华（南阳理工学院）
　　　　肖碧跃（湖南中医药大学）
副主编　马晓峰（天津中医药大学）
　　　　王振亮（河南中医药大学）
　　　　张　林（北京中医药大学）
　　　　朱为坤（福建中医药大学）
　　　　王庆胜（甘肃中医药大学）

中国中医药出版社
·北京·

图书在版编目（CIP）数据

张仲景学术思想概论 / 卞华，肖碧跃主编 .—北京：
中国中医药出版社，2020.9（2021.1重印）
全国中医药行业高等教育"十三五"创新教材
ISBN 978 – 7 – 5132 – 6040 – 4

Ⅰ . ①张⋯　Ⅱ . ①卞⋯　②肖⋯　Ⅲ . ①张仲景（150-
219）—医学思想—中医药院校—教材　Ⅳ . ① R2–092

中国版本图书馆 CIP 数据核字（2020）第 006269 号

中国中医药出版社出版
北京经济技术开发区科创十三街 31 号院二区 8 号楼
邮政编码　100176
传真　010 – 64405721
山东百润本色印刷有限公司印刷
各地新华书店经销

开本 787 × 1092　1/16　印张 17.25　字数 384 千字
2020 年 9 月第 1 版　2021 年 1 月第 2 次印刷
书号　ISBN 978 – 7 – 5132 – 6040 – 4

定价　65.00 元
网址　www.cptcm.com

社 长 热 线　010-64405720
购 书 热 线　010-89535836
维 权 打 假　010-64405753

微信服务号　zgzyycbs
微商城网址　https://kdt.im/LIdUGr
官 方 微 博　http://e.weibo.com/cptcm
淘宝天猫网址　http://zgzyycbs.tmall.com

如有印装质量问题请与本社出版部联系（010 – 64405510）

全国中医药行业高等教育"十三五"创新教材

《张仲景学术思想概论》编委会

编写说明

中国医药学源远流长，博大精深。在其发展过程中，医圣张仲景撰著的《伤寒杂病论》确立了中医辨证论治体系的基本框架与临床理法方药应用的基本规范，起到了承前启后的作用，具有划时代的意义。由于其卓越的理论与临床价值，被世医奉为"医门之圭臬，医家之圣书"。梁·陶弘景《名医别录》序中曰："惟仲景一部，最为众方之祖。"清·喻昌《尚论篇》序亦说仲景书为"众法之宗，群方之祖"。后世将《伤寒杂病论》分为《伤寒论》与《金匮要略》两本书。在现代高等中医药本科教育中，两书被列入了中医学专业的核心课程。其对完善学生中医理论和临床知识结构、培养中医辨证论治思维、提高辨证论治能力彰显了重要作用。

《伤寒杂病论》文体简练，义蕴幽微，自宋后，注家蜂起，代不乏人。而其中尤以注释和发挥为著，此从《伤寒论历代书目》《金匮要略历代书目》中便可窥见一斑。但前贤研究多是乐以考证、训古，或执错简重订，或宗三纲鼎立等不一而足，虽各有发明，但对其学术思想进行归纳、提炼、总结者寥若晨星。

为了进一步继承和弘扬张仲景学术思想，帮助高等中医药院校的学生更好地学习和运用，在中国中医药出版社立项支持下，今召集国内10余所中医药院校知名专家编写本教材，力图从整体上探索仲景之学术思想，包括病因学、发病学、治疗学，如病因与发病、病机、治则、治法、诊断、方药，内、外、妇、儿各科，以及急症、针灸等。

本教材的编写分工是：第一章张仲景学术思想渊源由卞华编写；第二章病因、第三章病机由徐强编写；第四章治则治法、第五章四诊与辨证方法由韩洁茹编写；第六章用药思想、第七章方剂思想由张林编写；第八章内科病辨治思想第一节外感病由王振亮（负责太阳病）、王慧峰（负责阳明病）、刘银伟（负责少阳病）、朱为坤（负责太阴病、少阴病、厥阴病）编写，第二节内科其他病证由张驰（负责结胸证、痞证、蓄水证、蓄血证、厥逆证）、卞华（负责咳嗽上气、肺痿）、司鹏飞（负责心悸、胸痹、不寐、中风）、王庆胜（负责腹满、呕吐、下利、黄疸、水气病）、肖碧跃（负责百合病、奔豚气、血证、瘀血、湿病、历节）、马晓峰（负责消渴、虚劳）、葛美娜（负责痰饮、汗证）编写；第九章外科病辨治思想、第十章妇科病辨治思想由林连美编写；第十一章急症辨治思想、第十二章针灸治疗思想、第十三章护理思想由任存霞编写；第十四章体质思想由李孝波编写；第十五章养生与预防由赵军编写。学术秘书由陈丽平担任。

本教材为全国中医药行业高等教育"十三五"创新教材，不仅适用于中医药院校各专业学生使用，也可供年轻教师、临床医师阅读。本教材对后世学习和继承仲景学术具有很大的帮助，有利于弘扬中医学术精华。

本教材承蒙首届全国名中医范永升教授和国医大师唐祖宣主任医师审阅，特致谢意！在本教材编写过程中，我们充分汲取同类教材的精华及相关文献，在此谨向原作者表示崇高的敬意和真诚的感谢！

本教材编委会全体成员本着认真负责、严谨求实、保障质量的原则，集思广益，群策群力，共同完成了教材编写工作。不足之处，敬请各位师生在使用本教材过程中提出宝贵意见，以便再版时修订提高。

《张仲景学术思想概论》编委会

2020 年 5 月

目　录

第一章　张仲景学术思想渊源 ▷▷▷▷

张仲景（约公元 150—219 年），名机，字仲景，东汉南阳郡涅阳（今南阳市邓州穰东镇）人。唐·甘伯宗《名医录》称其"南阳人，名机，仲景乃其字也。举孝廉，官至长沙太守，始受术于同郡张伯祖。时人言，识用精微过其师"。张仲景在继承与总结前人医学成就的基础上，熔医学理论与方药于一炉，著成了我国第一部理法方药完备、理论联系实际的临床医学著作《伤寒杂病论》。自晋代以降，历代医家都十分重视对《伤寒杂病论》的学习和研究，称其是"启万世之法程，诚医门之圣书"。

第一节　汉代以前医学分派

中国医学源远流长，其学术形成与发展、流派演变既与医家对人体生理和病理的认识相关，同时也受各历史时期文化、社会、政治及相关学科状况的影响。春秋战国时期，我国的社会结构发生重大变化，生产关系的变更与冲击推动了社会发展，随之而来的是各种学术文化迅速发展，不同学术流派形成，这便是当时诸子百家学术争鸣、百花齐放的繁荣状况。

范文澜在《中国通史简编》中曰："郑国子产创法家，齐国孙武创兵家，鲁国孔丘创儒家，重要学派除了道家，东周后半期都创立了。基本原因就在东周社会，由于兼并战争而发生大变化。宗族制度在破坏，家族制度在兴起。在兴起的经济基础上，反映出创造性的学术思想。"这一时期的医学发展也不例外。从汉代之前医学发展状况来看，当时医学已有师承授受关系。如《史记·扁鹊仓公列传》载有扁鹊师从长桑君，其学生有子阳、子豹等人。另按《说苑》的记载，扁鹊的学生还有子容、子明、子越、子游、阳仪诸人。《史记·扁鹊仓公列传》记载太仓公淳于意学医于公乘阳庆和公孙光，其弟子有宋邑、高期、王禹、冯信、杜信、唐安等。师承授受关系的存在是学术流派形成的重要原因，也是其重要基础。

这一时期，不仅出现了以扁鹊为代表的众多医家，也有很多重要的医学著作，从中反映出不同的学术流派和不同的学术观点。现存最早的中医理论经典著作《黄帝内经》（以下简称《内经》）就是从战国到两汉时期形成的。《内经》中方药方面的知识较少，而关于脏腑、经络、病因、病机、诊法、治则、针灸、辨证、摄生九个方面的知识则甚为丰富。在这一时期问世的中医理论经典著作还有《难经》。《难经》的不少学术观点与《内经》不同，如其关于命门、三焦的认识，以及关于关格的认识等，便与《内经》存在一些明显的不同。《神农本草经》是现存最早的药物学专著，学界认为其是托名神农所著。

在春秋战国至东汉这段时期，已经出现理论医学与临床医学的分派。根据东汉·班固所撰《汉书·艺文志·方技略》，医家被划入"方技"一类，包括医经家、经方家、神仙家和房中术四派。

"医经"派以中医理论研究为主，在学术上的特点是"原人血脉、经络、骨髓、阴阳、表里，以起百病之本、死生之分，而用度箴石汤火所施，调百药齐和之所宜"。医经派的代表性著作是《内经》《难经》等。

"经方"派则指用经验方治疗疾病的临床医学流派，其学术特点是"本草石之寒温，量疾病之浅深，假药味之滋，因气感之宜，辨五苦六辛，致水火之齐，以通闭解结，反之于平"。经方派的代表著作是《神农本草经》《汤液经法》。

《汉书·艺文志》所提到的"房中"及"神仙"两派，他们所关注的重点在于养生，倾向于"和平寿考"的摄生观念及追求一种所谓"荡意平心，同死生之域，而无忧惕于胸中"的平静祥和的精神境界，从而达到"保性命之真"的终极人生追求。其具体内容偏于养生与修炼，而其目的则在身体健康的基础上追求长生不老，这与以医治疾病为主的理论医学及临床医学有所不同。

第二节 《伤寒杂病论》的学术渊源

张仲景在《伤寒杂病论》序中提到："乃勤求古训，博采众方，撰用《素问》《九卷》《八十一难》《阴阳大论》《胎胪药录》并平脉辨证，为《伤寒杂病论》，合十六卷。"晋·皇甫谧在《针灸甲乙经》序中云："伊尹以亚圣之才，撰用《神农本草》以为汤液……仲景论广伊尹汤液为数十卷，用之多验。"孙奇、林亿等在宋刻《伤寒论》序中写道："是仲景本伊尹之法，伊尹本神农之经……"按以上记载，《伤寒杂病论》的理论来源应与《神农本草经》有关。马继兴等所著《敦煌古医籍考释》中《辅行诀脏腑用药法要》云："汉晋以远，诸名医辈，张机、卫汜、华元化、吴普、皇甫玄晏……皆当代名贤，咸师式此《汤液经法》……"并记载了从《汤液经法》中检录出的60首方剂及其适应证，这些方证都与《伤寒杂病论》中的记载相同或相近。此外，《辅行诀脏腑用药法要》中还记载有"依《神农本草经》……上中下三品之药，凡三百六十五味……商有圣相伊尹，撰有《汤液经法》"。由此可知，《汤液经法》来源于《神农本草经》。

综上所述，《伤寒杂病论》的学术渊源当与"医经家"之《内经》《难经》和"经方家"之《神农本草经》《汤液经法》都存在着密切联系。

一、《神农本草经》

《神农本草经》（以下简称《本经》）是我国现存最早的一部药物学专著，其成书年代未可确考，目前比较一致的看法是，该书非出于一人一时之手，大约是秦汉以来，许多医家不断搜集药物学资料，直至东汉才最后加工整理成书。

《本经》序中说："夫大病之主，有中风、伤寒、寒热、温疟、中恶、霍乱、大腹水肿、肠澼下利、大小便不通、奔豚上气、咳逆、呕吐、黄疸、消渴、留饮、癖食、坚积、癥瘕、惊邪、癫痫、鬼疰、喉痹、齿痛、耳聋、目盲、金创、踒折、痈肿、恶疮、痔、瘘、瘿瘤，男子五劳七伤、虚乏羸瘦，女子带下、崩中、血闭、阴蚀，虫蛇蛊毒所伤。"以上疾病多数是《伤寒杂病论》所论的内容。其中，将"中风、伤寒、寒热、温疟、中恶、霍乱"等伤寒类急重症疾病列为"大病之主"之首，充分体现了《本经》对此类疾病的重视。仲景的思想与其一脉相承。所以，清·徐大椿在《医学源流》中说："仲景之治病，其用药悉遵《本草》，无一味游移假借之处。"

从仲景用药规律来看，其药物理论主要来源于《本经》，但还有一部分散见于《名医别录》。众所周知，《本经》原书已经佚失，现存的《本经》实际上是《名医别录》中的朱批部分，是作者陶弘景对前世药物学理论的总结。从对药物种类的记载来看，《本经》要比《伤寒论》和《金匮要略》古老，因为有些同种药物还没有分化，如干姜包含生姜、干地黄包含生地黄、硝石包含芒硝，有栝楼根无栝楼实、有柏实无柏叶、有酸枣无酸枣仁、有瓜蒂无瓜子。这一分化到《名医别录》时就完成了。另外，从某些药物的药性理论看，《名医别录》中的记载更接近仲景的原意。如酸枣仁，《本经》只记载了酸枣"味酸，平。主心腹寒热，邪结气聚，四肢酸疼，湿痹"；《名医别录》则载酸枣仁"无毒。主治烦心不得眠，脐上下痛，血转，久泄，虚汗，烦渴，补中，益肝气，坚筋骨，助阴气，令人肥健"。相似的例子还有不少，《名医别录》中的记载更能体现仲景的用药意图。由此可见，仲景在《伤寒杂病论·自序》中提及的《胎胪药录》应该是《本经》的传本，它在继承了《本经》内容的同时还有了一定的发展，而《名医别录》又收载了《胎胪药录》中的内容。

张仲景《伤寒杂病论》所用药物除多宗《本经》旨意外，并结合前人与个人的临证经验，有所发挥。徐大椿曾说："汉末张仲景《金匮要略》及《伤寒论》中诸方……其用药之义，与《本经》吻合无间。"《伤寒杂病论》中共用药170余种，经核对，绝大多数为《本经》所载，只有少数不见于《本经》，后见于《名医别录》。如知母，具滋阴降火的作用，而《本经》原文又指出，知母"除邪气，肢体浮肿，下水"；仲景用桂枝芍药知母汤，以治疗"诸肢节疼痛，身体魁羸，脚肿如脱，头眩短气，温温欲吐"的湿热痹，其中用知母，即取《本经》上述"下水"的作用，而并非单纯取其清热的功效。又如麻黄，《本经》载其"主中风、伤寒、头痛、温疟，发表出汗，去邪热气，止咳逆上气，除寒热，破癥坚积聚"；而《伤寒杂病论》之麻黄，用于发汗解表的有麻黄汤、大青龙汤，用于止咳平喘的有麻杏石甘汤、小青龙汤，用治"多寒"之牝疟的有牡蛎汤，用治水饮"心下坚大如盘，边如旋杯"的有桂枝去芍药加麻辛附子汤，其主治与《本经》基本一致。再如干地黄，《本经》原文指出其能"逐血痹"，《名医别录》载其能"通血脉"，徐大椿在《神农本草经百种录》中指出：干地黄性质"滑利流通"，而有"行血之功"。故张仲景的大黄䗪虫丸及炙甘草汤中用干地黄，绝不是单纯取其滋阴的作用，而更重要的还是取其行血、逐血痹的功效。其他如麦冬，《本经》谓其主"胃络脉绝"。此处"胃络"应为胃之大络，名"虚里"；"脉绝"应指脉有间歇状。周岩在《本草思辨录》中指出："窃谓胃之大络，内通于脉，脉绝乃胃络之不贯……麦冬补胃阴以通络，而脉得所资则有之。"邹澎在《本经疏证》中也说："盖麦门冬之功，在提曳胃家阴精，润泽心肺，以通脉道。"《珍珠囊》言麦冬"生脉保神"。炙甘草汤主心动悸、脉结代，方中用麦冬即证实了其主"胃络脉绝"之原意，确有"生脉"之功。

从仲景经方的配伍来看，更是充分体现了《本经》的"阴阳和合""四气五味""七情""君臣佐使"等药物学理论，因而最大限度地发挥了药物的效能。如贝母、苦参。《本经》记载：贝母"味辛，平。主伤寒烦热，淋沥邪气，疝瘕，喉痹，乳难，金疮风痉"；苦参"味苦，寒。主心腹结气，癥瘕、积聚，黄疸，溺有余沥，逐水，除痈肿，补中，明目止泪"。这与仲景在当归贝母苦参丸中使用这两味药治疗小便难是一致的。

在药物的制剂方面，《伤寒杂病论》不仅导源于《本经》，并在《本经》的基础上有了明显的创新，使之日趋完善。《本经·序》谓："药性有宜丸者、宜散者、宜水煎者、宜膏者，亦有一物兼宜者，亦有不可入汤酒者，并随药性，不得违越。"张仲景继承了《本经》的精华，并创制了煮剂、煎剂、散剂、饮剂、水丸、糊丸、蜜丸、栓剂、灌肠剂等不同剂型，《金匮要略》中还有坐药、酒剂、洗剂、熏剂、膏剂、擦剂及搐鼻剂等。

综上所述，经方用药本于《本经》，二者关系极为密切，《本经》为仲景用药之渊源。在研究经方或《本经》时，如将二者互相印证，就能加深对经方及《本经》原文的理解，这对于临床辨证用药是具有指导意义的。

二、《汤液经法》

《汤液经法》首见于东汉·班固所撰《汉书·艺文志·方技略》："《汤液经法》三十二卷。"未提及著作者，据此推断它的成书年限至少不晚于西汉末年，流传在汉代至南北朝时期，皇甫谧及《辅行诀脏腑用药法要》的作者当时还见过此书。此后的史志目录均未予记载，医学典籍也少有言及。

晋初皇甫谧《针灸甲乙经·序》指出："伊尹以亚圣之才，撰用《神农本草》以为汤液……仲景论广伊尹汤液为数十卷，用之多验。"皇甫谧与张仲景相错不过数十年，因而其所言"仲景论广伊尹汤液"是可信的。《汤液经法》世传为伊尹所作，伊尹史载其善烹调，因而发明了"汤液"之法。现《伤寒论》有大青龙汤、小青龙汤、白虎汤及真武汤，在《汤液经法》中，四神汤方和大阳旦汤方、小阳旦汤方皆具备，其方名所以不同，陶隐居曾释言："张机撰《伤寒杂病论》，避道家之称，故其方皆非正名也，但以某药名之，以推主为识耳。"元·吴澄《活人书辨·序》指出："汉末张仲景著《伤寒论》，予尝叹东汉之文气，无复能如西都，独医家此书，渊奥典雅，焕然三代之文，心一怪之……及观仲景于序，卑弱殊甚，然后知序乃仲景所自作，而《伤寒论》即古《汤液经》，盖上世遗书，仲景特编纂云尔。"吴氏从文字风格之更变、编纂特点上亦推理《伤寒杂病论》本源于《汤液经》。

近年来，马继兴等在敦煌医书中又发现了《汤液经法》的一些佚方，为张仲景撰用《汤液经法》之说提供了一定依据。《敦煌古医籍考释》收齐梁间人陶隐居《辅行诀脏腑用药法要》指出："汉晋以远，诸名医辈，张机、卫汜、华元化、吴普、皇甫玄晏……皆当代名贤，咸师式此《汤液经法》，愍救疾苦，造福含灵，其间增损，虽各擅新意，似乱旧经，而其旨趣，仍方圆之于规矩也。"陶氏首先肯定了张仲景曾师式《汤液经法》，同时谓皇甫谧曾见到《汤液经法》，并为"仲景论广伊尹汤液"提供了佐证。陶氏又指出："外感天行，经方之治，有二旦、六神、大小等汤，昔南阳张机依此诸方，撰为《伤寒杂病论》一部，治疗明悉，后学咸尊奉之。"如此看来，《伤寒杂病论》与《神农本草经》《汤液经法》一脉相承，皆属于经方体系。《辅行诀脏腑用药法要》中的许多方剂和其适应证，都可以在《伤寒杂病论》中找到相应的方剂和适应证，如小补心汤方证即栝楼薤白半夏汤方证，小泻心汤方证即大黄黄连泻心汤方证，建中补脾汤即小建中汤方证，小阳旦汤方证即桂枝汤方证，大阳旦汤方证即黄芪建中加人参汤方证，小阴旦汤方证即黄芩加生姜汤方证，小青龙汤方证即麻黄汤方证，小朱雀汤方证即黄连阿胶汤方证……尤其是二旦、六神、大小等汤 12 方证，从方剂配伍、药量、炮炙、服法等来看，均与《伤寒杂病论》相符。因此马继兴等认为："本书此节各方与张仲景著作相似，足以证明两者确实同源于《汤液经法》。"

三、《内经》

《内经》是春秋战国时期的作品，其成编则在战国至西汉之际。《内经》是《伤寒杂病论》的重要理论基础，下面选择几个方面分析《伤寒杂病论》与《内经》的关系。

（一）承《内经》阴阳学说

阴阳为万物之纲纪，这是《内经》中最重要的学术思想。《素问·阴阳应象大论》篇对此有精辟而概括的论述。《素问·四气调神论》亦曰："故阴阳四时者，万物之终始也……"对于疾病病因、病机与分类，《内经》都强调要区分阴阳，如"阳受风气，阴受湿气""阳病者上行极而下，阴病者下行极而上"（《素问·太阴阳明论》），"阳胜则身热……阴胜则身寒"（《素问·阴阳应象大论》）等。阴阳之中又蕴含表里、虚实、寒热。《内经》论内外（表里），如"其气来实而强，此谓太过，病在外；其气来不实而微，此谓不及，病在中"（《素问·玉机真脏论》），而在内外又有"从内之外""从外之内""从内之外而盛于外""从外之内而盛于内"等多种变化。论寒热，如"阳胜者则为热，阴胜者则为寒"（《灵枢·刺节真邪》），"阳虚则外寒，阴虚则内热，阳盛则外热，阴盛则内寒"，寒热变化，往往互为消长，"寒甚则热，热甚则寒，故曰寒生热，热生寒"（《灵枢·论疾诊尺》）。论虚实，如《素问·通评虚实论》明确指出："邪气盛则实，精气夺则虚。"张仲景继承了《内经》的辨识病证的方法，临证以阴阳、表里、寒热、虚实辨析之。张仲景著作中明显地反映出论病以阴阳为纲，辨别表里、虚实、寒热的学术观点。

从张仲景著作中使用"阴阳"一词的概念来看，其所赅甚广。从对疾病的分类，到疾病的病因、病位、病机、脉象，以及治疗方法和疾病的预后转归等，皆以此为纲，反映了《内经》关于阴阳无处不在的观点。

如《伤寒论》第 7 条指出："病有发热恶寒者，发于阳也；无热恶寒者，发于阴也。"提出了以发热与否作为辨别外感病之属阴或属阳两大证型的总纲。

《金匮要略·脏腑经络先后病脉证》篇有"阳病十八"和"阴病十八"之分类方法。"阳病十八"所指为"头痛，项、腰、脊、臂、脚掣痛"，此多属于病变在外的疾病，在四肢、头、腰等外在部位；而"阴病十八"所指为"咳、上气、喘、哕、咽、肠鸣、胀满、心痛、拘急"等，此多属体内病变，病在五脏六腑。

再如《伤寒论》第12条曰："太阳中风，阳浮而阴弱，阳浮者热自发，阴弱者汗自出……"此处所谓的"阴""阳"，既是指脉象（浮取与重按），复言病机（营弱卫强）。这与《内经》关于阴阳分类的原则大体一致。

又据《素问·阴阳应象大论》关于"审其阴阳，以别柔刚"之训，张仲景论痉病则分为柔痉与刚痉，论阴阳毒则有阴毒与阳毒之分，以辨别疾病的不同证候。张仲景还将《内经》"察色按脉，先别阴阳"的精神贯穿于脉诊中。《素问·阴阳别论》指出："脉有阴阳，知阳者知阴，知阴者知阳"及"迟者为阴，数者为阳"，明确地将脉分为阴阳两大类。张仲景在《金匮要略·胸痹心痛短气病脉证治》亦曰："夫脉当取太过不及，阳微阴弦，即胸痹而痛。"在《金匮要略·妇人杂病脉证并治》篇又指出："三十六病，千变万端。审脉阴阳，虚实紧弦……"对于具体病证，张仲景在原文中论述脉症，辨明表里虚实寒热。诸如"表未解""此里虚""以内外俱虚故也""表和""里未和""此为内实""表热里寒""表虚里实""瘀热在里""以脾家实""下焦虚有寒""有阳无阴"等。治疗方法上看，桂枝汤调和营卫，黄连汤治上热下寒证，半夏泻心汤等治脾胃不和、寒热错杂致痞，小柴胡汤和解少阳，乌梅丸治寒热错杂之久利，附子泻心汤治热痞而兼阳虚等，皆属于调和阴阳的著名方剂。

在同一方剂中张仲景常常是攻补兼施，温清并用，如温经汤、大黄甘遂汤、桂枝芍药知母汤等。这些都是张仲景对《内经》"谨察阴阳所在而调之，以平为期"法则的具体运用。对于疾病的预后和转归，张仲景亦十分重视阴阳是否"自和"，曰："凡病若发汗，若吐，若下，若亡血，无津液，阴阳脉自和者，必自愈。"强调指出，疾病得愈与否，关键取决于阴阳是否自和。如《伤寒论》第346条指出："伤寒六七日，不利，便发热而利，其人汗出不止者，死。有阴无阳故也。"第342条指出："伤寒厥四日，热反三日，复厥五日，其病为进。寒多热少，阳气退，故为进也。"因阴阳不能自和，阴进阳退，故病情加重。以阴阳、虚实、寒热识病辨证，执简驭繁，为施治提供了依据，后世赞誉张仲景开八纲辨证之先河。

（二）继《内经》发病学思想

《内经》认为，疾病的发生与发展取决于人体正气与邪气相争的结果，并十分重视和强调维护正气以抗邪的重要性。《内经》中这类名言很多，如"正气存内，邪不可干，精神内守，病安从来"（《素问·刺法论》）、"邪之所凑，其气必虚"（《素问·评热病论》）、"凡阴阳之要，阳密乃固"（《素问·生气通天论》）、"是故谨和五味，骨正筋柔，气血以流"（《素问·生气通天论》）、"无盛盛，无虚虚，而遗人夭殃；无致邪，无失正，绝人长命"（《素问·五常政大论》）等。在张仲景的著作中，亦充分表现出其正邪相搏的病因观。

《金匮要略·脏腑经络先后病脉证》篇指出："若五脏元真通畅，人即安和，客气邪风，中人多死。""若人能养慎，不令邪风干忤经络……房室勿令竭乏，服食节其冷热苦酸辛甘，不遗形体有衰，病则无由入其腠理。"张仲景认为，"客气邪风"是导致疾病发生的外在条件，"五脏元真通畅"与否是疾病发生的内在根据。若脏腑功能正常，精气充盛，气血和调，则抗病力强而不病；反之，若五脏虚衰，元真亏虚，气血失和，则抗病力弱，邪气就会侵袭人体而发病，甚至导致死亡。如《伤寒论》第99条指出："血弱气尽，腠理开，邪气因入，与正气相搏，结于胁下。正邪分争，往来寒热……"

《金匮要略》中历节病之筋骨先弱、寒湿侵袭，血痹病之气血内虚、感受风邪，虚劳病之风气百疾，以及内有痰饮、外邪诱发等，皆是这种正虚邪中发病观的具体体现。这种认为疾病的发生是在一定条件下邪正斗争的反映，特别重视正气为主要因素的发病学观点，符合辩证法中的内外因论。它科学地阐明了疾病发生的原理，对于防治疾病具有积极的指导作用。

(三) 丰富《内经》诊法，发展脉诊、腹诊

《内经》有很多论述诊法的内容，在方法上初步确立了望、闻、问、切四诊的基础。《伤寒杂病论》诊法与《内经》有颇多契合之处。张仲景在继承《内经》诊法的基础上，在临床上具体应用，同时也给予了充实和发挥。

《素问·方盛衰论》曰："诊无常行，诊必上下，度民君卿……诊有大方，坐起有常，出入有行，以转神明，必清必净，上观下观，司八正邪，别五中部，按脉动静，循尺滑涩，寒温之意，视其大小，合之病能，逆从以得，复知病名，诊可十全，不失人情。故诊之或视息视意，故不失条理，道甚明察，故能长久。"《内经》的这段文字明确提出诊病的态度与方法，仲景观点与之相符。《伤寒杂病论·自序》言："观今之医，不念思求经旨，以演其所知；各承家技，终始顺旧，省疾问病，务在口给；相对斯须，便处汤药；按寸不及尺，握手不及足；人迎趺阳，三部不参；动数发息，不满五十；短期未知决诊，九候曾无仿佛；明堂阙庭，尽不见察，所谓窥管而已。夫欲视死别生，实为难矣！"仲景通过批评当时不负责任医生的种种表现，来强调医生应具备认真负责的态度，诊病要四诊合参，全面分析和掌握病情，这正与《内经》的观点相符。

在望诊方面，仲景充分继承了《内经》中有关内容，亦在临床中多有发挥。如明堂五色诊法，《灵枢·五色》篇曰："青黑为痛，黄赤为热，白为寒。"同篇又曰："沉浊为内，浮泽为外，黄赤为风，青黑为痛，白为寒，黄而膏润为脓，赤甚者为血，痛甚为挛，寒甚为皮不仁。"仲景在《金匮要略·脏腑经络先后病脉证》中曰："问曰：病人有气色见于面部，愿闻其说。师曰：鼻头色青，腹中痛，苦冷者死（一云腹中冷，苦痛者死）。鼻头色微黑者，有水气。色黄者，胸上有寒；色白者，亡血也。设微赤，非时者，死……又色青为痛，色黑为劳，色赤为风，色黄者便难，色鲜明者有留饮。"这些诊断内容，其理论渊源于《内经》，只是仲景用之于临床，更加具体和明确。望形态亦是望诊的内容之一。关于痉病的论述，《灵枢·热病》曰："风痉身反折，先取足太阳之腘中及血络出血。"仲景丰富了对该病的认识，将痉病的临床表现更加具体化，如《金匮要

略·痉湿暍病脉证治》中曰："病者身热足寒，颈项强急，恶寒，时头热，面赤目赤，独头动摇，卒口噤，背反张者，痉病也。"

在《内经》中，脉诊方面既有独取寸口的观点，又有应用人迎、寸口、趺阳的遍诊法。仲景对寸口诊法和三部合参两种诊脉法均有论述。《伤寒论》154条："心下痞，按之濡，其脉关上浮者，大黄黄连泻心汤主之。"244条："太阳病，寸缓关浮尺弱，其人发热汗出，复恶寒，不呕，但心下痞者，此以医下之也。"此类条文所言脉诊内容为寸口诊法，《伤寒论》和《金匮要略》以寸口诊法为主，仲景对疾病的诊断亦采用三部合参遍诊法。如《伤寒论》："趺阳脉浮而数，浮则伤胃，数则动脾。""趺阳脉浮而涩，浮则胃气强，涩则小便数，浮涩相抟，大便则鞕，其脾为约，麻子仁丸主之。"《金匮要略》："趺阳脉微弦，法当腹满，不满者必便难，两胠疼痛，此虚寒从下上也，以温药服之。""趺阳脉数，胃中有热。""少阴脉不至，肾气微，少精血，奔气促迫，上入胸膈。"由此可见，仲景继承了《内经》寸口诊法及三部合参遍诊法两种方法，在临床实践中根据具体情况择而用之。《内经》《伤寒杂病论》也有一些不同。如：《内经》所言遍诊法多数为人迎、寸口、趺阳三部，取少阴脉较少；而仲景所用者则为寸口、趺阳、少阴三部，除在《伤寒杂病论·自序》中提到"人迎"外，在《伤寒论》正文及《金匮要略》中，均只字未提"人迎"脉。清·徐大椿对仲景的脉学成就做过这样的评价："其脉法，亦皆《内经》及历代相传之真诀。"

总之，《伤寒杂病论》中望诊的内容有望神、望色、望舌、望形态、望排泄物等；闻诊的内容有患者的声音、语言、呼吸、咳嗽、呕吐、呃逆、肠鸣等内容；问诊的内容有恶风、恶寒、发热、出汗、头痛、身痛、身重、眩冒、便秘、下利、小便不利、不能食、咳喘、心烦、懊憹、呕吐、结胸、痞、腹满、腹痛、耳聋、口渴、咽干等；切诊则包括太阳脉浮、阳明脉大、少阳脉弦细、少阴脉微细，以及多种兼变证脉象。《伤寒论》在继承应用《内经》四诊方法的基础上，丰富了脉诊的内容，通过诊脉辨病辨证、阐述病机、确定治法、判断预后，并在《内经》的基础上发展了腹诊的内容。

《伤寒论》中的腹诊是对胸腹部进行全面诊察的一种直觉诊法，其理论根据脏腑位置与经络循行部位而确立，如少阳病见胸胁部证候、太阴病见腹部证候等。通过腹诊而获得的证候包括动悸、疼痛、胀满、痞硬等。腹诊丰富了中医诊法的内容，并在中医发展过程中成为一种特色诊法。

（四）谨守病机，治病求本

《素问·至真要大论》将诸多病变与五脏和六气联系起来，进行了全面的论述，并总结性地提出要"谨守病机，各司其属"，在《素问·阴阳应象大论》中有"治病必求于本"之明训。张仲景著作中对病机的认识与《内经》是一致的。对疾病的治法治则是遵循《内经》上述原则的。如《内经》指出"暴注下迫，皆属于热"，张仲景书中则有葛根芩连汤、白头翁汤等以治热利；《内经》指出"诸呕吐酸，诸逆冲上，皆属于火"，张仲景则有黄连汤、大黄甘草汤治胃热呕逆；《内经》指出"风者，百病之始也"，张仲景则将桂枝汤列于《伤寒论》之篇首，治太阳病中风证，为群方之冠；《内经》指出

"五脏六腑皆令人咳，非独肺也"，《金匮要略》在"肺痿肺痈咳嗽上气病脉证治"篇中着重论述了以肺病为主的咳嗽，又在"痰饮咳嗽病脉证并治"篇中阐述了由于脾肾功能失调所生痰饮也可致咳；《素问·疟论》指出"其但热而不寒者，阴气先绝，阳气独发，则少气烦冤，手足热而欲呕，名曰瘅疟""其气不及于阴，故但热而不寒，气内藏于心，而外舍于分肉之间，令人消烁脱肉，故命曰瘅疟"，而《金匮要略·疟病脉证并治》篇论瘅疟的原文，可以说是完全引用了以上这段文字。

在治法治则方面张仲景也继承了《内经》的学术思想，在《内经》正气为本思想的指导下，《伤寒杂病论》处处体现扶助正气、祛除病邪的治疗原则。具体表现在两个方面：一是顺应正气抗病，趋向因势利导，遵循《内经》中"其高者，因而越之；其下者，引而竭之；中满者，泻之于内。其有邪者，渍形以为汗。其在皮者，汗而发之……"（《素问·阴阳应象大论》）的因势利导的原则，并发展成为具体而丰富的治法。如对于"其在皮者，汗而发之"，张仲景明确指出"脉浮者，病在表，可发汗"（《伤寒论》51条），凡用汗法，必表证存在，并强调"微似汗""小发汗"邪去而不伤正。对于"其高者，因而越之"，张仲景对"邪结胸中"及胸膈痰实证，均采用吐法予瓜蒂散治之。对于"其下者，引而竭之"，张仲景以大承气汤下燥屎，抵当汤下瘀血，以及蜜煎导、土瓜根、猪胆汁灌肠疗法，皆属此列。二是在祛邪的同时强调保胃气、存津液以顾护正气，以及重脾胃重阳气的学术思想。《素问·平人气象论》中说："平人之常气禀于胃……人以水谷为本，故人绝水谷则死，脉无胃气亦死。"张仲景诸多方剂中应用参、枣、草、姜即是保胃气、护正气的具体体现，例如：十枣汤攻下痰水实邪，在甘遂、大戟、芫花中佐以甘缓之大枣；大青龙汤倍麻黄峻发其汗，同时甘草亦加倍并入姜、枣等。张仲景在扶正补虚、回阳救逆及善后调理方面亦注重培补和保养脾胃肾，如《金匮要略》对虚劳病的治疗重视脾肾阳气，以小建中汤、黄芪建中汤、肾气丸为主方。又如《内经》有"劳者温之""寒者热之"之旨，《金匮要略》则用当归生姜羊肉汤并治腹中寒疝，虚劳不足。

《内经》还注重对疾病早期治疗，防止传变的原则。《素问·四气调神大论》提出"不治已病治未病"。《素问·阴阳应象大论》曰："善治者治皮毛，其次治肌肤，其次治筋脉，其次治六腑，其次治五脏。治五脏者，半死半生也。"《素问·玉机真脏论》又曰："肝受气于心，传之于脾""五脏相通，移皆有次。五脏有病，则各传其所胜"。张仲景继承了《内经》的治未病思想，在《金匮要略》首篇第一条即指出："见肝之病，知肝传脾，当先实脾……"并根据《内经》五行学说，提出了具体的治疗方法。

四、《难经》

《难经》为中医学的重要经典名著之一，历代医家多奉之为"医经之心髓，救疾之枢机"。张仲景在《伤寒杂病论·自序》中所云之《八十一难》，即为《难经》。《难经》传说为秦越人所著，大约成编于西汉，文献记载中最早为之作注的是三国时期东吴太医令吕广。《难经》的出现为中医学奠定了重要的理论基础，张仲景所著《伤寒杂病论》在伤寒的概念、整体观念、诊治原则及判断疾病预后等方面，无不融会着《难经》的学术思想。

（一）伤寒的概念

"伤寒"一词，最早见于《内经》。《素问·热论》曰："今夫热病者，皆伤寒之类也……人之伤于寒也，则为病热，热虽甚不死；其两感于寒而病者，必不免于死。"显然，在《内经》中"伤寒"一词被解释为"伤于寒邪"，并非一病名。《难经》认为"伤寒有五"，伤寒一词的涵义异于《内经》。《难经·五十八难》云："伤寒有几，其脉有变不？然，伤寒有五，有中风，有伤寒，有湿温，有热病，有温病，其所苦各不同。"此处伤寒作为病名出现。原文明确指出，伤寒有广义和狭义之分。广义伤寒是各种外感病的总称，包括中风、伤寒、湿温、热病、温病五种；狭义伤寒是外感病之一。仲景顺承了这一思想，在《伤寒论》中既写了广义的伤寒病如温病、暑病等，又写了狭义伤寒，即与中风相对的伤寒。所以徐灵胎说："伤寒，统名也，下五者伤寒之分证也……古人皆谓之伤寒，与《难经》渊源一辙。"

《难经》不仅对伤寒明确分类，而且还论述了五种外感病的基本脉象，对于外感病辨证论治方法的形成有重要意义。《难经·五十八难》云："中风之脉，阳浮而滑，阴濡而弱。湿温之脉，阳濡而弱，阴小而急。伤寒之脉，阴阳俱盛而紧涩。热病之脉，阴阳俱浮，浮之而滑，沉之散涩。温病之脉，行在诸经，不知何经之动也，各随其经所在而取之。"其中所述中风、伤寒的脉象，在《伤寒论》中亦得到了体现。《伤寒论》论中风之脉象为"太阳中风，阳浮而阴弱"，伤寒之脉象为"脉阴阳俱紧者，名为伤寒。"由此可见，《伤寒杂病论》与《难经》是一脉相承的，《难经》为仲景专篇探讨狭义的伤寒奠定了基础。

至于伤寒的治疗，《素问·热论》仅说："治之各通其脏脉，病日衰已矣。其未满三日者，可汗而已；其满三日者，可泄而已。"使用汗泄法以日数为限，临床应用难得其要。《难经》则明确提出："伤寒有汗出而愈，下之而死者，有汗出而死，下之而愈者，何也？然，阳虚阴盛，汗出而愈，下之即死；阳盛阴虚，汗出而死，下之而愈。"认为伤寒应重视汗下法及其使用原则，寒邪外袭为邪盛于表则宜汗忌下，热邪内炽为阳热之邪盛于里则宜下忌汗，这为《伤寒论》有关太阳病宜汗、阳明病宜清宜下及汗下法宜忌证奠定了基础。王叔和在《伤寒论·伤寒例》所说的"桂枝下咽，阳盛即毙；承气入胃，阴盛以亡"，就进一步明确了这种学术观点的继承。由此可见，《难经》伤寒理论直接被仲景继承和发展，从而促进了仲景伤寒学说的形成。

（二）整体观念

《难经》认为，人与自然界密不可分，人体阴阳、脉象亦与自然界相应。如《难经·七十难》云："春夏者，阳气在上，人气亦在上。""秋冬者，阳气在下，人气亦在下。"春夏之季，自然界的阳气向上，人身的阳气亦趋于肌表而升发；秋冬之季，自然界的阳气向下，人身的阳气亦趋于内部而敛藏。《金匮要略·血痹虚劳病脉证并治》论阴虚阳浮的虚劳病与季节的关系时云："劳之为病，其脉浮大，手足烦，春夏剧，秋冬瘥。"意即春夏季时自然界阳气外浮而人身之阳气亦外浮，不利于阴虚阳浮证，故病情加重；秋冬季时自然界阳气敛藏而人身之阳气亦内藏，有利于阴虚阳浮证，故病情减轻。

《难经》认为，脉与四时不相应则病。如《难经·十三难》曰："见其色而不得其脉，反得相胜之脉者，即死……假令色青，其脉当弦而急；色赤，其脉浮大而散。"此谓色脉相胜，疾病预后不良。例如，春令面色青，其脉当弦。假如脉浮涩而短，为脉（肺也，肺脉浮）胜色（肝）；若脉大而缓，是色（肝）胜脉（脾也，脾脉缓）。此皆为色脉不相应，是肺乘肝、肝乘脾之外兆，预后不良。《金匮要略·脏腑经络先后病脉证》亦曰："寸口脉动者，因其王时而动，假令肝王色青，四时各随其色。肝色青而反色白，非其时色脉，皆当病。"本条根据人体色脉与自然界相应与否以诊断疾病。肝旺于春，春季当色青脉弦，今反见色白脉浮，为克我之脏色脉也，是色脉与时相违，故知为肺金乘肝木之病，其论述与《难经》所论相合。

《难经》认为，五脏之间相生相克，是一个有机的整体。如《难经·五十三难》曰"心病传肺，肺传肝，肝传脾，脾传肾，肾传心"，为"传其所胜也"。《难经·七十七难》曰："所谓治未病者，见肝之病，则知肝当传之与脾，故先实其脾气，无令得受肝之邪，故曰治未病焉。中工者，见肝之病，不晓相传，但一心治肝，故曰治已病也。"前者论五脏病相克传变，后者举肝病传脾为例，阐述治未病的原则，均体现了五脏相关的观念。仲景继承了这一学术观点，对此文稍加修改，《金匮要略·脏腑经络先后病脉证》云："夫治未病者，见肝之病，知肝传脾，当先实脾。四季脾王不受邪，即勿补之。中工不晓相传，见肝之病，不解实脾，惟治肝也……甘入脾。脾能伤肾，肾气微弱，则水不行，水不行，则心火气盛，则伤肺……"这种用五行生克关系分析疾病传变的规律，及时治疗以防患于未然的治未病原则，与《难经》所言一脉相承。

（三）治疗原则

关于伤寒的治疗，《难经》曾明确提出："伤寒有汗出而愈，下之而死者，有汗出而死，下之而愈者，何也？然，阳虚阴盛，汗出而愈，下之即死；阳盛阴虚，汗出而死，下之而愈。"《难经》认为，寒邪外袭，邪盛于表，宜汗忌下；热邪内炽，邪盛于里，则宜下忌汗。《伤寒论》较多地继承了这一原则，太阳病汗之，阳明病清下。《伤寒论·伤寒例》"桂枝下咽，阳盛即毙；承气入胃，阴盛以亡"的原则也符合《难经》的精神。

关于杂病的治疗，《难经》虚实异治的原则在《伤寒杂病论》中也有体现。如《难经·八十一难》曰："经言无实实虚虚，损不足而益有余……假令肝实而肺虚，肝者木也，肺者金也，金木当更相平，当知金平木。假令肺实而肝虚，微少气，用针不补其肝，而反重实其肺，故曰实实虚虚，损不足而益有余。"此处以肺、肝二脏疾病的治法为例，说明虚则补之、实则泻之的原则。肝实肺虚，治当补肺金，泻肝木，使金能平木。又如肺实肝虚，治疗时若不补肝而重补肺，那就是虚虚实实，泻虚补实，使虚证更虚而实证更实，是错误的治法。论肝实、肺虚的不同治法时，《金匮要略·脏腑经络先后病脉证》曰"经曰：虚虚实实，补不足，损有余，是其义也。余脏准此"，与《难经》

之旨相符。

　　此外，《难经·六十九难》曰："虚者补其母，实者泻其子，当先补之，然后泻之。"此即根据五行相生规律确立的治则。如《金匮要略·肺痿肺痈咳嗽上气病脉证治》载："火逆上气，咽喉不利，止逆下气者，麦门冬汤主之。"此言肺胃阴虚，虚火上炎，肺气上逆而发生咳喘，用麦门冬汤治疗。方中重用麦门冬养胃润肺，清降虚火；人参、甘草、粳米、大枣养胃益脾，以生肺津。俾肺津充沛而虚火自降，则咳逆可止。此例运用"培土（脾胃）生金（肺）"之法，病在肺而治重在脾（胃），正是"虚者补其母"治则的具体运用。又《金匮要略·五脏风寒积聚病脉证并治》论肾着病曰："其人身体重，腰中冷，如坐水中，形如水状，反不渴，小便自利，饮食如故，病属下焦，身劳汗出，衣一作表。里冷湿，久久得之，腰以下冷痛，腹重如带五千钱。"治之用甘姜苓术汤，其甘、姜、苓、术辛温甘淡，不仅温肾散寒以治下焦，而且培土制水以治中焦，通过健脾燥湿祛除肾脏之湿。另如《金匮要略·惊悸吐衄下血胸满瘀血病脉证治》载："心气不足，吐血、衄血，泻心汤主之。"此论心火亢盛，迫血妄行所致之吐、衄血，用泻心汤治疗，方中大黄、黄连、黄芩主要归胃经，长于泻胃火。病在心（火），而治在胃（土），正是"实者泻其子"治则的具体运用。凡此种种，皆为《难经》"虚则补其母，实则泻其子"理论的应用。

（四）判断预后

　　判断疾病的预后，主要体现在根据脉证结合和脏腑病位进行判断两方面。

　　1. 根据脉证结合判断预后　《难经·十七难》曰："……诊病若闭目不欲见人者，脉当得肝脉强急而长，而反得肺脉浮短而涩者，死也……病若谵言妄语，身当有热，脉当洪大，而反手足厥逆，脉沉细而微者，死也。病若大腹而泄者，脉当微细而涩，反紧大而滑者，死也。"本文所言，肝病应得肝脉，为脉证相符，主生。若不得肝脉，反得克肝之肺脉，为脉证不符，主死。患者谵言妄语，身当有热，脉当洪大，而脉反沉细而微者，是阳病见阴脉；大腹而泄者，脉当微细而涩，反见紧大而滑者，是阴病见阳脉。上二者均为脉证不符，故主死。上述脉证结合判断疾病预后的思想，在《金匮要略》中也有所体现。如《金匮要略·痰饮咳嗽病脉证并治》曰："久咳数岁，其脉弱者，可治，实大数者，死。"

　　2. 根据脏腑病位判断预后　《难经·五十四难》曰："脏病难治，腑病易治。"即是根据病在脏在腑的不同部位以判断疾病之预后。脏属阴，脏病多阴证，病位较深，病势多内趋，邪气不易祛除，故曰难治；腑属阳，腑病多阳证，病位较浅，病势多外趋，邪易祛除，故曰易治。这种判断疾病预后的思想在《金匮要略》首篇较为突出，如第11、12条卒厥病"入脏即死""入腑即愈"及"病在外者可治，入里者即死"的论断即是明证。

　　综上所述，《难经》是《伤寒杂病论》的重要学术渊源。任锡庚在《难经笔记》中指出："《内经》已阐医学之理，仲景之书始昭医学之实。而《难经》继承《内经》之理，启《伤寒》之实。谈理之处固多，尚实之处亦复不少，体用兼备，华实并茂者也。"

五、其他方书

(一)《五十二病方》

长沙马王堆汉墓出土的医书中，重要部分是我国已经发现的最古老的医方帛书《五十二病方》。这本书共有治疗 52 种疾病的 280 个方。原书没有书名，释者根据书中内容，将该书定名为《五十二病方》。这是一部比较完整的方书，每种疾病都有抬头标题，每种病名的标题下分别记载各种不同的方剂和治疗方法，少则一二方，多则二三十方不等。马继兴认为，《五十二病方》的撰年，早于战国时期成书的《内经》，估计不晚于春秋战国之际。它是我国已经发现的最古老的医药文献，对研究我国医药学史具有非常重要的意义。《五十二病方》共有约 1.5 万字，用药多达 213 种，疾病内容涉及内、外、妇、儿、五官等各科，以外科疾病最多。《五十二病方》所记载的方剂绝大多数由单味药和两味药物组成。有人认为，《五十二病方》与张仲景《伤寒杂病论》有一定联系，《伤寒杂病论》与它的关系较与《内经》的关系更为密切。

如对"痉"病之认识，两书均做了记载。《五十二病方》记载对痉病的治疗有 8 处 20 余行，其治法有热熨发汗、内服药发汗、攻下、药浴、外敷及祝由等，尤以发汗为要。《伤寒杂病论》有关痉病的证治有 10 余条，也采用了发汗与攻下的方法。但已不用祝由、蒸熨强行发汗等法。尤其是用汗法治疗时，强调了辨证论治，分为刚痉、柔痉，并注意了养阴生津。《五十二病方》对痉病的形成只提到了"伤，风入伤"，局限于外伤后的风入伤。而《伤寒杂病论》则把各种原因造成的痉病详加论述，且认为其成因多是人体津液被热邪所伤，或发汗太过，或攻下伤津，致使肌筋失去津液濡养而形成痉。治疗采用清热生津的原则，表实用葛根汤，表虚用栝楼桂枝汤，里热用大承气汤，里虚无邪用芍药甘草汤等，处处维护津液，以使筋肌得养，痉挛自止。由此可见，《伤寒杂病论》与《五十二病方》时代的医学有着一定的联系，从中可以看到张仲景对前人的继承和发展。张仲景原文指出"太阳病，发汗太多，因致痉""夫风病，下之则痉""疮家虽身疼痛，不可发汗，汗出则痉""若火熏之，一逆尚引日，再逆促命期"，是说《五十二病方》中及同期医书所记载的大发汗、灸、熏、熨等强行发汗是不正确的一面，没有注意顾护津液，而造成痉病发生或痉病加重。因此，《伤寒杂病论》中不再有用热熨发汗的记载。

(二)《居延汉简》

《居延汉简》是 20 世纪 30 ～ 70 年代在我国西北边陲居延地区出土的 3 万余枚汉代简牍。这些简牍是西汉至东汉中期汉王朝屯戍居延边塞军队的文书档案，其中记有疾病和医药的简牍近百枚。其内容真实地反映了当时多种疾病的临床症状和治疗方法，以及当时人们对这些疾病的认识水平。居延地处西北边塞，昼夜温差很大，尤其冬季气候寒冷，加之当时人们抵御寒冷的条件较差，因此简牍中有许多戍边吏卒因感受风寒而"病苦伤寒"，说明"伤寒"在汉代是一种主要的常见疾病，人们对伤寒的实质及临床表现已有了普遍性的认识。

"伤寒"名称出现的本身就对伤寒专著的产生提出了时代要求。简牍中唯一一枚完整的方药简,即《居延汉简》八九·二〇(甲五〇九):"伤寒四物,乌喙十分,细辛六分,术十分,桂四分,以温汤饮一刀刲(圭),日三,夜再,行解不出汗。"本方剂药物组成为附子、细辛、苍术、桂枝四药,剂型为散剂,服法"以温汤饮",日三次,不汗出夜二次,用助阳散寒发汗的方法治疗伤寒病,无论是药物组成、服用方法还是叙述方式,都与《伤寒杂病论》有相似之处。可以看出《伤寒杂病论》是在汉代临证医学的基础上发展而来。而且,温热药的大量使用在汉代有一定的普遍性,这与当时的环境气候、体质等因素关系密切。

(三)《汉武威方》

武威汉简于1972年在甘肃武威县发掘出土,为木质医药简牍,共92枚,木牍84记载:"建威耿将军方良禁千金不传也。"据考证,医简可能是大约公元37年时耿将军的随葬品。由于其墓葬年代属于东汉早期,因此,与《伤寒杂病论》成书年代比较接近。简牍有关医药的内容是极为丰富的,包括内科、外科、妇科、五官科等方面的知识,还记载了各科疾病的病名、症状、药物剂量、制药方法、服药时间等,也有针灸经络、药物禁忌、药方主治等方面的内容,用药100多种。从内容上看,该简牍属于医学杂记。其最后一枚上有"右治百病方",故《汉武威方》又名《治百病方》。不过该简牍记载的疾病仅有36种,而不是100种。据此推论,该简牍已经散失了大部分的内容。《汉武威方》在一定程度上反映了东汉时期中医药学的状况与水平,反映了东汉时期医药学发展过程中不同系统间相互衔接的关系。与《伤寒杂病论》一样,《汉武威方》较多应用桂、附等温热药物,这可能与当时自然环境、气候有关,与患者的体质有关,也与医生用药习惯有关。

对药物的应用,武威医简仍囿于《神农本草经》有关功效的记载,《伤寒杂病论》则通过配伍,扩大了药物应用范围。在药物剂型方面,由简牍的以散剂为主,发展到张仲景广泛使用汤剂,丰富了药物学内容。简牍32方中,散剂15方,膏剂8方,丸剂4方,汤方2个;而《伤寒论》中,散剂仅9方,汤剂约占全书方剂的80%。汤剂对提高药物临床疗效有很大作用。从药物的度量单位看,《伤寒论》较简牍更为完善,药物量取趋于统一,较简牍更为准确、规范。

第三节 《伤寒杂病论》的成书背景

《伤寒杂病论》的著述年代及张仲景的生平一直是学者们讨论的问题。尽管仲景医名遐迩,但令研究者们困惑的是,仲景的生平竟然在《汉书》及其后之正史中无片言只语之记载!其名字首见于王叔和《脉经》序中:"夫医药为用,性命所系。和鹊至妙,犹或加思;仲景明审,亦候形证,一毫有疑,则考校以求验。"历代医家对《伤寒杂病论》成书背景的研究着重于书中自序部分所描述的瘟疫流行、战乱频繁等,以及作者本人及其所处时代的地理、文化、历史背景等方面。

一、《伤寒杂病论》的成书年代

关于《伤寒杂病论》的成书年代，古今学者多有考证。《伤寒卒病论集》："建安纪年以来，犹未十稔，其死亡者三分有二，伤寒十居其七。感往昔之沦丧，伤横夭之莫救，乃勤求古训，博采众方……为《伤寒杂病论》，合十六卷。"如果《伤寒卒病论集》的确是张仲景所写，那么《伤寒杂病论》就成书于建安年间。大多数学者同意这个说法。如方有执《伤寒论条辨》云："是书也，仲景之作于建安，汉年号也。"建安纪年即公元196年，根据张仲景自序"建安纪年以来，犹未十稔"的话进一步推算，《伤寒杂病论》的撰写年代约在公元205年前后。

日本南丰秋吉氏于孝明天皇嘉永二年，即中国道光二十九年（1849年）著《温疫论私评》，在原文下按语曰："长沙《伤寒论》自叙曰：'卒然遭邪风之气，婴非常之疾。'又曰：'余宗族素多，向余二百，建宁纪年以来，犹未十稔，其死亡者三分有二，伤寒十居其七。'若其不流行，不传染者，何为死者之甚多也？"可见，秋吉氏所见之《伤寒论》版本，其中《序》"建安"即作"建宁"。如果建安乃建宁之误，并结合史料记载的大疫流行年代，《伤寒杂病论》的著述应该始于建宁十年（178年）之后。总之，关于《伤寒杂病论》著述的起讫年代史家并无明确记载，目前尚需存疑。

二、《伤寒杂病论》成书的时代背景

春秋战国以后，中医学发展较快，特别是《内经》《难经》《神农本草经》及其他医经、医方著作的问世，标志着也推动了医药学的大发展。这种医药学的内环境是《伤寒杂病论》撰写的成熟时机；而当时的历史时代背景，则是促成张仲景撰写《伤寒杂病论》的重要因素。

东汉末年，战乱频繁，灾疫连年，民不聊生。史学记载，东汉中后期，我国中原地区疫情频发。《后汉书·五行志》记录有疫情10次，全发生在安帝元初六年（119年）以后。尤其是建安年间，疫情持续时间之长，死亡人数之多，是历史上少见的。

曹操在他的《蒿里行》中进行过这样的描述："铠甲生虮虱，万姓以死亡。白骨露于野，千里无鸡鸣。生民百遗一，念之断人肠。"《资治通鉴》六十五卷记载赤壁大战"时曹军众已有疫病，初一交战，曹军不利"，说明疫情已波及军中。《曹集诠评》中曹植曾记载："建安二十二年，病气流行，家家有僵尸之痛，室室有号泣之哀。或阖门而殪，或覆族而丧。"简练的语言描绘了疫病流行猖獗，染疫之人大量死亡的惨状。曹丕《与吴质书》记载："亲故多离其灾，徐、陈、应、刘一时俱逝……何图数年之间，零落殆尽，言之伤心。"说明当时疫情严重，连官宦贵族亦在所难免。建安七才子中徐干、陈琳、应玚、刘桢四人死亡。建安诗人王粲（仲宣）的《七哀诗》对这个时期的惨象也进行了具体的描述："出门无所见，白骨蔽平原。路有饥妇人，抱子弃草间。"

究其原因，东汉之前的医学著作如《素问》《九卷》《八十一难》都偏重于理而《本经》偏重于药，能有效指导临床的著作当时最为缺乏。就在这种社会剧烈动荡、疾疫空前流行、时代强烈呼唤的历史背景下，张仲景通过研求众方并结合自己的临床实践，完善和丰富了经方类证系统，并使理、法、方、药一线贯通，可谓是集东汉以前医学之大成，使中医学在理论和实践方面都达到了空前的高度。

当时的社会风气亦是仲景发愤著书的原因之一。东汉末年，社会风气颓败，一般士大夫都轻视医学，一味追逐名利，贪恋荣华富贵。张仲景对此极为不满，故痛下针砭，在《伤寒杂病论》原序中言："怪当今居世之士，曾不留神医药，精究方术，上以疗君亲之疾，下以救贫贱之厄，中以保身长全，以养其生，但竞逐荣势，企踵权豪，孜孜汲汲，惟名利是务。"这些人争名于朝，逐利于市，流浪颠沛于物欲的追求而不顾身命，所谓"崇饰其末，忽弃其本，华其外而悴其内"。一旦身染重病，就只能"降志屈节，钦望巫祝，告穷归天，束手受败"。请巫师祈祷，请鬼神保佑，都无济于事，最终变为"幽潜重泉，徒为啼泣"的异物。这段序文，反映出当时浮躁的社会状态及人们"信巫不信医"的风气。张仲景可以说是在本质上和主流上当之无愧地成为两汉时期唯物主义营垒中的一面旗帜，这种唯物主义思想也为《伤寒杂病论》奠定了务实求真的风格，比如在其妇人病篇就有"冷阴掣痛……此皆带下，非有鬼神"，即明确划清了医疗与巫术迷信的界限。

当时医疗界的种种劣习也促成张仲景撰写《伤寒杂病论》。仲景说："观今之医，不念思求经旨，以演其所知；各承家技，终始顺旧，省疾问病，务在口给；相对斯须，便处汤药；按寸不及尺，握手不及足；人迎趺阳，三部不参；动数发息，不满五十；短期未知决诊，九候曾无仿佛；明堂阙庭，尽不见察，所谓窥管而已。夫欲视死别生，实为难矣！"这段文字批评了当时医生的技术陈旧和低劣及医疗风气的草率。《伤寒论》中较多的篇幅记述了误吐、误汗、误下导致坏病、变病的情况。由此可见，仲景著书的目的不仅为了救患者，更重要的是，他还要挽救当时医生的医疗技术和医德医风。

综上所述，东汉末年医药学内环境的成熟，以及连年灾疫、颓败的社会风气、一般医生草率的医疗作风和医疗技术的低劣等外部情况，促成悲天悯人的张仲景撰写《伤寒杂病论》。用历史的眼光看《伤寒杂病论》的成书绝非偶然，乃是时代的产物。

第二章 病 因 ▷▷▷▷

关于病因，《内经》所强调的是六淫，即风、寒、暑、湿、燥、火；《难经》所强调
的是五邪，即风、寒、暑、湿、饮食劳倦；张仲景所强调的虽然也是五邪，但稍别于
《难经》，即风、寒、雾、湿、宿食。这与其所处的时代背景有关。风、寒、雾、湿及宿
食"五邪"是仲景集中明言的，而分散贯穿于杂病形成过程中的尚有暍、火、疫毒、瘀
血、伏邪等邪气，以及七情所伤、劳逸失度、虫兽所伤、外伤、医过等。

一、六淫

张仲景在《伤寒杂病论》中明确提到的外感六淫病邪主要有风、寒、湿、暑（暍）。

（一）风邪

风邪，仲景多称为"风"或"中风"，尤其是"中风"一词，本身即为"风邪"的
代名词，如《伤寒论》111 条说："太阳病中风，以火劫发汗，邪风被火热。"又如《金
匮要略·中风历节病脉证并治》第 1 条说"脉微而数，中风使然"，第 3 条又说"卫缓
则为中风"，提示感受风邪可见之脉象。《金匮要略·妇人产后病脉证治》1 条说"新产
血虚，多汗出，喜中风"，"喜中风"即是容易感受风邪；而第 8 条的文首说"产后风，
续之数十日不解"，其后一条文首即说"产后中风发热……"可知"风"与"中风"概
念相同。顺带指出，感受风邪的成因，与"生活致病成因"中的外在环境等因素有关。

在《伤寒论》中凡是以"中风"作为开首的原文，均为提示感受风邪的发病。如
74 条的五苓散证见"中风发热"，96 条小柴胡汤证"伤寒五六日中风"，101 条"伤寒
中风，有柴胡证"，143 条与 144 条"妇人中风"，158 条甘草泻心汤证"伤寒中风，医
反下之"，189 条与 231 条"阳明中风"，264 条"少阳中风"，274 条"太阴中风"，290
条"少阴中风"，327 条"厥阴中风"等，均指在某种病情的前提下感受风邪成病。另
如《金匮要略》第十一篇有"肺中风""肝中风""心中风""脾中风"等病证，此类条
文即是为了揭示风邪侵入不同脏所致的病情。在仲景书中亦有未明确提到"中风"的条
文，但并非等于该条文的证情没有风邪。如桂枝汤证在《伤寒论》13 条中没提到"中
风"，显然其证有风邪在内，只是由于在上述明确提到"中风"的条文之中，已经列举
了"中风"应有的脉证，故此不需在个别条文中重复。

风为阳邪，这在《伤寒论》111 条有明确提到："太阳病中风，以火劫发汗，邪风被
火热，血气流溢，失其常度。两阳相熏灼，其身发黄。"其中说"两阳"，即指"中风"

与"火劫"二者，亦即"邪风被火热"，指风邪与火邪两者皆属于阳邪。

风为阳邪之意，一方面指风有"阳气"的特性，另一方面指风邪趋向侵袭阳的部位。如《金匮要略》首篇第 13 条说："大邪中表，小邪中里。"大邪即是风邪，风邪主侵袭体表。《伤寒论·辨脉法》说："风则伤卫，寒则伤营。"风为阳邪，主要是相对于寒为阴邪而言。在仲景书中，多次将中风与伤寒对举，如《伤寒论》2 条与 3 条并列，又如《伤寒论》190 条"阳明病，若能食，名中风；不能食，名中寒"均是以风与寒作为阴阳相对的两种病情。风邪与寒邪对应人体的阳气与阴气，故此其病亦具有相似的发病规律。

风邪趋向侵袭卫气。如《金匮要略》第七篇第 2 条说"风中于卫，呼气不入"，《伤寒论·平脉法》说"风则伤卫"，《伤寒论·辨不可下病脉证并治》中又说"阳微卫中风，发热而恶寒"，均是指风邪首先侵犯卫气的特性。

风邪趋向侵袭人的体表，故名之为"大邪"。《金匮要略》第七篇第 2 条说："风中于卫……风伤皮毛。"由于卫气能够流行于体表，是故风气亦能伤人体表的"皮毛"，如《金匮要略》首篇第 13 条说"大邪中表"。仲景多次强调"脉浮"是因"风邪"所致，却未曾说其他邪气可导致浮脉，可证明大邪即指风邪的特性。

需要指出，风邪趋于侵袭人的体表，并非等于风邪不能入里。如《金匮要略》的中风病，风邪即可进入脏腑；又如《伤寒论》的三阴三阳病亦有"中风"，但在三阴病的三条中风条文之中，均是指出其"欲愈"的脉象，可知风邪入里的病情亦较容易痊愈。这是由于风性开泄，其气趋向于外而流通，不易留结，故此风邪较少入里。

另外，风邪多在午前侵袭人体。在《金匮要略》首篇第 13 条说："风中于前，寒中于暮。"

风邪亦多与其他邪气相兼为病。仲景在《伤寒论》及《金匮要略》中论述了大量风邪与其他病邪组成不同的致病因素，如风温、风寒、风冷、风湿、风寒相搏、风湿相搏、风湿俱去等，即指风邪与他邪同时致病。

（二）寒邪

寒邪，在《伤寒杂病论》中没有"寒邪"概念，只有"寒气"或"伤寒"。如《金匮要略·腹满寒疝宿食病脉证治》第 10 条"腹中寒气，雷鸣切痛"、第 16 条"寒气厥逆"，另在《伤寒论·辨不可下病脉证并治》中说"寒气因水发，清谷不容间"等，寒气均指"寒邪"。张仲景并非以"寒气"作为自然界之"常气"，"寒气"更多是简称为"寒"或作"伤寒"。单在《伤寒论》中"伤寒"一词出现近百次，可知"伤寒"是《伤寒论》中主要讨论的内容。除了名为"伤寒"以外，《金匮要略·妇人杂病脉证并治》第 8 条还说"妇人之病，因虚、积冷、结气……血寒积结胞门，寒伤经络"。寒邪致病，又可称为"冷""寒伤"等词，而在《伤寒论》190 条与 191 条亦提到"中寒"二词，这些均指寒邪而言。感受寒邪的成因，与"生活致病成因"中的外在环境寒冷、冷饮食等因素有关。

在《伤寒论》中凡是以"伤寒"作为开首的原文，均是提示其感受寒邪的发病。这些例子非常多见，如4条说："伤寒一日，太阳受之。"指感受寒邪的初期，先从太阳病开始。但由于寒邪袭人未必只停留在表，亦可直接入里，如5条说："伤寒二三日，阳明、少阳证不见者，为不传也。"本条虽然指出"不传"，但亦暗示了寒邪可直接传入阳明、少阳。

此外，张仲景又常以"伤寒"作为条文开首，以提示"伤寒"致病的复杂性，感受寒邪可产生多样的病证。如伤寒之后容易生水气。《伤寒论》40条说："伤寒，表不解，心下有水气。"41条又说："伤寒，心下有水气。"伤寒之后可导致水气停滞，这是由于水气需要营卫之气推动流行。水气亦要胃热以化水气，因此若受寒之后营卫不通、水气不化，则容易成水饮之证。"伤寒"之后产生不同病机的原因与正气有密切关系。首先，由于不同的正气虚，导致寒邪入里的程度不同；再者，若正气充实能抗邪则可化热，若正气虚则未能化热而仍为寒证，若同时兼夹感受其他邪气，抑或体内兼有其他病机如水气等内生邪气，则病证更为复杂。

在论述寒邪的致病特点方面，张仲景在《伤寒杂病论》中的记述非常详尽。

1. 寒伤营 仲景多次提到"寒伤营"。如《伤寒论·辨脉法》明确说："寒则伤营。"《伤寒论·平脉法》又说："寸口脉弱而迟，弱者卫气微，迟者荣中寒。荣为血，血寒则发热。"提示营气伤于寒之后，亦导致血寒，可见脉迟与发热。

2. 寒为小邪，趋于中里 在《金匮要略》首篇第13条说："大邪中表，小邪中里。"由于张仲景的"里"是专指下焦的部位而言，"小邪中里"即指小邪能够内入下焦部位。其中的"小邪"系指"寒邪"而言。需要注意，"大邪中表，小邪中里"之意，并非寒邪不能中表，而是强调寒邪能够中里，即相对于风邪而言，寒邪更能中里之意，相反风邪则较少入里。寒邪当属于"阴邪"。张仲景没有明确提到的"寒为阴邪"，但是如前文提到"风为阳邪"的分类，而张仲景多次以"中风"与"伤寒"相对，可知"寒为阴邪"。"寒为阴邪"之意，即指寒邪能伤"阴气"。由于阴气在里、在下，寒邪趋向中里，则其气如阴气之性。

3. 脉迟为寒，属脏病 《伤寒论·辨脉法》说："寸口脉浮为在表，沉为在里，数为在腑，迟为在脏。假令脉迟，此为在脏也。"其中有"数为在腑，迟为在脏"一句，以寒热区分在脏在腑，其后又再重复一次脉迟"此为在脏"，而且在《伤寒论·平脉法》最后一句又说"诸阴迟涩为乘脏也"，再次强调此一脉法理论的重要性。

4. 极寒伤经 在《金匮要略·脏腑经络先后病脉证》第13条句末说："极寒伤经，极热伤络。"本句又将寒与热分别伤经与络相联系，与前文寒热伤脏腑相对。由于病情深浅有"络、经、腑、脏"的四个层次，本句则讨论"经络"的两个层次，意指"极热"能伤最表浅的层次，而"极寒"则更深一层次。其实极寒、极热均能伤及经脉和络脉，这是互文笔法。

5. 寒多与他邪相兼为病 由于寒邪侵袭人体之后，正气用于抗邪而表气虚，容易感受其他邪气而生他病，故此寒邪多与其他邪气相兼为病。此外，寒邪在内，正气与之抗争，又容易耗伤正气。因此，在仲景书中，寒邪多与其他邪气或正虚组成不同词组，如风寒、风冷、寒湿、寒饮、寒虚相搏、风寒相搏等，可知寒邪所致的病证，可兼夹风、湿等邪气。寒邪化热的过程中，若未完全化热，又可见寒热相兼；寒邪又可与内生虚热相兼成病；寒邪还可与水饮、血气相互成病。

（三）湿邪

"湿"是"水"的一种，往往从外侵袭人体。因此，湿邪与"水气病""痰饮病"的特性相近，均影响一身水气通行，其发病过程是从外侵袭，从表而起。除了"湿"之外，仲景还论述了"雾露"之邪，与"湿"邪相对应。二者均为水邪，但又有不同。如《金匮要略·脏腑经络先后病脉证》第13条说："清邪居上，浊邪居下……雾伤于上……雾伤皮腠。"湿为浊水邪，雾为清水邪。《伤寒论·辨脉法》又说："寸口脉阴阳俱紧者，法当清邪中于上焦，浊邪中于下焦。清邪中上，名曰洁也；浊邪中下，名曰浑也……腰痛胫酸，所为阳中雾露之气，故曰清邪中上，浊邪中下。"无论是湿邪还是雾露，均是水的一种，是水之不同形态与特性。

湿有内湿与外湿之别。湿为阴邪，其性重浊，侵犯人体，多留滞于肌肤、筋骨、关节，阻碍气血运行，使气机失于宣通。如《伤寒论》174条："伤寒八九日，风湿相搏，身体疼烦，不能自转侧，不呕不渴，脉浮虚而涩者，桂枝附子汤主之"；第175条："风湿相搏，骨节疼烦，掣痛不得屈伸，近之则痛剧，汗出短气，小便不利，恶风不欲去衣，或身微肿者，甘草附子汤主之"。而在《金匮要略》中更对湿病做了专病论述。如《金匮要略·痉湿暍病脉证治》第15条"湿家之为病，一身尽疼，发热，身色如似熏黄"，即是外感湿邪侵袭体表所导致的病证，故湿邪又多与风邪相合成"风湿相搏"之证。

外来湿邪可以导致内生浊气。《说文解字》说："浊，溷流声也。"《说文解字注》说："溷流声也，溷作混者误。溷，乱也……今人谓水浊为浑。"在《伤寒论·辨脉法》中，亦有"三焦相溷"一词，即指三焦之气浑浊。此一浑浊是外来湿浊之邪所致，故前文说："浊邪中下，名曰浑也。"当外来湿邪中于下焦，导致在下的阴气不通、脏腑之气不通，继而导致胃中产生之水谷二气，不能通过脾气通行，郁滞于胃中则成"浊气"。故此外来的湿浊邪气，可导致内生的浊邪气，两者属不同致病因素，但互有关联。

湿邪致病特点变化多端。仲景在《金匮要略》首篇第13条中所论述"清邪""浊邪"其实都属于广义湿邪的范畴。两者致病特性略有不同。"清邪"为水中较为洁净者，又名雾、雾露之气，13条言"清邪居上……雾伤于上…雾伤皮腠"。清邪具轻清之性，故其致病部位偏上；《伤寒论·辨脉法》说"清邪中于上焦"。"浊邪"为水中较为浑浊者，具重浊之性，其致病部位偏下，故13条说"浊邪居下，湿流关节"；《伤寒论·辨脉法》又说"浊邪中于下焦"。

湿邪可以单独致病，但是由于湿邪可以分为清浊的特性，又多与风邪或寒邪相兼。在仲景书中可见"风湿""风湿相搏""寒湿""寒湿相得"等病证术语。若为"清邪在上"，则多与风邪相合，亦可风、寒、湿三者相兼；若为"浊邪在下"，则多与寒邪相兼，而由于浊邪中下之后导致表气亦虚，表又可再感邪气，故此湿邪可导致表里之水气同病。

湿邪可侵袭一身表里不同部位，仲景所述内容较多的是侵袭体表，故《金匮要略》第二篇中所论的湿病，重在表，其中提出了"湿痹"（中湿），以及"风湿""头中寒湿"等病名。由于湿邪为外来之邪，先从体表而入故说"湿伤皮腠"。湿邪可随着津液流行的通道内侵，如可"湿流关节"，最为深入者则为"湿伤于下"。如《金匮要略》第二篇14条说："太阳病，关节疼痛而烦，脉沉而细者，此名湿痹。湿痹之候，其人小便不利，大便反快，但当利其小便。"其病见脉沉，而且见"小便不利，大便反快"，即为水湿在下的特征，但同时在表之湿未去，故见"关节疼痛"。

（四）暑（暍）邪

暍即伤暑。中暍、中热，即外感伤暑之病。《金匮要略》设有"痉湿暍"专篇对暍进行论述，如："太阳中暍者，发热恶寒，身重而疼痛，其脉弦细芤迟，小便已，洒洒然毛耸，手足逆冷，小有劳，身即热，口开，前板齿燥。若发汗，则恶寒甚；加温针，则发热甚；数下之，则淋甚。""太阳中热者，暍是也。其人汗出恶寒，身热而渴也。"并明确提出："太阳中暍者，身热疼重，而脉微弱，此以夏月伤冷水，水行皮中所致也。"《金匮要略》中还提出了相应的治法："太阳中热者，暍是也。汗出恶寒，身热而渴，白虎加人参汤主之。"暑为夏季火热之气所化，暑为阳邪，其性炎热，故多见发热。暑性升散，易耗气伤津，故多见汗出、口渴。暑多兼寒夹湿，故有恶寒、发热、身疼痛等。

《伤寒论》还论述了六淫的互化，特别是由寒化热，如"伤寒例"篇中说："中而即病者，名曰伤寒。不即病者，寒毒藏于肌肤，至春变为温病，至夏变为暑病。"同时，《伤寒论》中还大量述及了疾病在短时间内由寒化热的病证，如63条："发汗后，不可更行桂枝汤。汗出而喘，无大热者，可与麻黄杏子甘草石膏汤。"再如外邪侵入阳明，因阳明内热，可迅速化热。如《伤寒论》183条："问曰：病有得之一日，不发热而恶寒者，何也？答曰：虽得之一日，恶寒将自罢，即自汗出而恶热也。"

二、疫毒

疫毒，或称为疫疠，是中医对急性、烈性传染病的总称。它不同于六淫，具有发病急骤、病情危笃、症状相似和传染性强的特点。

《伤寒论》中的外感致病因素，除明确论述了六淫之外，还论及疫疠致病。如《伤寒例》中"凡时行者，春时应暖而反大寒，夏时应热而反大凉，秋时应凉而反大热，冬时应寒而反大温，此非其时而有其气。是以一岁之中，长幼之病多相似者，此则时行之气也"，论述了疫疠产生的原因和致病特点；并进一步论述了疫疠的推算："夫欲候知四时正气为病及时行疫气之法，皆当按斗历占之。""从春分以后至秋分节前，天有暴寒者，皆为时行寒疫也。"另外，《伤寒论》中还论述了霍乱病证，此亦与疫疠有关。

《金匮要略》中亦有疫毒所致疾病的描述。如《金匮要略·百合狐惑阴阳毒病证治》认为阴阳毒是疫毒所致的一类疾病："阳毒之为病，面赤斑斑如锦文，咽喉痛，唾脓血，五日可治，七日不可治，升麻鳖甲汤主之。阴毒之为病，面目青，身痛如被杖，咽喉痛，五日可治，七日不可治，升麻鳖甲汤去雄黄、蜀椒主之。"疫毒直中脾与心，若素体阳旺则成阳毒，症见面赤斑斑如锦文；脾之经脉连舌本，散舌下，脾不统血，心不主血脉，加之脾病及子（肺），心病传肺，故咽喉痛，唾脓血。若素体阴盛则成阴毒，上应于面目则面目青，脾不主肌肉则身痛如被杖，肺气不利则咽喉痛。

三、七情内伤

仲景既重视外邪致病，也不忽略情志因素的致病。在《金匮要略》中仲景明确论述了七情内伤所导致的多种病证，如百合病、虚劳病、奔豚气病、梅核气、妇人脏躁等。其中百合病多由忧伤所导致；奔豚气病，可由怒伤、恐伤及惊伤所引起；梅核气病多因怒伤、思伤所致；妇人脏躁，"喜悲伤欲哭"，多因喜伤、悲伤所致。另外，还有虚劳病等与七情所伤有关。在妇人杂病中，若虚、冷、结气在下焦也可致情志病，如"或有忧惨，悲伤多嗔"等。

四、饮食失宜

饮食所致疾病是指素有饮食停积胃肠而不化，多与阳明燥热相结而成腑实之证。

如《伤寒论》241条："大下后，六七日不大便，烦不解，腹满痛者，此有燥屎也。所以然者，本有宿食故也，宜大承气汤。" 256条："阳明少阳合病，必下利。其脉不负者，为顺也；负者，失也，互相克贼，名为负也。脉滑而数者，有宿食也，当下之，宜大承气汤。"

在《金匮要略》中，仲景称之为"槃饪之邪"，是"五邪"之一。且宿食所致疾病在《金匮要略》中论述颇多。宿食能够导致多种疾病，如宿食病、疟病、历节病（过食酸咸）、虚劳病、腹满病、消渴病、黄疸病、呕吐病、下利病、郁冒已解而胃已成实等疾病。

仲景强调"食伤脾胃"，食伤、饮伤、饥伤均伤脾胃，日久形成虚劳病，甚则演变成虚劳干血证；饮食不节，湿热内生，波及血分，溢于体表成谷疸证，饮酒太过则致酒疸证；若外寒由肺累脾，阳虚而寒则不思食，即所谓"弦者卫气不行，紧则不欲食"，化源不足则可加剧寒疝病。

宿食停滞于胃，加之感受疟邪，易致"胃疟"，故治疟病有"弦小紧者下之差"之论。趺阳脉"滑则谷气实，浮则汗自出"即为宿食在胃，故脉象流利滑动，脾升太过故脉浮，累心则汗出；日久宿食侮肝，传肾而成历节病，且过食酸咸，直接伤及肝肾也能致之。胃热亢盛，消谷善饥而成中消证。若宿食在胃之上脘，则蕴蕴欲吐或成呕吐病。谷气乃饮食不节致胃中浊气内生且侮肝所成，故胁下痛。宿食所化之热随胃之支络上通于心，则谵语。

若宿食在胃又在肠，气机被阻滞，最易致腹满病甚或腹痛。产后郁冒证服小柴胡汤后，"上焦得通，津液得下，胃气因和，身濈然汗出而解"。由呕不能食变为能食，但因疏于节制，导致"胃实"即胃肠结实，故发热、便秘。

宿食停滞于肠，若传导太过则下利，若燥化太过则便秘。

实际上这些只是宿食直接之伤，且直接之伤尚不止此，如过食酸成伤肝肾。

宿食尚可通过脾胃与其他脏腑间的生克乘侮，产生间接之伤，如伤心、肺等。如宿食在心，可见心中懊侬或热痛。宿食在肺，湿热由胃波及其子（肺）故肺窍不利，气机阻滞，故欲吐、鼻燥、胸满，脉浮系湿热上熏之象。

除上述所述之外，仲景还将酒食之因单独论述。过饮酒者，多为湿热内积之患，如《伤寒论》17条"若酒客病，不可与桂枝汤，得之则呕，以酒客不喜甘故也"，《金匮要略·惊悸吐衄下血胸满瘀血病脉证治》所述"夫酒客咳者，必致吐血，此因极饮过度所致也"，以及酒疸等病。

五、劳逸失度

肾乃先天之本，仲景在《金匮要略》首篇中强调"房室勿令竭乏"，并把"房室"所伤作为"千般疢难，不越三条"之第三条的内容之一。劳逸失度可导致多种病证，如虚劳病"夫男子平人，脉大为劳，极虚亦为劳"，消渴病"男子消渴，小便反多，以饮一斗，小便一斗，肾气丸主之"，以及女劳疸等。

另外，《伤寒论》中专列"辨阴阳易差后劳复病脉证并治"一篇，对此类病因论述颇详。如393条："大病差后劳复者，枳实栀子豉汤主之。"398条："病人脉已解，而日暮微烦，以病新差，人强与谷，脾胃气尚弱，不能消谷，故令微烦，损谷则愈。"

六、瘀血

瘀血既是病理产物，又是致病的重要邪气。《金匮要略·惊悸吐衄下血胸满瘀血病脉证治》中对瘀血进行了专门论述："病人胸满，唇痿舌青，口燥，但欲漱水不欲咽，无寒热，脉微大来迟，腹不满，其人言我满，为有瘀血。"

瘀血所致的病证非常多，在《金匮要略》中论述了大量由瘀血所致的病证，如疟母"病疟，以月一日发，当以十五日愈；设不差，当月尽解；如其不差，当云何？师曰：此结为癥瘕，名曰疟母，急治之，宜鳖甲煎丸"、虚劳干血之大黄䗪虫丸证、肺痈之桔梗汤证、水气病之血分病、黑疸、瘀血病、肠痈之大黄牡丹汤证、癥病之桂枝茯苓丸证、经行漏下、半产后下血、胞阻、产后下血、妇人杂病下利、月经先后不定期、陷经、水血互结于血室、白带及妇人腹中血气刺痛等疾病及证候。

七、伏邪

伏邪是指感而不随即发病，而伏藏于体内的病邪。仲景首次在《伤寒论·平脉法》中提到"伏气"，也就是我们说的伏邪。如"师曰：伏气之病，以意候之，今月之内，欲有伏气。假令旧有伏气，当须脉之"，又如"从立春节后，其中无暴大寒，又不冰雪，而有人壮热为病者，此属春时阳气，发于冬时伏寒，变为温病"等论述。仲景的伏气概念为后世温病的伏气学说奠定了坚实的理论基础。

八、其他病因（外伤、虫、医过等）

（一）外伤

仲景在《金匮要略》首篇中明确提出外伤（金刃所伤）为导致疾病的重要原因之一。

（二）虫病

仲景在《伤寒论》及《金匮要略》中明确论述了蛔虫病及疟病，这两种疾病均是由感受虫毒所致。此外，尚有狐蜮病等，也与虫毒有关。

（三）医过

除了上述所论述的各类致病原因外，仲景在《伤寒论》及《金匮要略》中，用大量篇幅讨论了医源性疾病，即医生误治所致病证。

1.误汗　此类病因较多。一是发汗尺度有误。如《伤寒论》20条"太阳病，发汗，遂漏不止，其人恶风，小便难，四肢微急，难以屈伸者，桂枝加附子汤主之"，《金匮要略·痉湿暍病脉证》中述"太阳病，发汗太多，因致痉"，俱是发汗太过，损伤正气，致病变化。二是汗之失序。如《伤寒论》93条"太阳病，先下而不愈，因复发汗，以此表里俱虚，其人因致冒，冒家汗出自愈"，乃是应先汗却后汗而致等。三是错用汗法，即不当汗而汗。如《伤寒论》294条"少阴病，但厥，无汗，而强发之，必动其血"，是里病误汗。再如《金匮要略·消渴小便利淋病脉证并治》云："淋家不可发汗，发汗则必便血。"

2.误下　下法使用不当，则可引起严重后果，对此《伤寒论》及《金匮要略》中均有大量论述。如《伤寒论》34条"太阳病，桂枝证，医反下之，利遂不止，脉促者，表未解也，喘而汗出者，葛根黄芩黄连汤主之"，是病为太阳表证，误用下法，致病邪入里化热。再如《金匮要略·水气病脉证并治》曰："趺阳脉当伏，今反紧，本自有寒、疝、瘕、腹中痛，医反下之，下之即胸满短气。"此为脾虚不运，水热互结证误用下法导致胸满短气证。

3.误吐　吐法误用，亦可造成疾病变化，甚则出现严重后果。如《伤寒论》120条："太阳病，当恶寒发热，今自汗出，反不恶寒发热，关上脉细数者，以医吐之过也。一二日吐之者，腹中饥，口不能食；三四日吐之者，不喜糜粥，欲食冷食，朝食暮吐。以医吐之所致也，此为小逆。"

4.误火　火法在汉代较为常用，包括烧针、温针、灸法、火熏、熨法等，使用不当，则可助火伤阴，甚或伤阳。仲景论述误用火法的条文非常多，如《伤寒论》第111条"太阳病中风，以火劫发汗，邪风被火热，血气流溢，失其常度。两阳相熏灼，其身发黄。阳盛则欲衄，阴虚小便难。阴阳俱虚竭，身体则枯燥，但头汗出，剂颈而还，腹满微喘，口干咽烂，或不大便，久则谵语，甚者至哕，手足躁扰，捻衣摸床"，是以火治火，耗阴助火之变。再如《金匮要略·惊悸吐衄下血胸满瘀血病脉证治》曰："火邪者，桂枝去芍药加蜀漆牡蛎龙骨救逆汤主之。"

5. 误清　清法是用寒凉药物以清除体内热邪的方法，若用清法以寒治寒，必致阳损，甚则出现阳衰之变。如《伤寒论》333 条："伤寒脉迟六七日，而反与黄芩汤彻其热。脉迟为寒，今与黄芩汤，复除其热，腹中应冷，当不能食，今反能食，此名除中，必死。"厥阴虚寒证误用黄芩汤清热，则致胃阳衰败而死。

6. 误用冷水潠灌　冷水潠灌是用物理方法降温的治法，使用不当，则亦易生变。如《伤寒论》141 条："病在阳，应以汗解之，反以冷水潠之，若灌之，其热被劫不得去，弥更益烦，肉上粟起，意欲饮水，反不渴者，服文蛤散。"

第三章　病　机　▷▷▷▷

"病机"首见于《素问·至真要大论》："谨候气宜，无失病机"；"谨守病机，各司其属"。该篇提出了病机的重要性，并从临床常见的病证中总结归纳了脏腑病机和六气病机，被后世称为"病机十九条"。"病机十九条"奠定了病机的基础理论，对病机学的发展具有重要的指导意义。《伤寒杂病论》注重病机理论与临床应用的结合。其中《伤寒论》在《内经》外感热病病机理论的基础上，精辟地阐述了外感病六经病机的变化及其传变规律；《金匮要略》则对脏腑、气血、阴阳等病机进行了系统、深入的论述，并探讨了杂病的病机。

第一节　发　病

发病，是研究疾病发生基本机制的理论。张仲景虽然没有明确提出"发病"一词，但有"病发""得病"之说。如《伤寒论》131条说："病发于阳，而反下之，热入因作结胸；病发于阴，而反下之，因作痞也。""病发于"即疾病发生时的成因概念。又如《金匮要略·黄疸病脉证并治》第8条说："师曰：病黄疸，发热烦喘，胸满口燥者，以病发时，火劫其汗，两热所得。"这里所说的"病发时"即强调疾病的发作时间。"得病"一词在仲景书中共出现十余次，如《伤寒论》97条"得病六七日"；251条"得病二三日，脉弱，无太阳柴胡证"。其中《伤寒论·辨脉法》最为详细，其曰："问曰：凡病欲知何时得，何时愈。答曰：假令夜半得病者，明日日中愈；日中得病者，夜半愈。何以言之？日中得病夜半愈者，以阳得阴则解也；夜半得病，明日日中愈者，以阴得阳则解也。"文中明确以"得病"与病"愈"相对。"得病"即"生病"，表示获得了疾病。

一、发病原理

发病是正邪相争的结果。《灵枢·根结》以"真邪相搏"概括疾病发生的机制，即机体处于病邪的损害与正气抗损害的相搏交争过程。《金匮要略·脏腑经络病脉证》曰："若五脏元真通畅，人即安和，客气邪风，中人多死。"仲景认为，正气不足是疾病发生的内在因素，邪气是发病的重要条件。正邪相搏胜负，决定发病与否，并影响着病证的性质和疾病的发展与转归。邪气引起的各种损害与正气抗损害之间的斗争，贯穿于疾病始终，致病因素与人体之间的抗争，双方的盛衰消长，决定了病变发展的趋势。

二、发病类型

在"发病类型"上，仲景书中记载了多种发病类型，比较常见的主要有卒病、痼疾、发作、晚发、合病、并病、坏病等。

（一）卒病与痼疾（新病与旧病）

《金匮要略》首篇第 15 条明确提出："夫病痼疾，加以卒病，当先治其卒病，后乃治其痼疾也。"本条指出了卒病与痼疾两大类病，以其发生的先后决定治疗顺序，"卒病"即突然发生之新病。卒通猝，仓促、急促、突然的意思，如序言所说"卒然遭邪风之气"即是此意。"痼疾"是素有难愈之旧疾。"痼"在《说文解字注》中解释为"久病也，多假为固之"。痼取"固"意，有顽固的意思，加上病字旁表示经久难愈之病，正如《金匮要略·妇人妊娠病脉证并治》第 2 条所说："妇人宿有癥病，经断未及三月，而得漏下不止。胎动在脐上者，为癥痼害。"其中的"痼害"，即是素有难愈之"癥病"，而"得漏下不止"即是"卒病"。另《伤寒例》中有一句说"亦有凡人有疾，不时即治，隐忍冀差，以成痼疾"，指出痼疾是疾病迁延不愈之疾病。

"卒病与痼疾"亦可称为"新病与旧病"。在《金匮要略·水气病脉证并治》第 21 条中，提到一段复杂的病情演变："病者苦水，面目、身体、四肢皆肿……始时当微，年盛不觉，阳衰之后，荣卫相干，阳损阴盛，结寒微动，肾气上冲……当先攻击冲气，令止，乃治咳；咳止，其喘自差。先治新病，病当在后。"仲景明确提出"新病"一词。条文中的新病是指后面出现的"冲气"，冲气治愈后才可治咳及其他的病。新病是相对于旧病而言，张仲景虽然没有明确提到"旧病"，但却提到了"本有""旧有""病家"等概念，均可理解为旧病的具体例子。

"新病与旧病"与"卒病与痼疾"的概念虽然相近，均是两种以上的病同时存在，但概念上仍有不同。新病与旧病只是指出了疾病发生的新久先后，两者是相对的概念，必须要有新病才能突显旧病。卒病与痼疾的概念虽然也有包含新久先后的含义在内，但两者不完全是相对的概念，而是可以独立出现的，例如只有痼疾而未曾卒病，或只有卒病而未见痼疾。两者主要的差异在于卒病与痼疾还有另一层含义，卒病包含了突然、仓促之意，痼疾包含了顽固不愈之意，这是新病与旧病所没有的。

（二）发作

疾病过程中个别证候的出现，张仲景将其称为"发作"。例如《伤寒论·平脉法》说："或有旧时服药，今乃发作。"又如《金匮要略·奔豚气病脉证治》第 1 条说："奔豚病，从少腹起，上冲咽喉，发作欲死，复还止。皆从惊恐得之。"又或者称为"病发"。如《金匮要略·黄疸病脉证并治》第 8 条说："以病发时，火劫其汗。"发作是病情中某些证候的出现，多因某些因素诱发，与"得病"不同。不少证候在病证发生之后持续出现，而名为"发作"者则是在某些时间才出现。

亦有个别情况，"发作"则直接简称为"发"。如《伤寒论》212 条说："若剧者，发则不识人。"《金匮要略·腹满寒疝宿食病脉证治》第 17 条说："若发则白汗出，手足厥冷。"《金匮要略·痰饮咳嗽病脉证并治》第 11 条又说："发则寒热，背痛。"而更多情况下，是将"发"组成证名，如发热、发潮热、发战、发黄、发烦、发谵语、发奔豚、发狂、发咳、惊发等。其实并非只有这些属于"发作"的病证，各种病证发生亦可名为"发"。例如《伤寒论》152 条说："其人漐漐汗出，发作有时。"这里的"发作"是用来形容"汗出"的。又如 239 条说："绕脐痛，烦躁，发作有时者。"这里的"发作"是指前文之病情，但未必所有证名皆习惯配以"发"字。

除了称为"发"外，个别条文亦将病证的出现称为"生"。如《伤寒论》30 条"风则生微热"，219 条"下之则额上生汗"，312 条"咽中伤，生疮"，392 条"眼中生花"，以及《金匮要略·水气病脉证并治》第 29 条"发热不止者，必生恶疮"等。"发"字亦可作为治法使用，如"发汗""发之""发其痈"，并非"发病"专用术语。

1. 发作时间 关于发作的时间，在仲景书中一共提到五类情况，分别为未发与临发、发作有时休作有时、须臾复止、晬时而发、薄暮即发等。

（1）未发和临发 二者均出自《金匮要略·疟病脉证并治》第 5 条蜀漆散的方后注："上三味，杵为散，未发前，以浆水服半钱。温疟加蜀漆半分，临发时，服一钱匕。"

"未发"一词还出现一处，见《伤寒论》3 条说："太阳病，或已发热，或未发热……"此处专指发热一证未见。"未发"是证候尚未出现，但按其病情预计将要出现，如蜀漆散治疗的是疟病"多寒者"，在疟病尚未发作之前可先服药。

（2）发作有时 如《伤寒论》144 条"妇人中风，七八日续得寒热，发作有时"，201 条"必潮热，发作有时"；《金匮要略·五脏风寒积聚病脉证并治》第 20 条"聚者，腑病也，发作有时，辗转痛移"，《金匮要略·趺蹶手指臂肿转筋阴狐疝蛔虫病脉证治》第 6 条"蛔虫之为病，令人吐涎，心痛，发作有时。毒药不止"等。

（3）须臾复止 如《伤寒论》338 条说："蛔上入其膈，故烦，须更复止。"其中"须臾"是片刻、一会儿之意，如桂枝汤方后注说："服已须臾，啜热稀粥一升余。"原文中"须臾复止"即是"烦躁"的证候发作片刻后停止，此处即对照前文"脏厥"中见"其人躁，无暂安时"所说的躁动无所休止。

（4）晬时而发 如《伤寒论·辨不可发汗病脉证并治》："咳者则剧，数吐涎沫，咽中必干，小便不利，心中饥烦，晬时而发，其形似疟，有寒无热，虚而寒栗……"这里的"晬时而发"，当是"心中饥烦"的发作时间，又或者包括了前述各种病情的发作时间特点。

"晬时"即一昼夜的时间，亦即一整天。"晬时而发"即是病证经过了一昼夜之后再发作，这当与正气偏虚，待正气恢复才能抗邪有关。

（5）薄暮即发 如《金匮要略·妇人杂病脉证并治》第 9 条："妇人年五十所，病下利，数十日不止，暮即发热。"《金匮要略·黄疸病脉证并治》第 2 条："额上黑，微汗出，手足中热，薄暮即发。"后者"手足中热"是在"薄暮即发"，故两处条文均是用于"暮"时发热。

"暮"是指太阳落到草丛之中，表示天色将晚，本义是指日落的傍晚之时。"薄"本是味淡或厚度小（厚薄）之意，引申即为刚好、不充实、临近的意思；"薄暮"即刚刚日落、临近日落时间之意。

2. 复发　《金匮要略·五脏风寒积聚病脉证并治》第 20 条曰："聚者，腑病也，发作有时，展转痛移，为可治；䅽气者，胁下痛，按之则愈，复发为䅽气。"《金匮要略·痰饮咳嗽病脉证并治》第 24 条曰："膈间支饮，其人喘满，心下痞坚，面色黧黑，其脉沉紧，得之数十日，医吐下之不愈，木防己汤主之。虚者即愈；实者三日复发，复与不愈者，宜木防己汤去石膏加茯苓芒硝汤主之。"

"复发"又可简称为"复"，如《伤寒论》57 条说"半日许复烦"，136 条说"复往来寒热者"等条文。

病证"复发"有多种原因，但仲景特别提到"劳复"一词，其首见于"辨阴阳易差后劳复病脉证并治"的篇名，另亦见于《伤寒论》393 条："大病差后劳复者，枳实栀子豉汤主之。""劳复"即因劳伤而使病证再次出现。

3. 再发与二三度发

（1）再发　《伤寒论》25 条说："服桂枝汤，大汗出，脉洪大者，与桂枝汤，如前法。若形似疟，一日再发者，汗出必解，宜桂枝二麻黄一汤。"文中所说的"一日再发"，是"形似疟"的发热恶寒证候；"再"是两次之意，"再发"即是一天两次发作的意思。

（2）二三度发　"二三度发"是与"再发"相近的名词。《伤寒论》23 条说："太阳病，得之八九日，如疟状，发热恶寒，热多寒少，其人不呕，清便欲自可，一日二三度发。"其中"一日二三度发"即是一天两至三次发作，亦即"再发"。"再发"亦可写成"日二度发"，只是写成"再发"更为简洁。

（三）晚发

"晚发"，《伤寒论·辨脉法》："若脉迟，至六七日不欲食，此为晚发，水停故也，为未解；食自可者，为欲解。"晚发的成因，文中自注说"水停故也"，那么为何会出现"水停"？这与前文"脉迟为寒"的成因有关，参《伤寒论》195 条："阳明病，脉迟者，食难用饱。"191 条又说："阳明病，若中寒者，不能食，小便不利，手足濈然汗出，此欲作固瘕，必大便初硬后溏。所以然者，以胃中冷，水谷不别故也。"寒邪入胃，导致胃中寒冷，胃肠不能腐熟水与谷，谷不化则"不欲食"，水不化则"水停"在胃。故后文说"食自可者，为欲解"，即反映胃气恢复而能腐熟水谷，故能抗邪而解。"晚发"即是因为正气虚，难以抗邪，因此延迟出现欲解之证候。"晚"即"推迟"之意，与文中"脉迟"相对应；"发"即"发作"；"晚发"即指证候发作推迟。联合起来从上下文理解，"晚发"专指"欲解"的证候延迟出现，乃因正气虚所致。

张仲景在"未解"的病情之中专门提出"晚发"，而在前文"欲解"的证情中却未给予名字，似因"晚发"当属"病证"之一，而"欲解"之证应当理解为佳兆而非"病证"，故此应当辨别何种病情为"晚发"而给予治疗。

（四）合病与并病

"合病"一般解释为"两经或两经以上证候同时出现"；"并病"则是一经证候未罢，又出现另一经证候，两经证候有先后次序之分者。

"合病"与"并病"均只出现在《伤寒论》三阳病之中，在《伤寒论选读》中对于合病的解释为"二个阳经或三个阳经同时受邪而发病"，这种说法较为具体清晰。纵观合病和并病的条文，分别有太阳与阳明合病（32、33、36 条）、太阳与少阳合病（172条）、三阳合病（219、268 条）、阳明少阳合病（256 条）、二阳并病（48、220 条）、太阳与少阳并病（142 条）、太阳少阳并病（150、17 条）等。

（五）坏病

"坏病"一词首见于《伤寒论》16 条："太阳病三日，已发汗，若吐、若下、若温针，仍不解者，此为坏病，桂枝不中与之也。观其脉证，知犯何逆，随证治之。桂枝本为解肌，若其人脉浮紧，发热，汗不出者，不可与之也。常须识此，勿令误也。"另见于 267 条："若已吐下、发汗、温针，谵语，柴胡汤证罢，此为坏病。知犯何逆，以法治之。""坏病"一词过去多解释为"即变证，指因误治而致病情发生变化，已无六经证候可循的病证"。

"坏病"即经过误治之后的病情。"坏"字在《说文解字》中谓"坏，败也"，即不好、损伤之意，故此"坏病"即是经过错误治疗的病情。而实际上"坏病"的结果不一定是"坏"，"坏"虽指误治，然误治后病情却不一定恶化，如 16 条的病情从桂枝汤证转化为"发热无汗、脉浮紧"的麻黄汤证，当属病情演变，但却未必算是病情深入。但因"误治"无论如何当属医者责任，故当细心观察，不可再错，因而有"常须识此，勿令误也"。

除上述发病类型外，尚有如灾怪、行尸、内虚等。

"灾怪"一词出自《伤寒论·平脉法》："问曰：脉有灾怪，何谓也？师曰：假令人病，脉得太阳，与形证相应，因为作汤，比还送汤，如食顷，病人乃大吐，若下利，腹中痛。师曰：我前来不见此证，今乃变异，是名灾怪。又问曰：何缘作此吐利？答曰：或有旧时服药，今乃发作，故为灾怪耳。"

"行尸"与"内虚"相对。《伤寒论·平脉法》说："师曰：脉病人不病，名曰行尸，以无王气，卒眩仆不识人者，短命则死。人病脉不病，名曰内虚，以无谷神，虽困无苦。""行尸"与"内虚"是对"脉病人不病"与"人病脉不病"两种情况的解释。

"行尸"指正气内绝，外形虽强，猝然内脱，则眩晕僵仆不识人或病重死亡的状态。"内虚"即指未遵从养生之道，导致邪气侵袭的初起病情。提出"内虚"的目的，在于指出一些病证病情尚轻，未必能够从脉象反映出来，故即使从脉象上没有见到病脉，却不等于没有生病。

第二节 病 机

病机是指疾病发生、发展、变化及其结局的机制。张仲景在《伤寒杂病论》中并没有明确将病因与病机分开，两者均可称为"病由"或"病源"。张仲景的病机阐述特点，是以"见病知源"的方式阐述。在《伤寒杂病论》中，张仲景所论述的病机大致可归纳为正气病机、邪气病机和病位病机三大类。

一、正气病机

张仲景所论述的"正气"包括多种概念描述，如阴阳气、谷气、营卫气、宗气、脏腑气、精、血、水等。此外，"虚实"的概念与各种正气密切相关。"虚实"本指正气之虚实，若在此基础上感受邪气，则虚实亦可指正邪交争的状态。"虚"与"实"两者相对，组成"虚实"一词，仲景在《伤寒杂病论》中明确提到三次：①《金匮要略·脏腑经络先后病脉证》"虚虚实实"，指治法勿犯"虚虚实实"之误；②《金匮要略·妇人杂病脉证并治》云"三十六病，千变万端，审脉阴阳，虚实紧弦"，是指需要通过脉象审察虚实；③另外在《伤寒论·平脉法》中"当复寸口，虚实见焉"，也是指通过脉象可诊察虚实。"虚"与"实"两者均是仲景常用的概念，在书中各出现一百余次。由于"虚实"为相对、相反的概念，仲景的病机理论中"虚实"二者应当分清，仲景在书中均分开使用，以表明病证之属虚、属实，基本无现代中医学"虚实夹杂"之说。

1. 阴阳气 乃张仲景独特的病机理论，本指人身上下之气，与"阴阳脉"理论对应。"阴阳气"有广义与狭义之分，狭义指人体胸腹内上下之气，广义则包括一身上下之气。阴阳之气能够上下互相交流、流通一身，若上下气不能互相交流则成病。"阴阳气"与人身诸气有关，如大气、营卫气、血气、表里气等。张仲景的"阴阳气"概念与《内经》一脉相承，但《内经》的"阴阳气"含义更为广泛，而张仲景则独创了"阴阳脉"与之对应。如《伤寒论·平脉法》中说"问曰：脉有三部，阴阳相乘，荣卫血气，在人体躬。呼吸出入，上下于中，因息游布，津液流通。"张仲景的阴阳气理论与哲学上"阴阳学说"的内容并不完全相同，前者对于病机理论的研究有重要意义。例如：张仲景的脏腑未曾分阴阳，对于"亡阴、亡阳""阴病、阳病"的理解有所不同，对于不少条文可做重新诠释，甚至影响对《伤寒论》三阴三阳病的理解。

2. 谷气 是营气、卫气、宗气三者尚未分开之前的统称。谷气是由谷入胃所生，与胃气的概念相近，而其具有热性的特点。"谷气"一词，在《伤寒论》及《金匮要略》中共出现9次。如《伤寒论》110条："其人足心必热，谷气下流故也。"又如《金匮要略·黄疸病脉证并治》第2条："谷气不消，胃中苦浊，浊气下流，小便不通，阴被其寒，热流膀胱，身体尽黄，名曰谷疸。""谷气"是仲景常用的病机论述的概念。

3. 营卫气 是由谷气所化，可分为营气和卫气。谷气入胃之后，胃腐熟水谷而化成，营卫气分别流行于脉中、脉外，而卫气还能行于脉外之周身。营卫气亦可藏于脏腑，与三焦关系密切，又为阴阳气的重要组成之一，二者可互相影响。"营卫"一词，是仲景论述病机的常用概念，如《伤寒论》53条"以营行脉中，卫行脉外"。《金匮要略·血痹虚劳病脉证并治》中提到的"经络营卫气伤"是将营卫与经络并提。

4. 宗气 亦是由谷气所化，即宗脉之气、心肺营卫之气。张仲景也常用"宗气"论述病机，如《伤寒论·平脉法》曰："跌阳脉浮而芤，浮者卫气虚，芤者荣气伤，其身体瘦，肌肉甲错。浮芤相抟，宗气微衰，四属断绝。"

5. 脏腑气 指五脏六腑部位之气，亦可分为脏气和腑气。脏腑气并非一种独特之气，而是指各种气到达五脏六腑，于脏腑中通行与收藏。仲景常用"脏腑气"来论述病机。如《金匮要略·呕吐哕下利病脉证治》所述"六腑气绝于外……五脏气绝于内"；又如《伤寒论·辨脉法》提到："三焦相溷，内外不通。上焦怫郁，脏气相熏，口烂食断也。"

6. 精 其概念有广义与狭义之分，广义之精包含了各种正气，狭义之精则是正气之中更精华之气。《伤寒论·平脉法》中说："少阴脉不至，肾气微，少精血，奔气促迫，上入胸膈，宗气反聚，血结心下，阳气退下，热归阴股，与阴相动，令身不仁，此为尸厥，当刺期门、巨阙。"又如《金匮要略·血痹虚劳病脉证并治》述："男子脉浮弱而涩，为无子，精气清冷。"

7. 血 血是张仲景最常用的概念之一。血为有形，而各种气则无形。《伤寒论·平脉法》曰："寸口脉微而缓，微者卫气疏，疏则其肤空；缓者胃气实，实则谷消而水化也。谷入于胃，脉道乃行，水入于经，其血乃成。"说明血由津液与营气化生而成。《伤寒论·平脉法》又曰："脉有三部，阴阳相乘，荣卫血气，在人体躬。呼吸出入，上下于中，因息游布，津液流通。"说明血与气流通全身。"血"是张仲景最常用来论述病机的正气概念之一。

8. 水 在生理上分为水、水气与"津液"，三者又互有关联，也是张仲景常用来论述病机的概念之一。水气生于水谷，津液能滋养一身之水，又是血的组成部分，五脏皆藏津液。津与液乃表里稀稠之别，津液能化成汗与二便，津液与水气乃有形、无形之别。"水""湿"与"饮"者在病理上又各不相同。"水气"是水、湿、饮的基础，是由津液气化而成，其病可发于周身；"湿"属于外来邪气，其病先从表而起，有从表入里的过程；"饮"是饮水所致的水病，其病先从胃肠而起，亦可流通一身。此外，水气属于水之"无形"状态，而湿与饮则属于"有形"之水。四水之中以"正水"为典型之水病。四水与黄汗乃不同水停部位与兼夹邪气。四饮以"痰饮"为共同基础。张仲景的痰饮有广义、狭义之分。四饮是中焦水气上下停滞的不同部位（详见《金匮要略·痰饮咳嗽病脉证并治》）。

二、邪气病机

张仲景在《金匮要略》中提出五邪概念，明确将"邪气"分为五类，邪气与生活致病成因有关，乃正邪交争的结果。而在《伤寒论》和《金匮要略》中，我们所见到的外邪主要包括风、寒、湿、雾露、食（馨饪）、热（火）；此外，还有客气（劳气）属于"内生邪气"一类。邪气有广义、狭义之分，狭义邪气专指外来邪气（只有风、寒、食、湿、雾 5 种），广义邪气则包括内生邪气。邪气分别有受与不受、传变、留结、去除、轻重程度等不同。

《伤寒论》太阳病篇具有六大类病，通过对"太阳六病"的分析可知，其分别为六大类病机的"提纲证"。六病之中具有主次关系，而其"发热"皆因正气胜邪。六病的命名提示了"伤寒"的重要性，且六病并非只在太阳。张仲景没有继承《难经》"伤寒有五"的理论。"太阳六病"的理论，揭示邪气属于"病机理论"，认为邪气是正邪相争后的结果，与《内经》的六淫理论同中有异。

1. 风 风邪又可称为"风气""中风"。"中风"专指感受风邪之病，属于病名。风邪的致病特点有风为阳邪、风伤卫、风为大邪趋于袭表、风邪先于他邪袭人、风邪多与他邪相兼为病。风邪能侵袭周身各处，具有其独特的病、脉、证。

2. 寒 寒邪又可称为"寒气""伤寒"。"伤寒"专指伤于寒邪之病，属于病名。伤寒之后易再生他病，与"中寒"有别。寒邪的致病特点有寒伤营、寒为小邪趋于中里，还有"脉迟为寒，属脏病"理论、"寒极伤经"之说、寒多与他邪相兼为病。寒邪能侵袭周身各处，具有其独特的病、脉、证。

3. 湿 湿邪有广义、狭义之分，广义湿邪包含了各种外感水邪，狭义湿邪则专指侵袭人体下部之水邪。湿邪的致病特点有：湿分清浊而伤上下，与《内经》的清浊概念不同；湿邪多与其他病邪相兼为病。湿邪有特定的侵袭部位，具有其独特的病、证。

4. 食 食邪又称为"檗饪之邪"，亦即"宿食"，能伤脾胃。檗饪与谷气、积聚同中有异。食邪具有独特的脉、证。

5. 热（火） 热邪与"火"关系密切，"热"为"火"的本质，"火"为"热"的来路之一。热多属于内生之邪，五邪皆因卫气而化热，亡津液则易化热。热可分虚热和实热。热邪的致病特点有：热为阳邪，伤营血；有"脉数为热，属腑病"理论、"热极伤络"之说；热邪多单独成病，亦可与其他病机共存。热邪能侵袭周身各处，具有其独特的病、脉、证。

6. 客气（劳气） 属于内生之邪气，具有阳热之性。《伤寒论》中"协热"一词即指协同"客热"。客气的生成与阴气上逆、卫气上逆有关。提出"客气"的意义在于鉴别热之虚实。"伏气"与"客气"相近，均是虚热上炎，但伏气为"深藏"之气。"劳气"亦与"客气"相近，同为虚热上炎，而劳气则是在下的阴气虚导致的"阳气上逆"，其与虚劳关系密切。客气与劳气具有多种独特的病、证。

三、病位病机

张仲景在《伤寒杂病论》中论述病机的特征之一是以病位论述病机。《伤寒杂病论》中的"病位"基本可分为六类，分别为阴阳、上中下、表里、内外、脏腑、形体。

1. 阴阳 仲景所述"阴阳"除了"阴阳气"之外，还可以指人体的部位，如脉象的阴阳及人体的"阴阳部位"。人体的"阴阳部位"是对应于阴阳气上下部位，有广义、狭义之分。"发于阴阳"与"阴阳部位"概念有关，但不完全相同。《金匮要略·黄疸病脉证并治》曰："疸而渴者，其疸难治；疸而不渴者，其疸可治。发于阴部，其人必呕；

阳部，其人振寒而发热也。"在《伤寒论·辨不可下病脉证并治》中"血虚为无阴，孤阳独下阴部者，小便当赤而难，胞中当虚。"

2. 上中下　是指人体的上、中、下三个部位，大多对应寸、关、尺三部，与三焦相关，但概念有所不同。如《伤寒论·平脉法》曰："脉有三部，阴阳相乘，荣卫血气，在人体躬。呼吸出入，上下于中……脉有三部，尺寸及关。"另外，也有不表示脉之三部的，如《金匮要略·百合狐惑阴阳毒病证治》之狐惑病"蚀于上部则声喝，甘草泻心汤主之"；"蚀于下部则咽干，苦参汤洗之"。

3. 表里　虽然是《内经》中多次提出的部位概念，但张仲景的表里概念与《内经》中的并不尽相同，而是其多次强调需要辨别的独特病位病机理论。如《伤寒论·平脉法》曰："审察表里，三焦别焉。"

4. 内外　内外是"非外即内"的相对概念，有时亦可用于局部。如《伤寒论》60条"内外俱虚"，《伤寒论·辨脉法》的"内外不通"。"内外"与"表里"有重复之处，均指人体外部与内部的部位概念，但是二者又有所区别。如《金匮要略·脏腑经络先后病脉证》第2条提到的"千般疢难，不越三条：一者，经络受邪入脏腑，为内所因也；二者，四肢九窍，血脉相传，壅塞不通，为外皮肤所中也……"之内外概念则与表里概念不同。

5. 脏腑　张仲景书中称之为"藏府"，如《伤寒论》97条"藏府相连"，《伤寒论·辨脉法》"出入藏府"等。脏腑的概念有广义、狭义之分，广义脏腑指五脏六腑，而狭义脏腑则专指某脏某腑。脏与腑主精气之藏与散，而邪气可有"入、在、属"脏腑的分别。张仲景的五脏理论有高低不同，脏病也有轻重程度之分。

6. 形体　包括人身各个部位，而各部位亦可有受邪及正气虚实等病机。仲景在《伤寒杂病论》中共载有十三个形体部位，如膈与心下、胸、心包、皮腠、经络、肌肉、筋骨、腹、胁、血室、头、咽喉、腰等。

四、张仲景的病机理论特点

在各种病机理论中，正邪之间是以正气为本的病机理论，正气之中又以阴阳气统领人身诸气，而邪气生成亦离不开正气，客气理论的提出亦体现正气的重要性。张仲景具有系统的病机理论，其中有不少为其所独创，在《内经》的基础上有所创新，又与《内经》的理论有整体的差异。张仲景重视"知常达变"的思想，为促使中医理论"标准化"的首位医家，对后世中医基础理论的发展有重要影响。

第四章 治则治法 ▷▷▷▷

张仲景对疾病的防治提出了很多的治则与治法。如治疗原则有祛邪扶正、治未病、因势利导等。治法仍以八法为主，兼及其他治法。

第一节 主要治则

治则，是治疗疾病的基本原则，对临床立法、处方、遣药等具有普遍的指导意义。治则是针对疾病所表现出的基本病机而确立的。

一、扶正祛邪

（一）理论阐微

邪正概念肇端于《内经》。扶正祛邪分为扶正和祛邪两端。扶正即扶助正气，指通过各种治疗手段扶助机体的正气，以增强体质，提高机体抗邪能力，从而不病或者战胜疾病，恢复健康；祛邪即祛除邪气，指通过各种治疗手段祛除或削弱病邪，减少邪气侵袭和损害，达到邪去正安的目的。

《伤寒论》六经病证是正邪斗争的反映，其发病过程也是正邪斗争的过程。因此，六经病的治疗原则不外乎是扶正与祛邪两方面，大体来说，三阳病多邪气盛，所以总的治则为祛邪，如太阳病，邪盛于表，则以发汗祛邪为主；三阴证多正气虚，所以总的治则是扶正，例如太阴病脾阳虚弱时，以温补为主。仲景治疗杂病十分重视扶正。因脾胃为后天之本，气血生化之源；肾是先天之本，内藏元阴元阳，为机体生命活动之原动力；而且临床所见内伤日久，往往出现脾肾虚损证候，进而殃及五脏。故仲景对慢性虚损性疾病，尤为重视调补脾肾两脏。对于虚实夹杂、正虚邪实者，则注重扶正，兼以祛邪。对于邪实为患者，大胆祛邪，通过祛除体内痰饮、水湿、瘀血、宿食、虫积等，使邪气无所依附，"邪去则正安"，从而使疾病痊愈。仲景在应用扶正祛邪法则时，细致地观察和分析正邪双方相互消长的盛衰情况，根据正邪在矛盾斗争中所占的地位决定扶正与祛邪的主次，并且重视正气，强调尽量发挥人体自身正气的抗病能力。

（二）运用指导

1. 扶正即所以祛邪　一般而论，正邪相对，而正气居于主导地位。《素问·评热病论》云："邪之所凑，其气必虚。"《灵枢·口问》云："故邪之所在，皆为不足。"可见，正虚为百病之由，正虚之处即为容邪之所。而《素问·刺法论》云："正气存内，邪不可干。"正气强盛，则邪气无从侵袭；反之，正气亏虚，则邪气易乘虚而入，故扶正为去病之要。仲景对内伤杂病的治疗十分重视人体正气，如治疗湿病谆谆叮嘱当用微汗法，以保护阳气，使阳气缓缓内蒸而湿邪可去。又如《金匮要略·血痹虚劳病脉证并治》治疗血痹重证，以黄芪桂枝五物汤益气通阳和营，重点扶正，而温补通调并用，风邪自去。

中焦脾胃为阴阳气血生化之源。胃气的充沛与否与维持机体的正常功能和防病祛邪有着十分密切的关系。如《伤寒论》270条"伤寒三日，三阳为尽，三阴当受邪，其人反能食而不呕"，是脾胃健旺之征，脾胃健旺可使疾病早期向愈而不致恶化。因此，对疾病的治疗应重视保护胃气。《伤寒论》方中扶正治法约占 2/3，仅回阳救逆健脾和中者就有 23 方。即使是祛邪之剂也谨防伤正，再三叮嘱中病即止，不可过药伤正，如承气汤"得下，余勿服"，十枣汤"得快下利后，糜粥自养"，并且常在祛邪方中加入甘草、大枣、粳米、人参等补益脾胃之品。仲景在应用峻猛药物或苦寒攻下药物时，时时顾护脾胃，如《金匮要略》中葶苈大枣泻肺汤之用枣，大乌头煎之用白蜜，皂角丸之用蜜丸，治疗产后痢疾用白头翁汤加甘草、阿胶等皆是顾护脾胃之具体体现，足见张仲景治病非常重视顾护胃气。

对于虚实夹杂、正虚邪实者，亦是遵循扶正即所以祛邪的原则，补泻同用。如《金匮要略·血痹虚劳病脉证治》中仲景治疗阴阳气血俱不足、正虚邪客之虚劳，用薯蓣丸调补脾胃、益气养血、理气化滞，扶正祛邪、补中寓散。又如《伤寒论》104条中治误下伤正、里实未去证的柴胡加芒硝汤，方中人参与芒硝同用，人参既能补益正气，与芒硝同用亦不助邪气；而芒硝则软坚散结，与人参配伍则无碍胃气；两者相反相成，取桴鼓相应之效。

2. 祛邪即所以扶正　《素问·通评虚实论》云："邪气盛则实，精气夺则虚。"因此，邪正相互斗争转化的过程即为疾病发生发展变化的病理过程。邪盛则正衰，邪气盛之时及时祛邪，从而避免正气进一步损伤，是扶正祛邪治则的另一重要方面。如《金匮要略·痉湿暍病脉证治》中，仲景以大承气汤通腑泄热、急下存阴，治疗阳明实热所致痉病，邪热一去，津液渐复，筋脉得养，痉病自止。又如《金匮要略·腹满寒疝宿食病脉证治》中寒疝属阴寒痼结者，因沉寒痼冷肆虐于内，损伤阳气，凝滞气血，导致绕脐腹痛、四肢逆冷、冷汗淋漓，病势较剧，则仲景大乌头煎以乌头之大辛大热，温通经脉，散寒止痛，用药单刀直入，一意祛邪，寒去正自安。

在《伤寒论》三阳病证重在祛邪的大原则基础上，仲景并非等量齐观，而是在组方时处处突出祛邪不伤正的学术思想；另一方面，仲景重视扶正，但也不拘泥于扶正。当碰到邪实重症时，则采用急攻以存正的治法，从而达到祛邪以扶正的目的，体现了"祛邪即扶正，邪去正自安"的治疗思想。如太阳病篇大青龙汤证乃风寒外束较重，有阳郁化热之势。仲景重用麻黄，服用量由麻黄汤"温服八合"变为"温服一升"，以重剂祛邪解表，防病之变，以存正气。再如《伤寒论》阳明病篇、少阴病篇，针对病证的危急程度，仲景用峻剂以"存其正"。

二、治未病

内容详见本教材第十五章养生与预防。

三、治疗有序

（一）理论阐微

疾病的发生，病机往往错综复杂，有表里同病、虚实夹杂、气血水互病、此证未罢而彼证又起、多脏腑同病等各种情形，临床决策中遵循"急则治其标，缓则治其本"和"必伏其所主而先其所因"的原则，强调论治的先后，先治此病，再治彼病，或彼此同治，即为疾病论治的有序性。仲景治疗疾病十分注意临床思维的有序性，从审病辨证、立法，到选方、用药各环节丝丝入扣，层次分明，次序井然，整个思维过程保持着理法方药的高度协调，特别是对复合病证尤其强调论治先后的有序性。

（二）运用指导

1. 表里同病，以缓急为则 表里同病者，应根据表病与里病的轻重缓急来决定其治疗的先后。其一，表里同病，表病较急，当先治表，表解之后，方可治里，否则易导致外邪内陷，加重里证，此为常法。如《伤寒论》44条"太阳病，外证未解，不可下也，下之为逆，欲解外者，宜桂枝汤"，由于表证未解，宜先用桂枝汤解表，不可滥用攻下之法。其二，表里同病，里病较急，当先治里，待里证解除，再治表证，否则正虚难以抗邪，外邪势必内陷，导致变证，此为变法。《金匮要略·脏腑经络先后病脉证第一》第14条言："问曰：病有急当救里、救表者，何谓也？师曰：病，医下之，续得下利清谷不止，身体疼痛者，急当救里；后身体疼痛，清便自调者，急当救表也。"此条即是仲景举例说明表里同病的先后缓急治则。其三，表里同病，急缓相同，当表里同治。如《伤寒论》146条曰："伤寒六七日，发热，微恶寒，支节烦疼，微呕，心下支结，外证未去者，柴胡桂枝汤主之。"此条是说伤寒病过六七日，邪气已入少阳，而太阳外证未罢。太少同病，表里不解，故用小剂量柴胡桂枝汤之复方，调和营卫，以解太阳之表；和解枢机，以治少阳之里，两阳双解。再如《金匮要略·腹满寒疝宿食病脉证治》第9条厚朴七物汤证即是里实、表证并治，《金匮要略·痰饮咳嗽病脉证并治》第23条大青龙汤证则是外风与内热同治。

2. 急则治标，缓则治本 仲景所论病证，病候有标本之分，病势有缓急之殊，治法有先后之异，其治疗大法亦为急则治其标，缓则治其本矣。如《伤寒论》322条："少阴病，六七日，腹胀不大便者，急下之，宜大承气汤。"第321条："少阴病，自利清水，色纯青，心下必痛，口干燥者，可下之，宜大承气汤。"少阴津液干枯，本不应下，但因腑实证急，故又宜急下。对于本虚标实之证，如痰饮病，以阳虚为本，水饮为标。当饮邪壅盛，标证突出，治宜发汗、分消、攻逐以治其标。如《金匮要略·痰饮咳嗽病脉证并治》论治支饮、悬饮用十枣汤，溢饮用大、小青龙汤，痰饮用甘遂半夏汤、己椒苈黄丸等。若饮衰大半，则又转从"微饮"治法，续与苓桂术甘汤、肾气丸温补脾肾，振奋阳气，使机体气化复常，杜绝痰饮滋生之源，以图其本。仲景还论及了新病与痼疾的先后治疗法则。《金匮要略·脏腑经络先后病脉证》第 14 条明言："夫病痼疾，加以卒病，当先治其卒病，后乃治其痼疾也。"对于痼疾之人又生卒病者，因痼疾根深蒂固，日久病深而势缓，难以速愈，故后治。而卒病为新病，邪浅势急，治疗较易，迟则生变，故宜急治，避免外邪深入，与痼疾纠合，使病情复杂化。若痼疾、卒病互相影响，又当同治，标本兼顾。

四、因势利导

（一）理论阐微

疾病过程即邪正斗争、消长进退的动态变化过程。由于病邪性质和致病特点不同，机体正气奋起抗邪、祛邪外出所表现的方向性和时间性亦有所不同，故治疗疾病当抓住最佳时机和方向，顺应体内正气抗邪的作用趋向，采用适宜的治法和方药，因其势而就近引导，从而逐邪外出，即因势利导。《素问·阴阳应象大论》曰："故因其轻而扬之，因其重而减之，因其衰而彰之……其高者，因而越之；其下者，引而竭之；中满者，泻之于内。"即阐明了根据疾病初、中、末期和病位偏于上、中、下之不同，采用不同的因势利导措施。而因势利导法则的成功运用在《伤寒论》《金匮要略》中得到充分体现。

（二）运用指导

1. 以脉判断病势　仲景擅长运用脉象来判断病势，指导治疗。如《金匮要略·肺痿肺痈咳嗽上气病脉证治》第 8、9 条所论，"咳而脉浮者，厚朴麻黄汤主之"，"脉沉者，泽漆汤主之"，同为咳嗽气逆之证，通过脉象的浮沉来区别病势。咳而脉浮可知病机是病近于表而又邪盛于上，故以厚朴麻黄汤因势利导，以大队辛温之药如半夏、干姜、细辛、杏仁、厚朴宣肺化饮，降气止咳，又以麻黄、生石膏相配，发越水气，清解郁热，使寒饮、郁热从上、从表而解；咳而脉沉，沉为在里，亦为有水之征，其病机为水饮内停，而发咳喘身肿，病邪趋向于里，无外散之机，故以泽漆汤逐水通阳，因势利导，使水饮内消。邪正相争之下，病邪之趋向不同，因此治疗亦异。

2. 根据病邪部位不同，分用不同治法就近利导　仲景对邪实为患的病证，根据病邪所在偏于上下表里之不同，因势利导，分别采用汗、吐、下、内消诸法，使邪气排出体外或消退于内，以免伤正。如《伤寒论》15 条曰："太阳病，下之后，其气上冲者，可与桂枝汤，方用前法；若不上冲者，不得与之。"是表证为外邪侵袭，正气抗邪于表，病势向上向外，则治宜顺其病势，汗而发之。又如《金匮要略·水气病脉证并治》第 18 条论述水气病治法，"诸有水者，腰以下肿，当利小便；腰以上肿，当发汗乃愈"。腰以下肿，水气在里在下，故用利小便法"引而竭之"；腰以上肿，水气在表在上，故用发汗法"因而越之"。再如《金匮要略·腹满寒疝宿食病脉证治》第 21 ～ 24 条对

"宿食在上脘"，有愠愠欲吐之势者，主张治疗"当吐之"，用瓜蒂散；宿食在下脘者当下之，故用大承气汤。另如《伤寒论》66条中厚朴生姜半夏甘草人参汤的降气消胀、大承气汤的泻下燥实等，有"中满者泻之于内"之意，均是因势利导之法的具体体现。

五、审因论治

（一）理论阐微

张仲景在《金匮要略·脏腑经络先后病脉证》第17条指出，"夫诸病在脏欲攻之，当随其所得而攻之"，无形之邪与体内有形之邪相互搏结，以致病情痼结难除，正如尤在泾《金匮要略心典》所说："无形之邪入结于脏，必有所据，水血痰食，皆邪薮也"。故针对疾病两种或两种以上病邪相互搏结，病机复杂，缠绵难愈者，应辨明疾病病机所在，分别各种病邪性质，有针对性地攻逐其有形之邪，使无形之邪失其依附，则病易痊愈。如水与热结，则利水清热；热与血结，则祛瘀除热；热与食结，则通腑泄热；水与血结，则化瘀利水等。"余皆仿此"，即为审因论治原则

（二）运用指导

《金匮要略·脏腑经络先后病脉证》第17条所举例之若渴而小便不利，审其因若是水热互结而伤阴者，则当用猪苓汤利其水，水去热孤而易除，阴液自复，渴亦随之而解，此为无形邪热与有形水邪相互搏结而设。此外，尚有血、痰饮、宿食与无形之邪相结。如《金匮要略·妇人杂病脉证并治》第3条所论热入血室重证，妇人感受外邪，而经水适来，外邪乘虚而入血室，邪热与经血互结，以致胸胁满、谵语，故刺期门祛瘀以除邪热。又如《金匮要略·痰饮咳嗽病脉证并治》第29条论述痰饮与邪热互阻成实，而见腹满、口舌干燥，以己椒苈黄丸前后分消其饮邪，则邪热势孤，亦随之而除。又如《金匮要略·妇人产后病脉证治》第3条所论，郁冒病服小柴胡汤后，未尽之邪热与食积相搏，转为"胃实"，当用大承气汤荡涤胃肠食积，食积得下，邪热自除。

第二节　主要治法

治法是治疗疾病的方法，是在一定治则指导下制定的针对疾病与证候的具体治疗大法、治疗方法和治疗措施。治法较为具体，相对灵活，具有多样性。

一、内治法

早在《内经》中就记载有许多治法及其理论依据。治法中的治疗大法是针对一类相同病机的证而确立的，如汗、吐、下、和、温、清、消、补等"八法"，属于基本治法，具有治则性及指导性。张仲景全面系统地运用"八法"，进行广泛详实的论述，有效指导了后世理论及临床实践。

（一）汗法

汗法是通过开泄腠理、调畅营卫、宣发肺气等方法，使邪气随汗而解的一类治法。《素问·阴阳应象大论》曰："其在皮者，汗而发之。"为汗法的临床使用奠定了理论基础。汗法在《伤寒论》《金匮要略》中居于八法之首位，运用十分广泛。对汗法的运用，仲景强调以微微汗出为宜，不可令大汗淋漓，否则会引起耗气伤津的不良反应。

1. 发汗解表　此法适用于《伤寒论·辨太阳病脉证并治》病邪在表的太阳表证，如麻黄汤证，其症可见头痛发热、身疼腰痛、关节疼痛、恶寒无汗而喘、脉浮而紧等（原文 35 ～ 37、46、51 ～ 52 条）。此为风寒束表，卫阳被遏，营阴郁滞，肺气失宣所致。法用发汗解表、宣肺平喘，使风寒之邪从汗而解。以麻黄汤、桂枝汤为代表方剂。

2. 升津发汗　此法用于治疗津液不足，复加外感之邪，阻滞经脉，津液不得输布，致筋脉拘急。发汗具有祛邪通络、升提津液、濡养筋脉的作用，汗后营卫流畅，则筋脉得养。如《伤寒论》31 条曰："太阳病，项背强几几，无汗恶风，葛根汤主之。"此为风寒束表，经输不利而致，治当升津发汗，葛根汤主之。在《金匮要略》中仲景对于柔痉及欲作刚痉者亦采用发汗的方法进行治疗。《金匮要略·痉湿暍病脉证》第 11 条曰："太阳病，其证备，身体强，几几然，脉反沉迟，此为痉，栝楼桂枝汤主之。"风寒外束，营卫失和，故而调和营卫，生津止痉。

3. 发汗蠲饮　风寒外袭，水饮内停，肺失宣降所致的咳喘证，治疗当发汗蠲饮，宣肺平喘，使外邪与内饮从汗而解。如《伤寒论·辨太阳病脉证并治》小青龙汤证（第 40、41 条），其症状可见发热恶寒、无汗干呕、咳而微喘、脉浮紧等，为外寒内饮证，治用小青龙汤外散风寒，内蠲水饮。又如《金匮要略·肺痿肺痈咳嗽上气病脉证治》第 13 条曰："咳而上气，此为肺胀。其人喘，目如脱状，脉浮大者，越婢加半夏汤主之。"外感风热与内在水饮合邪上逆，治疗用麻黄与石膏相配伍，发汗平喘，辛凉清解；生姜、半夏散饮降逆；甘草、大枣安中以固根本。

4. 微发汗法　此法是仲景依病而制的一种发汗轻剂，如桂枝二麻黄一汤证，见《伤寒论》25 条曰："服桂枝汤，大汗出，脉洪大者，与桂枝汤，如前法。若形似疟，一日再发者，汗出必解，宜桂枝二麻黄一汤。"此为外感后经用桂枝汤解表发汗而邪未尽去，微邪余寇郁于肌表，表现为发热恶寒一日再发，病形如疟的外感轻证，没有热郁于内的征象。由于本病已经出过大汗，正气已有被伤之象而邪气也见衰微之，故不可发汗过重，因此仲景另制发汗轻剂桂枝二麻黄一汤，微发其汗。在治疗湿病时，仲景强调微汗的原则，使阳气周流全身，缓缓蒸发，营卫畅通，则风邪、湿邪俱可随汗而出。如《金匮要略·痉湿暍病脉证》第 18 条曰："风湿相搏，一身尽疼痛，法当汗出而解，值天阴雨不止，医云此可发汗。汗之病不愈者，何也？盖发其汗，汗大出者，但风气去，湿气在，是故不愈也。若治风湿者，发其汗，但微微似欲出汗者，风湿俱去也。"

5. 温阳发汗　此法适用于少阴阳虚外感证，症见恶寒重发热轻，四肢不温，头痛无汗，脉沉等（《伤寒论》301、302 条）。此外阳气不足，复感风寒，本虚标实，治疗时不可采用寻常发汗法，否则阳随汗脱，后果不堪设想。故法当温阳发汗，宜麻黄细辛附子汤或麻黄附子甘草汤。

（二）下法

《素问·至真要大论》中的"留者攻之"、《素问·阴阳应象大论》中的"其实者，散而泻之""中满者泻之于内"均为下法的立论依据。下法可以通腑，腑中积滞去，则腑气和降。脏腑互为表里，《素问·通评虚实论》曰："五脏不平，六腑闭塞之所生也。"通六腑还可以安五脏。下法作为中医八法之一，具有应用广泛、见效相对迅速的特点及优势。张仲景运用《内经》的理论思想，把泻下理论与临床实践融为一体，创立了诸多行之有效的治法与方剂。

凡燥屎内结、冷积不化、瘀血内停、结痰停饮等正盛邪实之症，均可用攻下法。但因病性有寒热，正气有虚实，病邪有兼夹，故下法之中又有寒下、温下、润下等的不同，需辨证而治。下法的分类和运用如下：

1. 苦寒泻下　对于里热蕴结成实，壅滞气机而出现的腹满、大便不通之证，仲景使用苦寒攻下之法，使邪热从大便而出，适用于燥屎内结，腑气不通的阳明腑实证。由于燥实内结的性质、程度不同，其代表方剂也不同。例如大承气汤证（《伤寒论》212、215、220、238 等条），症见潮热谵语，大便秘结或热结旁流，腹胀满硬痛或绕脐痛拒按，手足濈然汗出等，治宜用大承气汤攻下实热，峻下燥实。若阳明腑实初结，燥热内盛，腑气不通不甚者，其症见蒸蒸发热，口渴心烦，腹胀满，大便不通等（《伤寒论》207、248、249 条）。治宜调胃承气汤泄热和胃，润燥软坚。若阳明腑实证又见阴液将竭之"目中不了了，睛不和"等，治以大承气汤釜底抽薪，急下存阴。《金匮要略》中，此法适用于实热积滞内停导致的腹满、腹痛之证。譬如《金匮要略·黄疸病脉证并治》第 19 条："黄疸腹满，小便不利而赤，自汗出，此为表和里实，当下之，宜大黄硝石汤。"此为热盛里实之黄疸，当用下法攻泄实热。又如《金匮要略·腹满寒疝宿食病脉证治》第 13 条："腹满不减，减不足言，当须下之。"此为腹满积胀俱重，燥屎内结，腑气闭塞，用大承气汤攻下热积，急下存阴。第 22、23 条，宿食在下，壅塞化热而脉滑数，大便燥结，甚有热结旁流而下利不爽，治宜大承气荡涤攻下。

2. 温下寒实　对于寒实积滞内停导致的腹满、腹痛之证，仲景分别采用温下之法，通腑导滞，使积滞从大便而出。《伤寒论·辨太阳病脉证并治》中，仲景运用温下寒实法治疗水寒互结的寒实结胸证。如 141 条曰："寒实结胸，无热证者，与三物小陷胸汤。白散亦可服。"症见胸胁或心下硬满而痛、大便不通，但无发热、烦渴、苔黄燥等热证。治宜温寒逐水，涤痰破结。再如《金匮要略·腹满寒疝宿食病脉证治》第 15 条曰："其脉紧弦，此寒也，以温药下之，宜大黄附子汤。"此为寒实积滞之腹满痛，治当温通大便而泻内结寒实。

3. 攻下逐饮　对于水饮内盛，阻滞气机，正气未衰之证，仲景使用攻下逐饮之法，使饮邪从大小便而出。譬如《伤寒论》152 条曰："其人漐漐汗出，发作有时，头痛，心下痞硬满，引胁下痛，干呕短气，汗出不恶寒者，此表解里未和也，十枣汤主之。"此为饮停胸胁，胸阳不宣，气机壅滞。治宜攻逐水饮，方用十枣汤。方中芫花、甘遂、大载三味药都有峻下逐水之性，三药合用，其力尤猛。故用大枣煎汤和服，以固护胃气，并缓和诸药的烈性，使邪去而正不伤。又如《金匮要略·痰饮咳嗽病脉证并治》第29条曰："腹满，口舌干燥，此肠间有水气，己椒苈黄丸主之。"肠间饮聚成实之痰饮，治用己椒苈黄丸导邪下行，分消水饮。

4. 攻逐瘀血 《伤寒论》中运用此法治疗瘀热互结的蓄血证。症见少腹急结或硬满疼痛，如狂、发狂、小便自利（《伤寒论》106、124～126条）；或症见喜忘，屎虽硬，大便反易，其色必黑（《伤寒论》237条）。轻者治宜活血化瘀、通下里热，方用桃核承气汤；重者治宜破血逐瘀、攻下里热，方用抵当汤（丸）。《金匮要略》治疗产后干血着脐下、小腹疼痛拒按，用下瘀血汤攻下瘀血；兼有阳明热盛里实者，用大承气汤攻下瘀血；瘀血经闭，用抵当汤通经活血。

5. 缓下润燥 胃热肠燥津亏所致的大便干结不通之症，不应使用峻下之法，当使用润燥缓下之法。譬如蜜煎导法和麻子仁丸证。《伤寒论》247条曰："趺阳脉浮而涩，浮则胃气强，涩则小便数，浮涩相搏，大便则硬，其脾为约，麻子仁丸主之。"胃热气盛，脾阴不足，脾被胃所制约，治以麻子仁丸抑胃扶脾，润下通便。《金匮要略·五脏风寒积聚病脉证并治》亦用麻子仁丸润下通便。

（三）吐法

呕吐是人体对有害物质进入胃肠道时的一种保护性反射。古代医学家认识到人体排异本能可以很快地消除病因，因此有意识地将催吐药物用来治疗某些疾病。《素问·阴阳应象大论》曰："其高者，因而越之。"理论上指明了吐法的适应部位和作用方式。仲景对吐法的应用遵循"因势利导"原则，对胸膈胃脘之痰涎、宿食、毒物等有形实邪，通过吐法使之排出体外，达到治病目的而免伤或少伤正气。《伤寒论·辨可吐》强调吐法应中病即止。《伤寒论》166条下瓜蒂散方曰："诸亡血、虚家，不可与瓜蒂散。"指出虚人当禁用吐法，因吐法易伤津耗气，损伤正气，故虚证者禁用。

1. 涌吐痰涎 《伤寒论》166条曰："病如桂枝证，头不痛，项不强，寸脉微浮，胸中痞硬，气上冲咽喉，不得息者，此为胸有寒也。当吐之，宜瓜蒂散。"痰结于胸中，影响营卫的正常运行，出现发热、汗出、恶风等类似桂枝汤证，治以因势利导，涌吐痰食，通畅阳气。风痰流注于经络出现的指臂肿胀、颤动，甚至牵引身体局部肌肉掣动之证，仲景用涌吐的方法把风痰吐出。具体见《金匮要略·趺蹶手指臂肿转筋阴狐疝蛔虫病脉证治》第2条："此人身体瞤瞤者，藜芦甘草汤主之。"目前对于痰阻经络出现的手臂肿痛、抽动之症，往往用导痰汤或《指迷》茯苓丸等治疗。

2. 涌吐宿食 此法适用于宿食内停者，患者往往具有胸闷、泛恶欲吐之症，可以用吐法因势利导，使宿食排出。譬如《金匮要略·腹满寒疝宿食病脉证治》第24条："宿食在上脘，当吐之，宜瓜蒂散。"吐法适用于宿食停留于上脘之证，如果宿食在中脘及下脘，则不能用吐法进行治疗。

（四）温法

温法是运用温热性药物，以消除患者体内沉寒痼冷，或温养以补益人体阳气。《素问·至真要大论》曰："寒淫于内，治以甘热，佐以苦辛，以咸泻之，以辛润之，以苦坚之。"《素问·阴阳应象大论》中"形不足者，温之以气"为温法的临床运用奠定了理论基础。仲景对于温法的运用极为广泛。

1. 温补脾胃　凡中阳虚弱，运化功能失常所引起的病证，皆可运用温补脾胃的方法进行治疗。《伤寒论》273、277 条中，此法适用于太阴病脾阳虚下利证，症见腹满而痛、食不下、时腹自痛、自利益甚、口不渴等，方用理中汤温中健脾。同属此法者尚有《伤寒论》100 条"伤寒，阳脉涩，阴脉弦，法当腹中急痛，先与小建中汤"，以治疗中焦虚寒，土虚木乘之腹中急痛。《金匮要略·血痹虚劳病脉证并治》第 14 条曰："虚劳里急，诸不足，黄芪建中汤主之。"对于虚劳里急偏于脾胃气虚者，治以黄芪建中汤补中缓急。《金匮要略·腹满寒疝宿食病脉证治》第 3 条曰："腹满时减，复如故，此为寒，当与温药。"对于中阳不足之虚寒腹满，治疗当用温药温补脾胃之阳气。

2. 温散寒湿　寒与湿，同为阴邪。寒性收引，湿邪重浊。若寒湿停留于肾之外府，引起腰部冷痛之肾着病，其症如《金匮要略·五脏风寒积聚病脉证并治》第 16 条"其人身体重，腰中冷，如坐水中"，治以甘姜苓术汤温散寒湿。若寒湿凝聚于骨节而致身痛、骨节疼痛，其症如《伤寒论》304、305 条所述之口中和、背恶寒、身疼痛、手足寒、骨节痛、脉沉，方用附子汤温阳散寒除湿。

3. 温化水饮　脾胃阳虚，不能运化水液，则水饮内停。《伤寒论》67 条之脾虚水停证，其症见心下逆满、气上冲胸、起则头眩、脉沉紧，治以苓桂术甘汤温中健脾，利水化饮。《金匮要略·痰饮咳嗽病脉证并治》第 15 条曰："病痰饮者，当以温药和之。"可知痰饮病的治疗原则是"温药和之"。"温药"有振奋阳气、开发腠理、通行水道之功效。

4. 温经散寒　此法适用于寒凝经脉证。如《伤寒论》351 条曰："手足厥寒，脉细欲绝者，当归四逆汤主之。"素体血虚，复感寒邪，凝滞经脉，故见手足厥寒、脉细欲绝，治当温经散寒，养血通脉。《金匮要略·中风历节病脉证并治》第 10 条曰："病历节不可屈伸，疼痛，乌头汤主之。"寒湿留滞筋骨关节，痹阻经脉，气血运行不畅，关节疼痛剧烈而不能屈伸，治当温经散寒、宣痹止痛之乌头汤。

5. 温胃降逆　脾以升为健，胃以降为和，脾胃阳虚，运化无力，水湿、浊阴上泛而出现头昏目眩、心悸、呕吐等，仲景使用温胃降逆法进行治疗。譬如《伤寒论》243 条之"食谷欲呕"、378 条之"干呕吐涎沫，头痛"，《金匮要略·呕吐哕下利病脉证治》第 8 条之"呕而胸满者"，治以吴茱萸汤温胃暖肝，降逆止呕。《金匮要略·呕吐哕下利病脉证治》第 12 条寒饮呕吐，治以小半夏汤散寒化饮，和胃降逆止呕；第 16 条胃反呕吐，中焦虚寒，脾失健运，大便燥结，用大半夏汤补虚降逆，和胃润燥。

6. 温阳固摄　《素问·生气通天论》曰："凡阴阳之要，阳密乃固。"阳虚则不能固密，因而出现的遗精、吐血、便血、滑脱之变，皆可使用温阳固摄的方法进行治疗。

（1）固脱　《伤寒论》306、307 条，少阴虚寒下利便脓血证，其症见下利不止、便脓血、小便不利、腹痛等，《金匮要略·呕吐哕下利病脉证治》第 42 条下利脓血属虚寒者，均治以桃花汤温中涩肠以固脱。

（2）固表　《伤寒论》20 条曰："太阳病，发汗，遂漏不止，其人恶风，小便难，四肢微急，难以屈伸者，桂枝加附子汤主之。"由于太阳病过汗，导致阳虚漏汗而表证未解，方用桂枝加附子汤温阳固表敛汗，调和营卫解表。

（3）摄精　《金匮要略·血痹虚劳病脉证并治》第 8 条虚劳失精之天雄散方，用于男子阳虚失精，治当温阳摄精。

（4）摄血　《金匮要略·惊悸吐衄下血胸满瘀血病脉证治》第 14 条虚寒吐血，证属中焦虚寒，血不归经，用柏叶汤温中止血；第 15 条曰："下血，先便后血，此远血也，黄土汤主之。"中焦脾气虚寒，统摄无权，治宜温脾摄血。

7. 温阳解表　《伤寒论》中，凡里阳虚兼表证未解者，治以温阳解表法。如《伤寒论》163 条之"协热下利"，其病为脾气虚寒，表证未解。故治以桂枝加人参汤温中解表。《伤寒论》301 条曰："少阴病，始得之，反发热，脉沉者，麻黄细辛附子汤主之。"少阴阳虚，复感外寒，而致太少两感，表里同病，治以麻黄细辛附子汤温经发汗，表里同治。

8. 回阳救逆　阳衰阴盛甚至阴盛格阳或戴阳于上者，仲景治以回阳救逆法。如《伤寒论》91、92、353、354 等条所述，其症见精神萎靡、恶寒蜷卧、四肢厥逆、下利清谷、小便清长、脉沉微等，治宜回阳救急之四逆汤。若见格阳证，法用回阳破阴，宣通内外，宜通脉四逆汤，甚则通脉四逆加猪胆汤。若见戴阳证，宜用白通汤甚者以白通加猪胆汤破阴回阳，宣通上下。

（五）清法

清法是运用寒凉药物清热泻火，以清除里热之邪的一种治疗方法。《素问·至真要大论》"热者寒之""温者清之""治热以寒"是清法的理论依据。凡热病表证已解，里热炽盛而尚未结实的情况下都可采用。

1. 清热生津　此法主要治疗暑热伤津耗气及肺胃热盛伤津之证。《伤寒论·阳明病》阳明热盛证，如 168、169、170、222 条，均治以白虎加人参汤清热益气，生津止渴，方中石膏、知母清肺胃之热，粳米、甘草益胃和中，人参益气生津。若热病愈后，津气两伤，治以清热生津，益气养阴。如《伤寒论》397 条曰："伤寒解后，虚羸少气，气逆欲吐，竹叶石膏汤主之。"又如《金匮要略》之肺胃热盛，气津两伤之消渴，见《金匮要略·消渴小便利淋病脉证并治》第 12 条之"渴欲饮水，口干舌燥者"。

2. 清热除烦　此法主要治疗邪热郁于胸膈之烦躁证。如《伤寒论》76 条"发汗吐下后，虚烦不得眠，若剧者，必反覆颠倒，心中懊侬"，《金匮要略·呕吐哕下利病脉证治》第 44 条之下利后虚烦，均治以栀子豉汤泄热透邪，解郁除烦。又如《金匮要略·黄疸病脉证并治》第 15 条"酒黄疸，心中懊侬，或热痛"，湿热积于中焦，上蒸于心，治以栀子大黄汤泄热清心除烦。

3. 清热退黄　此法主要治疗湿热内蕴所导致的阳黄证。如《伤寒论》260 条曰："伤寒八九日，身黄如橘子色，小便不利，腹微满者，茵陈蒿汤主之。"《金匮要略·黄疸病脉证并治》第 13 条曰："谷疸之为病，寒热不食，食即头眩，心胸不安，久久发黄，为谷疸，茵陈蒿汤主之。"湿热蕴积之黄疸，治当清热利湿退黄，方用茵陈蒿汤，方中茵陈蒿清热利湿退黄；栀子清热除烦，泄三焦湿热而退黄；大黄泄热逐瘀，通利大便。

4. 清热止利　此法适用于热利证。其代表方剂有白头翁汤、葛根芩连汤等。白头翁汤可治疗厥阴热利证。如《伤寒论》371、373 条，其症见热利下重、渴欲饮水，甚至下利脓血。又可治疗湿热胶结于肠，腐灼肠道血络，恶臭之物欲出不畅者，如《金匮要略·呕吐哕下利病脉证治》第 43 条曰："热利下重者，白头翁汤主之。"白头翁汤功能清热燥湿，凉血止利。方中白头翁清热凉血；秦皮泄热涩肠；黄连、黄柏清热燥湿，坚阴厚肠以止利。葛根芩连汤可治疗里热夹表邪之下利证，如《伤寒论》34 条曰："太阳病，桂枝证，医反下之，利遂不止，脉促者，表未解也；喘而汗出者，宜葛根黄芩黄连汤主之。"太阳病误下后，既有表证未解，又有里热下利，治用葛根芩连汤清热止利，表里双解。

5. 清热化痰　此法适用于痰热互结的小结胸证。《伤寒论》138 条曰："小结胸病，正在心下，按之则痛，脉浮滑者，小陷胸汤主之。"此因伤寒误下，邪热内陷，热与痰结而成小结胸证。治以清热化痰开结。

6. 泄热逐水　此法用于治疗水热互结的大结胸证。症见心下痛，按之石硬，脉沉紧，甚则从心下至少腹硬满而痛不可近，舌上燥渴，日晡小有潮热等（见《伤寒论》134、137 条）。此为邪热内陷与痰水相结，邪深热重，病势急重，法用大陷胸汤泄热逐水破结。

7. 泄热消痞　此法主要治疗热痞证。《伤寒论》154 条曰："心下痞，按之濡，其脉关上浮者，大黄黄连泻心汤主之。"此为太阳病误下，邪热内陷，聚于心下部分之热痞证。法用泄热消痞之大黄黄连泻心汤。本方服法，采用麻沸汤渍之，须臾绞汁，取其轻扬清淡之用，以清宣心下胃脘无形邪热。

（六）补法

补法是补益人体气血阴阳之不足，或某一脏之虚损，治疗各种虚证的方法。《素问·至真要大论》中"劳者温之""损者温之"，《素问·阴阳应象大论》中"精不足者，补之以味"为补法奠定了理论基础。

1. 补气法　此法适用于气虚证的治疗。《伤寒论》112 方中用人参的方剂有 22 方，且仲景补气多合用桂枝汤类方，以调和脾胃，补益中气。如小建中汤、桂枝新加汤等。又如《金匮要略·痉湿暍病脉证治》之风湿、风水表气虚者，均以防己黄芪汤主之。表虚卫气不固而水湿为患，治宜益气以除湿。对于脾胃气虚之证，仲景常用人参、白术、炙甘草等药补益中气。

2. 补血法　此法适用于血虚证的治疗，仲景常用当归、芍药等药。如《伤寒论》351 条所述之血虚寒厥证，治以当归四逆汤养血散寒。《金匮要略·腹满寒疝宿食病脉证治》第18条"寒疝腹中痛，及胁痛里急者"即血虚内寒之寒疝，以及《金匮要略·妇人产后病脉证治》第4条血虚里寒之产后腹痛，均用当归生姜羊肉汤养血散寒。

3. 补阴法 此法适用于阴液不足、阴虚内热之证。如《伤寒论》303条用黄连阿胶汤滋阴清热，交通心肾；第29条用芍药甘草汤养阴柔肝，用治阴虚筋脉失养之拘急证。《金匮要略·百合狐惑阴阳毒病脉证治》心肺阴虚内热之百合病，用百合地黄汤滋养心肺之阴而清虚热。方中百合养心润肺；生地黄汁益心阴清虚热；泉水下热气，利小便。《金匮要略·肺痿肺痈咳嗽上气病脉证并治》之虚热肺痿，治用麦门冬汤养阴以润肺胃，方中重用麦冬甘寒润养肺胃。

4. 补阳法 此法适用于阳虚证的证治。阳虚有心阳虚、脾阳虚、肾阳虚、表阳虚等，故治法小异。《伤寒论》64条之心阳虚治以温补心阳，以桂枝甘草汤为代表。桂枝入心阳，甘草补益中气、温补心阳，适用于心阳虚之心下悸者。《伤寒论》112条之心阳被伤，神气浮越，治用桂枝去芍药加蜀漆牡蛎龙骨救逆汤补益心阳，镇惊心神。《伤寒论》396条之脾阳虚者治以温补脾阳，代表方剂为理中汤。方中以人参、甘草补脾益气；干姜、白术温中散寒，健脾燥湿；和之共温补脾胃、壮中焦阳气之功。《伤寒论》323条之肾阳虚、阴寒内盛诸证，治以四逆汤回阳救逆。《金匮要略·痉湿暍病脉证治》第23条指出，若风湿兼表阳虚，风寒湿三气杂至而表阳不足，祛邪无力，治用桂枝附子汤助阳解表以散风湿。风湿表里阳虚，表阳虚卫外不固，温煦失职，里阳虚失于纳气，无力化湿；治以甘草附子汤温阳补中，祛风化湿。

（七）消法

《医学心悟》曰："消者，去其壅也。"消法是通过消导散结，使聚积之邪譬如瘀血、痈脓、痰湿、水饮等逐渐消散。

1. 消除瘀血 此法适用于瘀血内停证。《伤寒论》106、124、126条中桃核承气汤、抵当汤（丸）皆属此法。症见少腹急结或硬满疼痛、如狂、发狂、小便自利。《伤寒论》237条或症见喜忘，屎虽硬，大便反易，其色必黑；治以活血化瘀。对于有虚实夹杂而以血瘀为主者，仲景治以大黄䗪虫丸缓消瘀血。如《金匮要略·血痹虚劳病脉证并治》第18条云："五劳虚极羸瘦……内有干血，肌肤甲错，两目黯黑。缓中补虚，大黄䗪虫丸主之。"瘀血不去，新血不生，以祛瘀为主，祛瘀即是扶正。

2. 消痈排脓 内痈多由热毒、湿热内聚，气血瘀滞所致。《金匮要略·疮痈肠痈浸淫病脉证并治》第4条曰："脉洪数者，脓已成，不可下也。大黄牡丹汤主之。"热毒内壅，营血瘀结于肠中，用大黄牡丹汤荡热逐瘀，排脓消痈。若肠痈脓已成，内结于肠，血滞于里，用薏苡附子败酱散排脓解毒，散结消肿。

3. 消痰开郁 此法适用于痰气郁结证。《金匮要略·妇人杂病脉证并治》第5条曰："妇人咽中如有炙脔，半夏厚朴汤主之。"情志不畅，气机郁滞，津液不布，聚而为痰，痰凝气滞，上逆咽喉而成梅核气；治宜消痰理气开郁，方用半夏厚朴汤。

4. 利小便 此法属于消法范畴，其作用是通过温阳化气、通利小便法，使水饮、水湿从小便排除的一种治法。主要包括：①温阳利水法，如《金匮要略》之痰饮病、《伤寒论》少阴阳虚之真武汤证等；②化气利水法，如《伤寒论》之太阳蓄水证；③清热滋阴利水法，如《伤寒论》阴虚水热互结证等。

（八）和法

和法不同于汗、吐、下、清诸法之直接攻邪以取速效，或补法有明显的虚弱征象可循，是通过和解、调和等方式使处于病理状态的机体恢复协调，从而达到治愈疾病的目的。

1. 和解少阳 《医学心悟》言："伤寒在表者可汗，在里者可下，其在半表半里者，唯有和之一法焉，用柴胡汤是已。"和解少阳法主要用于治疗少阳郁热证。如《伤寒论》96 条曰："往来寒热，胸胁苦满，嘿嘿不欲饮食，心烦喜呕……小柴胡汤主之。"《金匮要略·呕吐哕下利病脉证治》第 15 条曰："呕而发热者，小柴胡汤主之。"热郁少阳，位于半表半里，既不宜发汗，又不宜吐下，唯有和解一法最为恰当。故张仲景创制了专治少阳病的小柴胡汤，以祛邪为主，兼顾正气，和解少阳，调达枢机。

2. 调和肠胃 此法适用于脾胃不和，升降失常，寒热错杂，互结中焦之痞证。《伤寒论》中有半夏泻心汤、生姜泻心汤、甘草泻心汤用于治疗痞证。三方中均有半夏、干姜、黄芩、黄连，寒热平调、辛开苦降、寒热互用以和其阴阳，调其气机。《金匮要略·呕吐哕下利病脉证治》第 10 条曰："呕而肠鸣，心下痞者，半夏泻心汤主之。"寒热互结于中焦，上逆见呕吐，中阻见痞满，下滞见肠鸣。治以辛开苦降之半夏泻心汤，调和肠胃、协调寒热，使气机升降有序。

3. 调和肝脾 《金匮要略·脏腑经络先后病脉证》第 1 条曰："夫治未病者，见肝之病，知肝传脾，当先实脾……余脏准此。"肝疏泄功能正常，是脾胃正常升降的一个重要条件。肝之虚实均可影响脾胃功能，所以应治以调和肝脾之法。《伤寒论》318 条曰："少阴病，四逆，其人或咳，或悸，或小便不利，或腹中痛，或泄利下重者，四逆散主之。"肝脾不和，阳气内郁，故见腹中痛、泄利下重、手足不温等症。治以四逆散疏肝理脾，透达郁阳。肝脾得调，气血通畅，郁阳得伸，则四逆自愈。

4. 和而补之 和法意在调和气血阴阳，勿使其偏胜偏衰。和调阴阳，是谓和而补之。譬如《金匮要略·血痹虚劳病脉证并治》第 13 条；"虚劳里急，悸，衄，腹中痛，梦失精，四肢酸疼，手足烦热，咽干口燥，小建中汤主之。"证属阴阳两虚，寒热错杂；治疗以小建中汤甘温建中，调和阴阳。

二、外治法

《伤寒论》及《金匮要略》中不仅有精湛的内治法及其方药，而且记载了非常丰富的中医外治法。

（一）外敷法

外敷法是指将药物直接涂抹或贴敷于患处以治疗疾病的方法。《伤寒论》38 条用"温粉粉之"治疗因服用大青龙汤后汗出过多，提出了汗后护理的外治法。

《金匮要略·疮痈肠痈浸淫病脉证并治》第 6 条曰："病金疮，王不留行散主之……小疮即粉之，大疮但服之。产后亦可服。"其中"小疮"指损伤不大，外敷可也。第 8 条曰："浸淫疮，黄连粉主之。"黄连磨粉，撒于创面，以解湿热火毒。

（二）熏洗法

通过燃烧或煎煮药物，或熏或洗，作用于局部或全身肌肤，以达到治疗的方法称为熏洗法。《伤寒论》48 条认为，在"太阳病证不罢者"既不可用下法，又不宜峻剂发汗的情况下，当采用熏法以取其汗。仲景寓意借助药熏，畅达气血，得汗而愈。《金匮要略·百合狐惑阴阳毒病脉证治》第 12 条曰："蚀于肛者，雄黄熏之。"湿热蕴结，蚀于下部，发为狐惑病。用雄黄烟熏病变局部可解毒化湿、杀虫疗疮，同时避免了口服雄黄中毒之弊。此外，仲景还提出对妇人下焦湿热而致"阴中蚀疮烂者"，选用狼牙汤煎水洗涤阴中，旨在清热燥湿，杀虫止痒。

（三）纳导法

纳导法是通过将药物放入人体某个腔道而达到治疗目的的一种方法，包括通过鼻窍、耳窍、舌下、阴道、肛门给药五种。如《伤寒论》233 条曰："阳明病，自汗出，若发汗，小便自利者，此为津液内竭，虽硬不可攻下，当须自欲大便，宜蜜煎导而通之。若吐瓜根及大猪胆汁，皆可为导。"用蜜煎做成坐药，插入肛门以润燥导便通下，亦可用土瓜根或大猪胆汁灌谷道，达到宣气清热、导下通便的功效。又如《金匮要略》中有通过阴道给药治疗妇科疾病的记载，使药力直达病所。如《金匮要略·妇人杂病脉证并治》治疗湿热带下之矾石丸，其曰："矾石三分，杏仁一分……炼蜜和丸枣核大，内脏中，剧者再内之。"

（四）药摩法

药摩法是将药物或其制剂涂抹在患处，用手来回按摩治疗疾病的方法。仲景在《金匮要略·中风历节病脉证并治》中载头风摩散方曰："大附子一枚（炮），盐等分，上二味为散，沐了，以方寸匕，已摩疾上，令药力行。"头风，病位在头部经络，运用药摩法可以疏通经络，促进气血运行和药物吸收。方中附子大辛大热，通行于人体十二经脉，可温通经脉，散寒止痛；盐味咸微辛，走血分而去皮肤风毒。

（五）针灸法

张仲景重视经络腧穴理论，发展了刺灸法治疗疾病的学术内涵。

1. 未病先防　《伤寒论》8 条曰："太阳病，头痛至七日以上自愈者，以行其经尽故也。若欲作再经者，针足阳明，使经不传则愈。"太阳病经过七天以上，以头痛为代表的脉证仍不缓解，很可能内传阳明而成为太阳、阳明并病，可刺阳明经穴，使经气流通，肌体抵抗能力增强，预防邪气内传。《金匮要略·脏腑经络先后病脉证》第 2 条言："……适中经络，未流传脏腑，即医治之；四肢才觉重滞，即导引、吐纳、针灸、膏摩，勿令九窍闭塞。"病邪入中经络，则应该在其未传变至脏腑之前，及早医治。

2. 辨证施术 《伤寒论》中，仲景治疗阳证多用针刺法，以泄邪热；而三阴病则多用灸法，因三阴经病证多虚多寒，治宜灸法，温阳扶正，不宜针刺，以免耗损正气。如《伤寒论》304 条，"背恶寒"提示少阴阳虚之证，背为阳之府，先以艾灸急救阳气，防止病情进一步发展；325 条为少阴病下利，阳气下陷，升举无力，当灸百会以升阳举陷。又如《金匮要略·妇人杂病脉证并治》第 1 条曰："久则羸瘦，脉虚多寒。三十六病，千变万端；审脉阴阳，虚实紧弦；行其针药，治危得安；其虽同病，脉各异源；子当辨记，勿谓不然。"说明妇人杂病错综复杂，临床需要四诊合参，辨析阴阳虚实、寒热表里，根据患者的病情辨证，选择针灸或汤药的疗法，使患者转危为安。

3. 疏经调气 《灵枢·九针十二原》言："余欲勿使被毒药，无用砭石，欲以微针通其经脉，调其血气，营其逆顺出入之会。"针灸施术于外，调治于内，有疏通经脉、调和气血的作用。如《伤寒论》143 条曰："妇人中风，发热恶寒，经水适来，得之七八日，热除而脉迟，身凉，胸胁下满，如结胸状，谵语者，此为热入血室也，当刺期门，随其实而取之。"热入血室，邪热与血分互结，仲景采用针刺期门之法，随其实而泻之，以疏利肝胆之气并清泄血室之邪，使经气调和、阴阳平衡、正胜邪却，其病愈。又如《金匮要略·血痹虚劳病脉证并治》第 1 条言："……但以脉自微涩，在寸口、关上小紧，宜针引阳气，令脉和，紧去则愈。"说明血痹之病情轻证，在治疗上只需运用针刺法，从阴引阳，使人体阳气畅达，则寒散痹除。

4. 艾灸回阳 《伤寒论》343 条"脉微，手足厥冷，烦躁"、349 条"手足厥逆"都是阳气衰微，不达四末所致手足逆冷，灸之以回阳复脉，散寒止厥逆。又如《金匮要略·杂疗方》言："救卒死而四肢不收失便者方……灸心下一寸、脐上三寸、脐下四寸，各一百壮，差。"治疗脱证宜用灸法温通阳气，回阳固脱，故选用任脉之鸠尾、建里、中极以温通上、中、下三焦之气机。

5. 灸药并用 针药并用、灸药并用是仲景治疗方法的一大特色。《伤寒论》太阳病篇有针刺风池、风府与桂枝汤同用，灸法与桂枝加桂汤同用；阳明病篇有针刺与小柴胡汤同用；少阴病篇有灸法与附子汤同用等。《金匮要略》中也有灸药并用的记载，如《金匮要略·腹满寒疝宿食病脉证治》第 19 条曰："寒疝腹中痛，逆冷，手足不仁，若身疼痛，灸刺诸药不能治，抵当乌头桂枝汤主之。"寒疝者出现手足逆冷，多为阳气大衰，不能达于四末。身体疼痛为寒邪在表，营卫不和之故。在表里兼病、内外皆寒的情况下，非单纯运用针刺、艾灸等法以解表或温阳所能奏效，故用乌头桂枝汤解表里之寒邪。仲景十分清楚针刺和艾灸的效应程度，当针灸效用不足以祛邪时，则用专药攻之，以解病痛。

6. 判断预后 观察针灸的治疗效果，也是仲景判断疾病预后的一项重要依据。如《伤寒论》362 条云："下利，手足厥冷，无脉者，灸之不温，若脉不还，反微喘者，死。少阴负趺阳者，为顺也。"厥利并见，无脉者，危重证也。故急用灸法通阳复脉，灸后厥回脉还，胃气尚存，即可转危为安；若灸后厥冷依然，脉气不还，反增微喘，此肾气下绝，肺气上脱，死候也。又如《金匮要略·呕吐哕下利病脉证治》第 26 条言："下利，手足厥冷，无脉者，灸之不温。若脉不还，反微喘者，死。"下利而见手足厥冷、无脉，为脾肾阳虚之危候。艾灸有温阳散寒之功，若使用艾灸之法而厥冷不去，脉不还，反见微喘者，则为阴阳离决之危象。

第五章　四诊与辨证方法 ▷▷▷▷

　　《伤寒杂病论》作为一本诊治疾病的专著，包含丰富的诊断学内容，突出表现在《金匮要略·脏腑经络先后病脉证》的内容中简要地说明了诊病辨证的规律及方法。

第一节　四　诊

　　在诊断方面，张仲景四诊合参，更侧重于问诊和脉诊，各篇篇名均以"……病脉证（并）治"的形式，并在具体病证的诊治中全面细致地运用四诊收集疾病信息，以供准确地诊断疾病，具有鲜明的中医诊断学特色，值得深入研究和学习。

一、望诊

　　望诊是指医生通过视觉对人体的全身、局部及排出物等方面进行有目的的观察，以了解健康状态、诊察病情的一种方法，被列为四诊之首。人的面色、舌苔、形态等与人体内在生理功能和病理变化相应，可以推断体内脏腑的功能状态，所以望诊在张仲景诊断疾病的过程中占有重要地位。

（一）整体望诊

　　整体望诊是医生通过对患者神与形的整体状况进行观察，得到一个总体印象，以推断病情之轻重。

　　1. 望神态　望神态是指通过观察患者神志、表情、情绪及动作的整体表现来诊断病情。如《伤寒论》281条曰："少阴之为病，脉微细，但欲寐也。"提示见到患者精神极度疲乏，似睡非睡，似醒非醒之精神状态，可能为阳气虚衰，阴寒内阻所致。《伤寒论》269条曰："伤寒六七日，无大热，其人躁烦者，此为阳去入阴故也。"提示患者躁动不安、心神不定多由阳热亢盛、心神被扰所致。《金匮要略·妇人杂病脉证并治》第6条曰："妇人脏躁，喜悲伤欲哭，象如神灵所作，数欠伸，甘麦大枣汤主之。"提示妇人喜悲伤欲哭之情志表现为脏阴不足，失于濡养，五志之火内动，上扰心神所致。《伤寒论》46条曰："服药已微除，其人发烦目瞑，剧者必衄，衄乃解。"提示闭目难睁，有畏光感，为药力与正气相合，病将欲解之先兆。《金匮要略·脏腑经络先后病脉证》第3条曰："目正圆者，痉，不治。"指出两目圆睁直视不能转，瞳神散大，状如鱼眼，是临床之危证，因痉病周身筋脉拘急，目系上吊，脏精不能濡养所致，故预后不良。

　　2. 望色泽　面部的色泽可反映脏腑气血之盛衰，故可通过观察面部色泽之荣枯来判断患者之病情轻重与预后。仲景于临床中充分运用望诊，在《金匮要略·脏腑经络先后病脉证》第 3 条指出："问曰：病人有气色见于面部，愿闻其说。师曰：鼻头色青，腹中痛，苦冷者死。鼻头色微黑者，有水气；色黄者，胸上有寒；色白者，亡血也。设微赤，非时者，死；其目正圆者，痉，不治。又色青为痛，色黑为劳，色赤为风，色黄者便难，色鲜明者有留饮。"详细论述了面部望诊在临床中的应用。

此外，望色为诊断疾病过程中不可缺少的部分，仲景有多处记载面分五色的诊断方法。如面赤，在《伤寒论》中有两种情况：一是满面通红或热郁阳明，如《伤寒论》206 条之"阳明病，面合色赤，不可攻之，必发热"，指出面为阳明经之外候，外邪闭郁，邪热在经，未成腑实之证；二是面色红如桃花，游移不定，多见于虚阳上越之戴阳证，如《伤寒论》366 条之"下利，脉沉而迟，其人面少赤，身有微热，下利清谷者，必郁冒汗出而解，病人必微厥"。在《金匮要略》中，面赤可见于：外感痉病趋于化热之"面赤、目赤"；感受疫毒之"阳毒之为病，面赤斑斑如锦文"；心血损伤，阳浮于上之"头面赤"；虚寒下利而虚阳浮越之"下利脉沉而迟，其人面少赤"；产后中风兼阳虚证之"产后中风，发热，面正赤"等。

《伤寒论》和《金匮要略》均提到面目及全身皮肤发黄之症，主要见于《伤寒论》阳明病兼变之发黄证和《金匮要略·黄疸病脉证并治》之黄疸病。面色白主要见于《金匮要略》中虚劳病，如《金匮要略·血痹虚劳病脉证并治》第 4 条曰："男子面色薄者，主渴及亡血，卒喘悸，脉浮者，里虚也。"面色青可见于《金匮要略·百合狐惑阴阳毒病证治》第 15 条之"阴毒之为病，面目青，身痛如被杖，咽喉痛"。面色黑可见于房劳伤肾所致女劳疸"额上黑"和黑疸"目青面黑"。

仲景在广泛临床观察实践的基础上，提出面部色泽主病规律，如《金匮要略·脏腑经络先后病脉证》第 3 条提及"又色青为痛，色黑为劳，色赤为风，色黄者便难，色鲜明者有留饮"等。并根据面部色诊判断预后，如《金匮要略·脏腑经络先后病脉证》第 3 条之"鼻头色青，腹中痛，苦冷者死；鼻头色微黑者，有水气"，可见鼻部的气色可用于诊断疾病和判断预后；又如《金匮要略·血痹虚劳病脉证并治》第 18 条之"肌肤甲错，两目黯黑"，此处肌肤与两目情形是由瘀血所致。仲景还通过对面部五色诊及面部与脏腑相关部位的论述，提出望诊应与四时相参，如《金匮要略·脏腑经络先后病脉证》第 7 条曰："四时各随其色……非其时色脉，皆当病。"综上所述，仲景从面部色诊主病、预后和论治等方面的论述，为后世望色之诊的发展奠定了坚实的基础。

3. 望体态　体态受先天遗传因素及后天多种因素综合影响，能较准确地反映一个人的身体状况。在《伤寒论》中，仲景所描述的身形体态有"强人""羸者"之分，主要出现于其所服药量的论述中，如十枣汤"强人服一钱匕，羸者服半钱"。而《金匮要略》中，则有关于羸瘦之人的记载，如"五劳虚极羸瘦，腹满不能饮食""瘦人绕脐痛，必有风冷"。仲景亦有其他有关体态的论述，如在《金匮要略·血痹虚劳病脉证并治》第 1 条亦提及"夫尊荣人，骨弱肌肤盛"，揭示尊荣人之体态，由于常年养尊处优，其外形肥盛而不坚实，属外强中干体质。在形态上，仲景主要论述肿之症状，如《金匮要略·中风历节病脉证并治》第 8 条之"身体魁羸"乃因肝肾不足，精血亏虚，不能充养周身，而致形体瘦削、多个关节肿大变形。此外，仲景所论述的某些体态诊断，可判断患者预后，如《伤寒论》295 条之"恶寒，身蜷而利，手足逆冷者，不治"，揭示患者阳亡阴竭，病情比较危重。

（二）局部望诊

1. 望舌　早在《素问·刺热》中就有关于舌象的描述："肺热病者，先淅然厥，起毫毛，恶风寒，舌上黄，身热。"然而舌诊的广泛运用是在明清时期，汉代舌诊尚未推广，故《伤寒论》《金匮要略》中有关舌诊的记载不多，共 30 条。《伤寒论》六经辨证中有四经辨证涉及舌诊，而《金匮要略》中有 7 种疾病运用舌诊来辨证。总之，仲景舌诊的内容可归纳为舌质和舌苔两类。

（1）舌质　《金匮要略·惊悸吐衄下血胸满瘀血病脉证治》第 16 条云："病人胸满，唇痿舌青，口燥，但欲漱水不欲咽，无寒热，脉微大来迟，腹不满，其人言我满，为有瘀血。"即以唇痿舌青作为体内瘀血的标志。又如《金匮要略·五脏风寒积聚病脉证并治》第 2 条曰："肝中寒者，两臂不举，舌本燥，喜太息，胸中痛，不得转侧，食则吐而汗出也。"指出肝脉循喉咙之后，络于舌本；若舌根部干燥，提示肝寒火弱，不能蒸血生津上润于舌本。

（2）舌苔　《伤寒论》230 条指出："阳明病，胁下硬满，不大便而呕，舌上白苔者，可与小柴胡汤。上焦得通，津液得下，胃气因和，身濈然汗出而解。"本条论述少阳、阳明合病，不大便是阳明见症，胁下硬满则属少阳，但因其舌苔白，故诊断为邪偏于少阳，用小柴胡汤，以达到"濈然汗出而解"的效果。另《伤寒论》130 条云："脏结无阳证，不往来寒热，其人反静，舌上胎滑者，不可攻也。"129 条云："舌上白苔滑者，难治。"均提示舌面水滑有津为阳气虚衰、寒湿凝聚所致。亦有舌上湿润白滑，似苔非苔之记载，如《金匮要略·痉湿暍病脉证》第 16 条指出：湿家"舌上如胎者，以丹田有热，胸上有寒，渴欲得饮而不能饮，则口燥烦也"。湿病误下后，出现寒热错杂、下热上寒之象，由于寒湿在上，阳郁不能升腾，故舌上如胎。又如《伤寒论》222 条云："若渴欲饮水，口干舌燥者，白虎加人参汤主之。"提示口干舌燥为热盛伤津之候；而《金匮要略·痰饮咳嗽病脉证并治》第 29 条提及己椒苈黄丸证的舌象是"口舌干燥"，却因饮阻气机致津液不能上润于口。

仲景应用舌诊还可以确定治疗原则。如《金匮要略·腹满寒疝宿食病脉证治》第 2 条言及实热性腹满的舌象，即"舌黄未下者，下之黄自去"，指出了实证腹满辨证施治的关键，即舌黄未经攻下，可使用下法；若已攻下，就必须考虑舌黄是否当下，或下法是否恰当，或有无并发症等问题。

仲景继承《内经》之舌诊理论，并在诊察三阳病及六腑疾病时重视观察舌苔变化，在诊察三阴病及五脏病变时重视观察舌质形态。此外，同一疾病可见不同的舌象，同一舌象又可在不同的疾病中出现，所以仲景运用舌诊注意四诊合参。

2. 望呼吸　张仲景通过望呼吸动态的变化以辨别病位之上下、病情之虚实，并判断其预后吉凶等。如《金匮要略·脏腑经络先后病脉证》第 6 条云："吸而微数，其病在中焦，实也，当下之即愈，虚者不治。在上焦者，其吸促；在下焦者，其吸远，此皆难治。呼吸动摇振振者，不治。"

3. 望排出物　人体排出物，包括咳唾物、呕吐物、涕（泪）汗、大小便、精液、白带等。排出物在色、质、量等方面的改变是相关脏腑发生病变的反映，故注意观察人体排出物，可以判断脏腑的病变与病邪性质。如《金匮要略·肺痿肺痈咳嗽上气病脉证治》第5条指出，"肺痿吐涎沫而不咳者"为肺中虚寒，阳气不能温化、布散、固摄水液所致；而《伤寒论》378条之"干呕，吐涎沫，头痛者"，提示口中时有清稀涎沫为中焦寒饮上逆之证。又如《金匮要略·呕吐哕下利病脉证治》第42条桃花汤证之"下利便脓血者"，提示下焦虚寒，失于固摄，以致滑脱不禁，而致下脓血的病证。再如《金匮要略·五脏风寒积聚病脉证并治》第19条云："师曰：热在上焦者，因咳为肺痿；热在中焦者，则为坚；热在下焦者，则尿血，亦令淋秘不通。大肠有寒者，多鹜溏；有热者，便肠垢。小肠有寒者，其人下重便血；有热者，必痔。"提示患者大、小便异常可作为辨证或辨病的依据。

二、闻诊

闻诊的主要内容包括听声音（语音、痰鸣音、肠鸣音、呼吸音等）和嗅气味来诊察病情，从而推断疾病的部位、性质和病情轻重等情况。

（一）闻声音

闻诊辨声，是指根据声音的异常变化判定病位与病邪的性质。《金匮要略·脏腑经络先后病脉证》第4条曰："病人语声寂然，喜惊呼者，骨节间病；语声喑喑然不彻者，心膈间病；语声啾啾然细而长者，头中病。"即指出通过听患者的语声来辨别病位。

1. 声音、言语

（1）声不出　即声音嘶哑，难以发出。多为痰火互结，郁闭咽喉，故不能言语。如《伤寒论》312条曰："少阴病，咽中伤，生疮，不能语言，声不出者，苦酒汤主之。"

（2）谵语　指神志不清，妄言乱语。多见于实证，由邪热扰乱神明所致。如《伤寒论》110条曰："太阳病，二日反躁，凡熨其背，而大汗出，大热入胃，胃中水竭，躁烦，必发谵语。"可见燥热内盛而烦躁、谵语。又如《金匮要略·妇人产后病脉证治》第7条云："产后七八日，无太阳证，少腹坚痛，此恶露不尽，不大便，烦躁发热，切脉微实，再倍发热，日晡时烦躁者，不食，食则谵语，至夜即愈，宜大承气汤主之。热在里，结在膀胱也。"提示产后瘀阻兼里实，实热结于胃肠，胃热上扰神明。

（3）郑声　指语言重复，声音低微。多见于虚寒重证的后期阶段，为精气消亡而心神无所主所致。如《伤寒论》210条曰："夫实则谵语，虚则郑声。"

（4）独语　指自言自语，喃喃不休，见人则止，首尾不续。如《金匮要略·中风历节病脉证并治》附方防己地黄汤"治病如狂状，妄行，独语不休，无寒热，其脉浮"，提示血虚生热，外邪乘虚侵袭，热扰心神。

（5）声喝　指说话声音嘶哑。如《金匮要略·百合狐惑阴阳毒病证治》第10条曰：

"蚀于上部则声喝，甘草泻心汤主之。"多由湿热虫毒引起上部咽喉蚀烂。

2. 呼吸

（1）咳 指咳嗽，多由邪气犯肺，肺失肃降所致。仲景对咳的论述较多，其具体病机有所不同。如《伤寒论》41 条云"伤寒，心下有水气，咳而微喘，发热不渴"，提示水饮犯肺，肺失清肃；198 条曰"阳明病，但头眩，不恶寒，故能食而咳，其人咽必痛"提示邪热上犯肺而咳。《金匮要略》对咳的论述主要见于《金匮要略·肺痿肺痈咳嗽上气病脉证治》篇。咳嗽上气而喘，多由外邪内饮，邪实气闭而致，见于外寒、内饮、郁热互结之厚朴麻黄汤证和小青龙汤加石膏证；寒饮郁肺之射干麻黄汤证、痰浊壅肺之皂荚丸证，症状表现多为咳嗽气喘，不能平卧，或喉中痰鸣有声等；另肺痿可见咳唾涎沫，由于肺气痿弱，通调失职，不能敷布脾气上散之津液，又为邪热熏灼，以致成稠痰白沫，随肺气上逆而吐出；肺痈可见咳吐脓痰腥臭，由于邪热壅肺，结而不散，血脉凝滞腐溃，随上逆之肺气而咳出。

（2）喘 指呼吸急促，甚者张口抬肩，鼻翼扇动，不能平卧。有寒喘、热喘、喘家、喘冒、喘满之说。如《伤寒论》41 条"伤寒，心下有水气，咳而微喘，发热不渴"之小青龙汤证，提示为寒饮迫肺，肺气上逆的寒喘；《伤寒论》34 条"太阳病，桂枝证，医反下之，利遂不止，脉促者，表未解也；喘而汗出者"之葛根芩连汤证，提示为表里俱热，肺气不利的热喘。

（3）噫气 又称嗳气，指胃中之气上逆而出，微有声响。多为脾胃虚弱型嗳气，由于素体虚弱或病后失调，脾胃气虚，纳运失常，则胃失和降而噫。如《金匮要略·五脏风寒积聚病脉证并治》第 18 条指出："上焦受中焦气未和，不能消谷，故能噫耳。"以上焦受气于中焦，中焦脾胃功能衰退，不能消化水谷，则上焦所受胃中陈腐之气，以致嗳出食气。又如《伤寒论》157 条曰："伤寒汗出，解之后，胃中不和，心下痞硬，干噫食臭，胁下有水气，腹中雷鸣，下利者，生姜泻心汤主之。"此病中气未复而饮食过多，每难很好消化，胃虚食滞，故噫气有食物气味。

（4）哕 即呃逆，俗称打呃，指胃气上逆、咽喉间频频呃呃作声，是胃膈气逆之征。仲景所指哕与呃逆同义。如《金匮要略·呕吐哕下利病脉证治》第 22 条之"干呕，哕，若手足厥者，橘皮汤主之"，即因寒邪袭胃而哕；同篇第 21 条生姜半夏汤证则因寒饮搏结，中上焦气机受阻，故"病人胸中似喘不喘，似呕不呕，似哕不哕，彻心中愦愦然无奈"。阳气虚亏所致之哕与寒实之哕兼症有虚实之别。如《伤寒论》209 条指出：大便"但初头硬，后必溏，不可攻之，攻之必胀满不能食也。欲饮水者，与水则哕"。此脾胃不实，妄误攻下，阳气受伤，受纳无权之哕。《金匮要略·呕吐哕下利病脉证治》第 23 条指出："哕逆者，橘皮竹茹汤主之。"以橘皮、生姜理气和胃降逆，竹茹清热安中，人参、甘草、大枣补虚益中。

（5）肠鸣 指腹中有辘辘作响的声音。由于伤寒汗下损伤脾胃，脾胃运化失司，水饮内生，水走肠间，故见腹中肠鸣或雷鸣。如《伤寒论》157 条"胁下有水气，腹中雷鸣"和 158 条"其人下利日数十行，谷不化，腹中雷鸣，心下痞硬而满"。《金匮要略》中肠鸣是由于脾胃虚寒，不能运化水湿，见于《金匮要略·血痹虚劳病脉证并治》第

10 条 "若肠鸣，马刀侠瘿者，皆为劳得之"、《金匮要略·腹满寒疝宿食病脉证治》第 14 条 "腹中寒气，雷鸣切痛，胸胁逆满，呕吐"，或见于《金匮要略·痰饮咳嗽病脉证并治》第 2 条的痰饮证，水饮停留于胃肠，而见 "水走肠间，沥沥有声"。

（6）阴吹而正喧　阴吹指前阴出气，如后阴矢气一样；正喧，是指前阴出气频繁，甚至声响连续不断。多由胃肠燥结，腑气不畅，以致浊气下泄，干及前阴，而发生阴中出气有声之症。见于《金匮要略·妇人杂病脉证并治》第 22 条，其曰："胃气下泄，阴吹而正喧，此谷气之实也，膏发煎导之。"

（二）嗅气味

嗅气味，一般包括患者之气味和病室之气味。由于脏腑功能失常，排浊不利，腐浊之气乃生，以致口气、体气、排出物的气味异常。如《金匮要略·肺痿肺痈咳嗽上气病脉证治》第 12 条曰："咳而胸满，振寒脉数，咽干不渴，时出浊唾腥臭，久久吐脓如米粥者，为肺痈。"说明吐出气味腥臭之脓痰是肺痈脓已溃的标志，治疗当以排脓解毒为主。另如《伤寒论》157 条云："伤寒汗出解之后，胃中不和，心下痞硬，干噫食臭。"干噫食臭，指嗳气中有食物味道，由于伤寒汗不得法，损伤脾胃之气，脾胃运化失健，转输不利，谷物不化，留滞而化作馊腐所致。

三、问诊

问诊是收集病情资料的一种重要方法。仲景对问诊十分重视，论述详细，多蕴含于文字叙述之中，现简要介绍。

（一）问病史

问病史主要包括问疾病发生、发展的全过程，也包括疾病的起因、既往得病的情况，其中宿疾对疾病的诊治有重要的影响。

1. 问既往病史　对于了解患者的体质，深化辨证具有重要意义。仲景所提到的宿疾主要包括喘家、淋家、疮家、呕家、湿家、衄家、亡血家、汗家、黄家等。

2. 问发病过程　可帮助判断病情，主要是通过对起病情况和患病日数的了解，帮助判断病情的传变趋势。如 "太阳病，十日以去" 当是疾病发生变化之期，应仔细分析，若脉浮细而嗜卧者，是病将欲解的先兆；若胸满胁痛者，则是邪入少阳；若脉但浮者，则邪仍在太阳等。再如狐惑患者酿脓，"初得之三四日，目赤如鸠眼；七八日，目四眦黑"，湿热随经上注于目，即将成脓之象，见目赤如鸠眼；病情发展，瘀血内积，脓已成熟，故目四眦黑。

3. 问诊疗经过　多是问误治情况，如误吐、误汗、误下、误火等。如发汗太过导致心阳亏虚，《伤寒论》64 条云："发汗过多，其人叉手自冒心，心下悸，欲得按" 之桂枝甘草汤证；重者由于重发汗致虚，可见到《伤寒论》75 条之 "两耳聋无闻也"。太阳病误下后表未解，一则兼下利，见于《伤寒论》34 条，其曰："太阳病，桂枝证，医反下之，利遂不止，脉促者，表未解也。"二则导致胸阳受损，见于《伤寒论》21 条 "太阳病，下之后，脉促，胸满者"之桂枝去芍药汤证。又如《金匮要略·肺痿肺痈咳嗽上气病脉证治》第 1 条指出："肺痿之病，从何得之？师曰：或从汗出，或从呕吐，或从消渴，小便利数，或从便难，又被快药下利。"均提示医者需要重视诊疗过程。

（二）问症状

1. 问寒热 寒指恶寒，包括微恶寒、恶风、恶风寒、微寒、振寒、啬啬恶寒、淅淅恶风等，见于表证、里证、寒证、热证及虚证；热指发热，包括身热、烦热、微热、无大热等，病性有虚实、真假之分，病位有表、里、半表半里之别。如《伤寒论》2 条曰："太阳病，发热，汗出，恶风，脉缓者，名为中风"；240 条云："日晡所发热者，属阳明也"。《金匮要略·黄疸病脉证并治》第 17 条指出："黄家，日晡所发热，而反恶寒，此为女劳得之。"

2. 问汗 包括汗自出、大汗出、但头汗出、漐漐汗出、濈然汗出、黄汗出等，有虚有实，有表有里。如《伤寒论》12 条："太阳病，阳浮而阴弱，阳浮者热自发，阴弱者汗自出"；354 条："大汗，若大下利，而厥冷者，四逆汤主之"。《金匮要略·水气病脉证并治》第 29 条："黄汗之为病，身体肿，一作重。发热汗出而渴，状如风水，汗沾衣，色正黄如药汁。"

3. 问头身 主要包括头痛、头眩、身重、四肢关节痛等内容。如《伤寒论》35 条："太阳病，头痛发热，身疼腰痛，骨节疼痛，恶风，无汗而喘者，麻黄汤主之"；263 条："少阴之为病，口苦，咽干，目眩也"。《金匮要略·脏腑经络先后病脉证》第 4 条："师曰：病人语声寂然，喜惊呼者，骨节间病；语声喑喑然不彻者，心膈间病；语声啾啾然细而长者，头中病"；《金匮要略·痉湿暍病脉证》第 24 条："风湿相搏，骨节疼烦，掣痛不得屈伸，近之则痛剧，汗出短气，小便不利，恶风不欲去衣，或身微肿者，甘草附子汤主之"；《金匮要略·中风历节病脉证并治》第 8 条："诸肢节疼痛，身体魁羸，脚肿如脱，头眩短气，温温欲吐，桂枝芍药知母汤主之"。

4. 问胸胁脘腹 包括胸闷、胸痛、胁痛、胁胀、脘痞、懊憹、胃脘痛、腹满、腹痛等，其中痛又有嘈杂、灼痛、隐痛、冷痛等。如《金匮要略·胸痹心痛短气病脉证治》第 1 条："阳微阴弦，即胸痹而痛，所以然者，责其极虚也"；《金匮要略·腹满寒疝宿食病脉证治》第 19 条："寒疝腹中痛，及胁痛里急者，当归生姜羊肉汤主之"。《伤寒论》230 条："阳明病，胁下硬满，不大便而呕，舌上白苔者，可与小柴胡汤。"

5. 问饮食口味 饮食主要包括渴、不渴、渴而不欲饮、能食（消谷善饥、欲食、饮食如故）、不能食（不欲食、不能消谷、不受食）；口味最主要的就是口苦与口淡乏味。如《金匮要略·脏腑经络先后病脉证》第 4 条："师曰：五脏病各有所得者愈，五脏病各有所恶，各随其所不喜者为病。病者素不应食，而反暴思之，必发热也。"又如《伤寒论》190 条："阳明病，若能食，名中风；不能食，名中寒。"73 条："伤寒，汗出而渴者，五苓散主之；不渴者，茯苓甘草汤主之。"

6. 问二便 小便包括小便利和小便不利；大便包括便秘、便血、便脓血、下利、下重、利止等。如《伤寒论》32 条："太阳与阳明合病者，必自下利，葛根汤主之"；318

条："少阴病，四逆，其人或咳，或悸，或小便不利，或腹中痛，或泄利下重者，四逆散主之"。《金匮要略·惊悸吐衄下血胸满瘀血病脉证治》第15条论及"先便后血，此远血也"，又16条言"先血后便，此近血也"。

7. 问睡眠　主要包括欲寐与嗜卧、不得卧、不得眠等。如《伤寒论》281条："少阴病，脉微细，但欲寐也。"又如《金匮要略·五脏风寒积聚病脉证并治》第9条："邪哭使魂魄不安者，血气少也；血气少者属于心，心气虚者，其人则畏，合目欲眠"；《金匮要略·百合狐惑阴阳毒病证治》第10条："狐惑之为病，状如伤寒，默默欲眠，目不得闭，卧起不安"。

8. 问妇女　主要包括经带胎产等内容。如《金匮要略·妇人妊娠病脉证并治》第2条："妇人宿有癥病，经断未及三月，而得漏下不止。胎动在脐上者，为癥痼害。妊娠六月动者，前三月经水利时，胎也。下血者，后断三月衃也。"《金匮要略·水气病脉证并治》第19条："少阳脉卑，少阴脉细，男子则小便不利，妇人则经水不通。经为血，血不利则为水，名曰血分。"

四、切诊

切诊是医生用手直接切按或触摸，从而推断疾病的部位、性质与轻重。仲景切诊的内容包括脉诊与腹诊，都是运用双手对患者的体表进行触摸、按压，从而获得重要辨证资料的一种诊察方法，是中医理论体系的重要组成部分，历来被医学家们所重视。

（一）脉诊

脉诊即切脉，是医生运用手指的灵敏度，体验患者特定部位动脉应指的形象，以辨别病证的一种诊察方法。

1. 脉诊的部位　张仲景十分重视脉诊，于《伤寒杂病论·自序》批评了诊脉草率的医生，其曰："观今之医，不念思求经旨，以演其所知；各承家技，终始顺旧，省疾问病，务在口给；相对斯须，便处汤药；按寸不及尺，握手不及足；人迎趺阳，三部不参；动数发息，不满五十；短期未知决诊，九候曾无仿佛；明堂阙庭，尽不见察，所谓窥管而已。夫欲视死别生，实为难矣！"并在《伤寒论》中专列"平脉法"和"辨脉法"两篇。

脉象能反映脏腑生理功能活动的动态，仲景诊脉部位有寸口脉、趺阳脉、少阴脉、少阳脉、人迎脉。不同部位的脉象可反映不同部位及不同的脏腑病变。将寸口脉、趺阳脉、少阴脉三部合参，称之为三部诊法，又称遍诊法。但趺阳脉、少阴脉现今临床亦较少应用，多以关脉代趺阳脉，尺脉代少阴脉；而少阳脉与人迎脉临床更少应用了。

2. 脉象辨析　仲景对脉学的认识十分丰富。《伤寒论》大约提及了60种脉象，包括浮、沉、迟、数、滑、涩、虚、实、长、短、洪、大、小、微、紧、缓、芤、弱、细、动、促、结、代等；《金匮要略》大约提及了69种脉象，包括浮、沉、弦、滑、数、紧、急、伏、脱、绝、迟、涩、细、弱、微、虚、缓、大、小、洪、实、坚、出、芤、革、动、平等脉象。分辨上述脉象的变化特点及其内涵，是研究仲景脉学的关键，可以此认识其所论述的疾病并用作临床应用的指导。或许可以借助后世《重订诊家直诀·指法总义》的论述，其曰："夫脉有四科，位、数、形、势而已。位者，浮沉、尺寸也；数者，迟数、促结也；形者，长短、广狭、厚薄、粗细、刚柔，犹算学家之有线面体也；势者，敛舒、伸缩、进退、起伏之有盛衰也。因势形显，敛舒成形于广狭，伸缩成形于长短，进退成形于前后，起伏成形于高下，而盛衰则贯穿于诸势之中，以为之纲者也。此所谓脉之四科也，指法即有此而辨。"揭示辨识脉象可从脉位、脉数、脉形和脉势四方面掌握。在脉的四科中，脉势之强弱是张仲景诊病的重要内容，也是辨证的主要依据。

3. 脉诊应用

（1）审因析机　凭借脉象变化以揭示疾病的病因或机制，如《金匮要略·肺痿肺痈咳嗽上气病脉证治》第 2 条论曰："寸口脉微而数，微则为风，数则为热；微则汗出，数则恶寒。风中于卫，呼气不入；热过于荣，吸而不出。风伤皮毛，热伤血脉。"此以寸口脉微而数，揭示肺痈初期为风热毒邪侵袭于肺，随着病理的发展，由卫到营，是皮毛受风伤，血脉受热伤；同时提示风热中于卫表的治疗预后较好，待风热越过营血时的治疗则预后较差，强调早期治疗，将疾病消灭在萌发阶段。

（2）辨别病位　《伤寒论》和《金匮要略》中用趺阳脉诊脾胃病，用少阳脉诊三焦病，用少阴脉诊心肾病等。如《伤寒论·平脉法》曰："趺阳脉浮而芤，浮者卫气虚，芤者荣气伤，其身体瘦，肌肉甲错。浮芤相搏，宗气微衰，四属断绝。"指出趺阳脉主胃气虚，化源不足，荣卫耗伤。

（3）辨识寒热虚实　从据脉辨寒热的例证看，凡属寒证，脉多见沉、伏、迟、缓等；凡属热证，脉多见浮、数、滑等。如《金匮要略·疟病脉证并治》第 1 条云："疟脉自弦，弦数者多热，弦迟者多寒。"指出弦数者为热盛，弦迟者为寒盛。从脉辨虚实的例证看，凡属虚证，脉多见浮、虚、弱、涩、细、迟、弦等，且按之无力；凡实证，脉多浮数、滑数等，且按之有力。如《伤寒论》323 条述："少阴病，脉沉者，急温之，宜四逆汤。"提示少阴寒化，阳气大虚，脉气鼓动乏力，陷而不举，故脉沉而微细。又如《金匮要略·腹满寒疝宿食病脉证治》第 22 条言："脉数而滑者，实也，此有宿食，下之愈，宜大承气汤。"此凭脉数而滑，就将其诊为实证，选用大承气汤攻下宿食，堪称是据脉论虚实典型的案例。用脉象辨虚实，需要结合诊脉的位、数、形、势来决定。

（4）识证立法　根据脉象变化确定疾病的证候与治法。如《伤寒论》116 条云："脉浮，故知汗出解。"提示脉浮为外邪袭表，正气趋表抗邪，治宜发汗解表。又如《金匮要略·黄疸病脉证并治》第 5 条论："酒黄疸者，或无热，靖言了了，腹满欲吐，鼻燥；其脉浮者先吐之，沉弦者先下之。"提及酒疸为酒热内蕴中焦脾胃，若见腹满、恶心欲吐、口鼻干燥、脉浮者，表明酒热上熏，病在胃之上脘，当因其势而吐之；若见腹满、脉沉弦者，表明酒热下注，病在胃之下脘，当因势攻下。

（5）判断疾病发展　由脉象可以判断疾病受邪浅深、轻重及病情的发展。如《金匮要略·血痹虚劳病脉证并治》第 1 条言血痹之脉象为"但以脉自微涩，在寸口、关上小紧"，但第 2 条的脉象描述则为"寸口关上微，尺中小紧"，这主要是根据邪气致寸关尺三部脉象变化来区别。血痹重症与轻症脉象表现基本一致，只是紧脉出现的部位不同而已，轻症在寸口、关上，重症则在尺中，即说明后者较前者感受风寒较甚，亦为邪气深入。具体治法亦不同，轻症宜针刺以引阳气，阳气通则血行邪去；重症用黄芪桂枝五物汤温阳行痹，阳复血行，邪自消散。

（二）腹诊

腹诊是中医学重要的诊断方法之一。俞根初《通俗伤寒论》谓："胸腹为五脏六腑之宫城，阴阳气血之发源。若欲知其脏腑，则莫如按胸腹，名曰腹诊。"仲景在《伤寒论》《金匮要略》两本书中涉及腹诊有 300 多处，阐述了腹部不同部位及表里的腹诊方法，将疾病和临床证候及其他诊断方法有机地结合，确定腹部疾患的病因病机等，成为中医"辨证"中不可或缺的组成部分。

1. 腹诊的意义　腹诊是指腹部的按诊，在诊断疾病中有重要作用。《伤寒论》在六经病证的诊断和鉴别诊断中大量运用了腹诊。如太阳病的蓄血、结胸、痞证、脏结，阳明病的胃家实诸证，少阳病的胁下硬满，三阴病的腹痛等，均需借助腹诊加以判定。若从数量上来看，全书关于腹诊的论述仅略少于脉诊，可见腹诊亦是六经辨证的重要诊断依据之一。仲景在内伤杂病中运用腹诊尤为突出，从虚劳、心痛、腹满、积、聚、谷气、水气、黄疸、下利、肠痈、妊娠病、产后病、妇人杂病等论及腹部症状可以看出，腹诊常被作为辨证论治的一项重要依据，有时甚至是唯一依据加以强调，舍此不能进行正确有效的治疗。如《金匮要略·腹满寒疝宿食病脉证治》第 10 条曰："按之心下满痛者，此为实也，当下之，宜大柴胡汤。"据统计，《伤寒论》《金匮要略》中共有方 280余首，提出腹证的有 80 余首；《伤寒论》398 条中，论及腹证的有 114 条，约占全书的1/4；《金匮要略》前 22 篇中重点论述腹诊的条文有 10 篇，约占 1/2。概而言之，仲景运用腹诊方法分析病因病机、诊断和鉴别诊断疾病、确定病位病性、指导立法论治、选方遣药及判断预后转归等，可见仲景对腹诊十分重视。

2. 腹诊的应用

（1）辨识病变脏腑　腹诊时患者的感痛部位，提示邻近位置脏腑可能出现病变。如《金匮要略·腹满寒疝宿食病脉证治》第 12 条述："按之心下满痛者，此为实也，当下之，宜大柴胡汤。"此满痛涉及胸腹两胁，病及胃、肠、肝、胆，亦称为少阳阳明合病，按之心下满痛是关键指征，故用大柴胡汤和解通下。《伤寒论》65 条之"发汗后，其人脐下悸，欲作奔豚"，355 条之"心下满而烦，饥不能食者，病在胸中"等，说明何脏何部有病，必然出现何脏及相应部位之腹证；有此腹证，则知其脏及其所属部位必有病理变化。

（2）分辨病证虚实　在《金匮要略·腹满寒疝宿食病脉证治》中，对于通过按诊以分辨病证虚实有较完整的论述。如第 2 条云："病者腹满，按之不痛为虚，痛者为实，可下之。"腹诊按之腹不痛者，多为阳气虚弱，气虚不运，故属虚证；按之腹痛者，多见燥屎或宿食等有形实邪阻塞，故属实证。此为辨腹部疾病虚实的关键指征。除此之外，还应结合"腹满时减"为虚，"腹满不减"为实，以协助诊断。

（3）由腹诊反应判断病情　《金匮要略·黄疸病脉证并治》曰："其腹胀如水状……此女劳之病，非水也。腹满者难治。"这是以腹证来鉴别女劳和水肿腹胀的方法。女劳病虽也有"腹胀如水状"之腹形，但其腹按之不坚，压之无凹陷，振之无水声。若女劳"腹满者难治"。《伤寒论》167条云："病胁下素有痞，连在脐旁，痛引少腹，入阴筋者，此名脏结，死。"本条言明结胸与脏结的不同腹证，从而揭示两种病证本质之不同，其预后结胸者吉，脏结者凶。《伤寒论》第65条云："发汗后，其人脐下悸者，欲作奔豚。"此处"脐下悸"是"发汗后"出现的腹证，由此可预测"欲作奔豚"。《金匮要略·水气病脉证并治》所云"心下坚，大如盘"，诊为水饮所作，投以健脾行水之枳术汤治疗。服药后，"腹中软，即当散也"。说明治疗有效，水饮已散。

第二节　辨证方法

《伤寒论》以六经辨证为主，《金匮要略》突出了脏腑经络辨证，但都融汇了其他辨证方法，可谓熔多种辨证方法为一炉。

一、六经辨证

《伤寒论》以六经为提纲。"六经"首见于《内经》，如《素问·热论》云："伤寒一日，巨阳受之……二日阳明……三日少阳……四日太阴……五日少阴……六日厥阴……三阴三阳，五脏六腑皆受病……则死矣。其不两感于寒者，七日巨阳病衰……十二日厥阴病衰……病日已矣。"《伤寒论》中的六经分别是太阳、阳明、少阳、太阴、少阴、厥阴。六经最重要的是当分阴阳，天地万物是由于阴阳二气的相互作用而产生，所谓阳化气，阴成形。六经中分三阴经和三阳经，与五运六气密切相关，分别为厥阴风木、少阴君火、太阴湿土、少阳相火、阳明燥金、太阳寒水。《伤寒论》所分述113方，包括六经各自之主证即提纲证，其作用是总括各自病机和主要证候表现，为后世辨证论治外感内伤、疑难杂病奠定深厚基础，被历代医家奉为圭臬。亦包括其他具体方证，因仲景认为《伤寒》与《金匮》所载诸病，均离不开脏腑经络受邪，邪气侵袭、传变之机理，而传变包括表里相传和阴阳转变两大类，故其他方证可分为以下几种：其一，邪入经输，使经脉所过之处经气不利，可呈现经证。其二，邪气影响相应脏腑气血，可致相应脏证、腑证。这些疾病或为实邪停聚所致，如邪与水结或与血结而成蓄水、蓄血证；或为虚邪扰乱而发，如中焦斡旋失司之心下痞；亦可见虚实夹杂、寒热错杂之乌梅丸证、薯蓣丸证等。其三，两经同病或先后发病之合病、两感、并病。

其中，太阳病为表证，为六经证之基础，除了病邪直中三阴或邪气直接入阳明、少阳证以外，太阳证最为常见。太阳病主证即表证，又因肺主皮毛，太阳病与肺关系密切，故外邪犯肺相关的脏证，亦属于太阳病，然五体痹中"皮痹不已，复感于邪，内舍于肺"，亦应归于太阳病。

阳明病的提纲证是"胃家实"，主要有阳明热证和阳明实证两类，其中阳明热证以身热、多汗、恶热、口渴多饮为主症，可分为热在上焦（邪热留扰胸膈）、热在中焦

（胃热弥漫）和热在下焦（阴伤水热互结）三种类型，其代表方分别是栀子豉汤、白虎汤和猪苓汤。若燥热与肠中糟粕互结而表现为"结聚"状态，则发为阳明实证，以大便硬为主症。有学者认为热证与实证之根本区别是胃肠燥热之表现形式不同，即"充斥"与"结聚"状态。值得一提的是，阳明病热证与实证存在兼夹，热证可以向实证发展转化，其转化始终处于动态变化之中。

关于少阳病的辨治，各家所论繁多，值得注意的是不能机械地将其等同于半表半里证，仲景原意之"半在里半在表"，是对"正邪分争"之少阳证症状的概括。其病机主要为三焦气化失常和胆失疏泄，虽较为简单，但临床证候却千变万化。少阳篇共有原文十条，主要介绍了少阳病的脉证、禁忌、转归等。对治疗和证候等方面的介绍极为简略，导致后世医家对少阳病的争议较多，其中对少阳病提纲即"少阳之为病，口苦，咽干，目眩也"的争议更使人莫衷一是。临证时，应抓住疾病的特征表现，具体分析病因病机，辨证论治。

太阴病篇是"六经病"中内容最少的一篇，仅有 8 条条文，主要论述足太阴脾（不包括手太阴肺）的病变。邪犯太阴的提纲即《伤寒论》273 条云："太阴之为病，腹满而吐，食不下，自利益甚，时腹自痛。若下之，必胸下结硬。"《伤寒论》358 条云："伤寒四五日，腹中痛，若转气下趣少腹者，此欲自利也。"其性质皆属虚、寒、里证，以脾虚寒证为主，治法应温中散寒、健脾燥湿，用四逆、理中辈，温补阳气。兼表者当表里同治，用桂枝加芍药汤；转实者，酌施攻下，用桂枝加大黄汤；若阴证转阳，脉微涩而长者为欲愈；若误治失治，阳衰阴盛则病情进一步转变。此外，《伤寒论》278 条还提出"脾家实"的概念，其与"胃家买"的涵义不同。"脾家实"表示脾阳恢复，能祛邪外出，"虽暴烦下利日十余行，必自止"，预示好转向愈。

少阴病主要包括心、肾二脏病变，心属火，主神明；肾主水，内含真阴真阳，为人身之根本。病入少阴，可随其虚实而转化。《伤寒论》281 条之"少阴之为病，脉微细，但欲寐也"是少阴病的总纲，反映了少阴心肾虚衰的本质。少阴寒化证是心肾阳虚、阴寒偏盛，除提纲证外，还伴有恶寒、蜷卧、四肢厥逆、下利清谷、小便清白等。因此，其治疗原则为扶阳破阴，以四逆汤为代表方。若格阳于外（又称格阳证），以"反不恶寒"为主，治宜通脉四逆汤，以通达内外阳气；格阳于上（即戴阳证），以面赤为主，治宜白通汤，以宣通上下阳气；若脾肾阳衰，出现"下利，便脓血"、滑脱不禁者，治宜桃花汤，涩肠固脱；此外，亦有肾阳虚兼水湿为患之真武汤证、附子汤证。少阴热化证则主要为阴虚阳亢之黄连阿胶汤证，阴虚兼水气不利之猪苓汤证，伤阴之猪肤汤证；此外，亦有少阴咽痛证、少阴三急下证等。总之，辨治时需在注重寒热基础上，顾护津液。

厥阴病是少阴病进一步发展而成，心脏衰竭之机已显露无遗，所以其主要症状为厥冷，此为正气与邪气相争、互相进退之关键时刻，因此常表现为上热下寒证、阴阳胜复证、寒热错杂证，治当补泻兼施、平调虚实、寒热并用。

总之，张仲景将外感热病发展、变化过程中产生的各种证候，依据阴阳两气的多少、寒热辨证的高低、脏腑发病的部位，归纳为太阳病、阳明病、少阳病、太阴病、少阴病、厥阴病等六个阶段，分述各经病变之主要症状、脉象、治疗调护，以及顺传、逆传、直中等传变方式。其中太阳病多为疾病初期，治宜发汗祛邪或调和营卫；阳明病多为极期，治宜清热、通腑、祛邪，并当注意顾护正气与津液；少阳病多为疾病中期，治宜宣通内外、和解枢机；太阴病多为疾病后期，治宜调和脾胃、温补阳气；少阴病多为疾病后期或危重期，治宜回阳救逆、固脱解危；厥阴病多为疾病晚期，证候寒热错杂，故治宜寒温并用，即回阳兼清热、救阴兼散寒。总结发现，在无病时，六经经气的运行为：厥阴→少阴→太阴→少阳→阳明→太阳→厥阴，沿五行相生方向运行；在发病时，则为：太阳→阳明→少阳→太阴→少阴→厥阴→太阳，沿相反方向运行，即子盗母气、子病及母。因此掌握六经发病规律为辨治六经病之先决条件，而缕清六经辨证思路则为辨治疾病之心法要诀。

二、脏腑经络辨证

仲景针对内伤杂病的临床特点和病变规律，创立了脏腑经络辨证方法。《金匮要略》首篇即以"脏腑经络先后病脉证"命名，并作为全书的总纲。全篇以脏腑经络学说为理论基础，认为病证的产生均是脏腑经络病变的反应。如该篇第2条云："千般疢难，不越三条：一者，经络受邪入脏腑，为内所因也；二者，四肢九窍，血脉相传，壅塞不通，为外皮肤所中也；三者，房室、金刃、虫兽所伤，以此详之，病由都尽。"又如首篇第1条提出"见肝之病，知肝传脾，当先实脾"的内伤杂病脏腑相传理论。

《金匮要略》全书25篇，205个方，涉及40多种疾病。其篇名多为《……病脉证（并）治》，体现了脏腑经络辨证。《金匮要略·中风历节病脉证并治》第2条即指出邪在经络与入于脏腑的不同临床特征，其曰："邪在于络，肌肤不仁；邪在于经，即重不胜；邪入于腑，即不识人；邪入于脏，舌即难言，口吐涎。"可以说，《金匮要略》以脏腑经络辨证凸显对疾病浅深轻重的鉴别和把握。

在对杂病各种具体疾病的"脉证并治"中，仲景运用脏腑经络辨证为主，并结合八纲辨证等其他辨证方法。

《金匮要略》所论心系相关病证有百合病、奔豚气病、胸痹心痛病、心中风、心中寒、心伤、心死脏、水在心、心水、惊悸、吐衄、癫狂、脏躁。心系病证主要反映在心脏本身及其所主的藏神、血脉功能失常，其临床表现以心悸、胸闷、失眠为主症。在此基础上，虚证者分别见气虚、阳虚、阴虚或血虚的表现；实证者，心火炽盛证尚有心烦、口干、舌尖红绛、脉洪数等症状，痰火扰心证者见狂躁、脉弦滑数，痰迷心窍证者见神情呆钝、语无伦次，心血瘀阻证者见心胸憋闷、心痛如刺、舌有瘀斑，寒凝心络证者见暴痛如裂、肢冷体缩、遇冷则发。

《金匮要略》所论肺系相关病证有百合病、肺痿病、肺痈病、咳嗽上气病、肺中风、肺中寒、肺死脏、水气病及支饮病（水在肺、肺水）、消渴病。肺系病证主要反映在肺系及其所主的呼吸、宣降、行水、卫外功能失调，其临床表现以咳嗽、气喘为主症。在此基础上，虚证者又有气虚或阴虚的表现；实证者，风寒束肺证尚有咯稀白痰、流清涕、微恶寒发热、舌苔薄白等症状，风热袭肺证者见鼻流浊涕、发热恶风，燥邪犯肺证者见口干唇燥、咳嗽痰少，痰热壅肺证者见痰多黄稠、发热，痰饮伏肺证者见痰多色白、恶寒，风水相搏证者见突起面目浮肿。

《金匮要略》所论肝系相关病证为历节、虚劳不得眠、肝气奔豚、虚寒腹满、肝中风、肝中寒、肝死脏、肝着、水在肝、肝水、阴狐疝气、妇人腹痛、妇人经带。肝系病证主要反映在肝经循行部位及其所主的疏泄、藏血功能失职，其临床表现为胁胀或胁痛、头眩、情志不舒。在此基础上，虚证者兼有血虚或阴虚的表现；实证者，肝火炽盛证尚有头痛、烦躁、耳鸣等症状，肝阳上亢证者见急躁易怒、面红、头重脚轻，肝郁气滞证者见情志抑郁，肝风内动证者见肢体抽搐、震颤，肝经湿热证者见下焦瘙痒、排出物黄臭，寒滞肝脉证者见少腹、前阴或颠顶冷痛且遇寒痛增。

《金匮要略》主要的脾系相关病证为虚寒性腹满腹痛及下利、脾中风、脾死脏、脾约、痰饮和水气病（水在脾、脾水）、小便不利、黄疸、下血、胎动不安。脾系病证主要反映在其所主的运化、升清功能失健，主要临床表现为腹胀、便溏。在此基础上，虚证者分别再有气虚、气陷或阳虚的表现，脾不统血者则在脾气虚的基础上再加出血症状；实证者，寒湿困脾证尚有寒湿之表现，湿热蕴脾证亦有湿热之症状。

《金匮要略》主要的肾系相关病证为历节、虚劳、奔豚、虚寒腹痛、肾着、肾死脏、痰饮及水气病（水在肾、肾水）、消渴、小便不利、转胞。肾系病证主要反映在肾系及其所主的主水、藏精功能失能，主要临床表现为腰膝酸软或疼痛。在此基础上，虚证者分别再有气虚、阳虚或阴虚的表现；虚实夹杂证者，肾虚水泛证尚有水肿、尿短、畏寒肢冷等症状。

人与自然为一个整体，人亦是一个有机整体，体内的任一生理功能皆是多脏腑彼此之间相互联系、配合、影响而完成。《金匮要略》以整体观念为指导思想，体现一个疾病的发病可能来自多个脏腑，而且五脏六腑的病理过程可以通过五行生克制化而相互传变。再者，肾、脾为先、后天之本，影响各脏腑的生理过程及病理变化，同时各脏腑的病理发展也多能牵涉脾与肾，尤其是"久病入肾"说。此外，中医理论中还有"心者，君主之官也""凡十一脏，取决于胆""脏腑相表里"等论述，揭示各脏腑间的联系之错综，也体现人体生理之复杂、功能运作之繁杂及病理变化的难测，故实际上临床更多见于多脏腑同时患病，如肝胆湿热证、心肾不交证、肝郁脾虚证等。

证候在疾病与方药之间架起了一座沟通的桥梁，说明辨证的重要，多脏腑病辨证是实际临床的需要。多脏腑病的辨证，虽不完全等同于两个或两个以上脏腑证候的简单相加，但跬步千里，在进行多脏腑病辨证之时，可将五脏辨证的方法作为进行繁复的多脏腑病辨证之基础，从而理解各脏腑的生理功能、多脏腑间的联系（脏与脏、脏与腑、腑与腑）、多脏腑与气血的关系及八纲的内涵，并在此知识视域下进行多脏腑病的辨证，作为临床治法选择与方药选用的指导。

三、八纲辨证

八纲虽是清代程钟龄《医学心悟》中首先明确提出，但源于《伤寒论》六经辨证。八纲反映了证候活动的规律，具体地说，就是结合八纲辨证来揭示疾病的内在联系。如以阴阳辨疾病的属性，以表里定疾病的部位，以寒热辨疾病的性质，以虚实明邪正的盛衰等，将六经与八纲有机地结合起来，经过细致的分析推理，判断疾病的先后缓急、深浅轻重，从而决定治疗方案。其具体内容在《伤寒论》和《金匮要略》中早已充分论述。

1. 将外感病分为阴证和阳证两大类　仲景继承《内经》的阴阳学说，在《伤寒论》中首先将外感病执简驭繁地分为阴证和阳证两大类。所谓"病有发热恶寒者，发于阳也；无热恶寒者，发于阴也"，即为论中阴阳的总纲。发于阳者，乃阳气亢奋，正邪斗争较为剧烈，恶寒同时伴有发热；发于阴者，乃人体阳气相对低下，正邪斗争不明显，故多无热而恶寒。由于六经以脏腑为基础，而脏腑有阴阳之分，所以六经亦有阴阳之分。在《金匮要略》中仲景以阴阳作为杂病分类的纲领。如在首篇论"阳病十八""阴病十八"，在具体疾病辨证上亦注意分阴阳。如对百合病"见于阴者，以阳法救之""见于阳者，以阴法救之"。

2. 表里是指病变部位和病势深浅相对而言　六经之病亦各有表里，一般来说，以经络病变为主则为表证，以脏腑为主则为里证。《伤寒论》中的表里之分，侧重在有无太阳经证，因此病邪在肌表者，症见恶寒、发热、脉浮者属表，而在里的脏腑病变均为里证。而《金匮要略》中的表里更重要的是表明病位。在其首篇中云："问曰：病有急当救里、救表者，何谓也？师曰：病，医下之，续得下利清谷不止，身体疼痛者，急当救里；后身体疼痛，清便自调者，急当救表也。"又在《金匮要略·肺痿肺痈咳嗽上气病脉证治》第8、9条言："咳而脉浮者"，说明邪近于表，用厚朴麻黄汤散之；"咳而脉沉者"，说明邪重于里，用泽漆汤利之。

3. 寒热既是病因，又是病性　《伤寒论》虽详寒略温，但伤于寒后，因体质差异或治疗过程中伤阴伤阳的不同，又有寒化和热化两种不同的转归；也因此能反映六经之寒热病情，更突出地把阴阳、表里作为病性的概括予以联系。《金匮要略》的重点是用寒热分病性。如《金匮要略·五脏风寒积聚病脉证并治》第19条言："小肠有寒者，其人下重便血；有热者，必痔。"肺痿则分虚寒、虚热两证，分别用甘草干姜汤、麦门冬汤治之。

4. 虚实是辨别邪正盛衰的纲领　虚实在《伤寒论》中有多种相对含义：一是指正气虚衰。如"初持脉，来疾去迟，此出疾入迟，名曰内虚外实也。初持脉，来迟去疾，此出迟入疾，名曰内实外虚也。"指的是脉气出入，以分内外阴阳气之多少。二是指病变的微甚。如"伤寒六七日，结胸热实"及"此非热结，但以胃中虚，客气上逆，故使硬也"。三是根据邪盛正衰分虚实，即《内经》所谓"邪气盛则实，精气夺则虚"。《金匮要略》中的虚实主要是看邪气正衰。如其首篇言："夫肝之病，补用酸，助用焦苦，益用甘味之药调之……此治肝补脾之要妙也。肝虚则用此法，实则不在用之。"又如《金匮要略·胸痹心痛短气病脉证治》第5条言："胸痹心中痞，留气结在胸，胸满，胁下逆抢心"，偏实者用枳实薤白桂枝汤，偏虚者用人参汤。

四、病因辨证

病因辨证是指通过四诊，对疾病的症状、体征、病史等进行全面综合分析，从而推断认识疾病病因的一种辨证方法。疾病产生的原因有多种，或外感六淫，或内伤七情，或饮食劳倦，或跌打损伤等。《伤寒论》为外感致病的专著，因此主要论述外感病因，但也涉及了宿食、酒食、虫积、劳复等内伤之因，同时还用大量篇幅论述了医源性疾病，即医生误治所致疾病。《金匮要略》除明言"五邪"即"清邪""浊邪""大邪""小邪""馨饪之邪"的致病外，还有疟邪、暑热等外邪及瘀血等内生之邪的致病，尚有房事所伤、金刃所伤、虫兽所伤，以及忧、惊、恐、怒、思、悲等情志所伤的致病。

五、气血津液辨证

气血津液辨证是根据气、血、津液的理论，分析、判断、辨别病情资料，从而确定气、血、津液的具体病机、证型的辨证方法，其主要适用于内伤杂病的辨证。但《伤寒论》中已有所体现，气病辨证体现在气虚证、气虚不固证、气陷证、气脱证、气滞证、气逆证和气闭证；血病辨证体现在血虚证、血瘀证、血热证、血寒证；津液病辨证体现在津液亏虚证和津液内停证。《金匮要略》中气血津液辨治的内容非常丰富，因气血津液是脏腑、经络功能活动的物质基础，而其生成及输布又有赖于脏腑、经络的功能活动，若脏腑、经络发生病变，自然要影响到气血津液，且气血津液的病变也必然影响脏腑、经络的功能。故气血津液之病证每与脏腑、经络相涉，杂病的脏腑经络辨证离不开气血津液辨证。其中的痰饮、水饮及瘀血等病证的辨治对后世影响很大。

六、《伤寒杂病论》对三焦及卫气营血辨证的影响

1. 对三焦辨证的影响　三焦辨证是清代吴鞠通在其《温病条辨》中创立的一种温热病的辨证方法。吴鞠通根据《内经》有关三焦部位的划分，结合温病的传变规律，将温病的发展过程分为上焦病证、中焦病证和下焦病证。《伤寒论》在论病中虽重于寒而轻于温，且无三焦辨证之名，但却有三焦辨证之实，如手太阴肺病证、手厥阴心包病证属于上焦病证，阳明病篇邪从燥化和邪从湿化病证均属于中焦病证，足少阴肾病证和足厥阴肝病证属于下焦病证。但值得注意的是，《伤寒论》上、中、下焦的概念与吴鞠通之三焦不尽相同，应予以区别。《金匮要略》中辨三焦主要集中体现在"胸痹心痛短气病"篇、"五脏风寒积聚病"篇和"妇人杂病"篇。如"师曰：热在上焦者，因咳为肺痿；热在中焦者，则为坚；热在下焦者，则尿血，亦令淋秘不通。大肠有寒者，多鹜溏；有热者，便肠垢。小肠有寒者，其人下重便血；有热者，必痔。"此虽不同于后世的三焦辨证，但却开创了三焦辨证之先河。故刘献琳道："卫气营血合三焦在《内经》中均有原则的论述，但以其说明病理的演变和辨证，却始于张仲景的《金匮》。"

2. 对卫气营血辨证的影响　卫气营血辨证主要体现在《金匮要略·肺痿肺痈咳嗽上气病脉证治》篇，其曰："寸口脉微而数，微则为风，数则为热；微则汗出，数则恶寒。风中于卫，呼气不入；热过于荣，吸而不出。风伤皮毛，热伤血脉。"此即揭示肺痈随

着病理的发展，由卫到营，进而发展为"咳而胸满，振寒脉数。咽干不渴，时出浊唾腥臭，久久吐脓如米粥者"之血分证，肺痈的表证期、酿脓期及溃脓期开创了卫气营血辨证之先河。

第六章　用药思想 ▷▷▷▷

"仲景用药之法，全凭乎证，添一证则添一药，易一证亦易一药。"这是对仲景用药思想的概述，其用药既有按法立方、据证用药的严格原则，又有依病化裁的灵活变化。《伤寒论》《金匮要略》两书依据《内经》的用药思想，注重调和阴阳、以平为期，注重护胃气、存津液。临证处方用药时则"观其脉证，知犯何逆，随证治之"。观经方用药，配伍得当，气味合宜，药物配伍注重药物的四气五味、功效七情。仲景用药剂量准确，证不同，则虽方中药味相同，而剂量需随之变化，则方名及主治证亦又不同。用药时，仲景根据每味药物之性质不同，病情之轻重各异，炮制方法也多有变化。

第一节　用药思路

一、调和阴阳，以为根本

经方配伍用药正是以调和阴阳为根本。《素问·调经论》云："阴阳匀平，以充其形，九候若一，命曰平人。"《素问玄机原病式》云："殊不知一阴一阳之为道，偏阴偏阳之为疾，阴阳以平为和，而偏为疾，万物皆以负阴抱阳而生，故孤阴不长，独阳不生。"《素问·至真要大论》云："谨察阴阳所在而调之，以平为期。"《神农本草经》曰："药有阴阳配合，子母兄弟，根茎花实，草石骨肉。"仲景临证用药注重审察阴阳变化，灵活运用药物调理，以达"阴平阳秘""营卫调和"。

（一）调和营卫

卫为阳，营为阴，营卫失调，阴阳不和；若营卫谐和，则阴阳亦谐和。

《伤寒论》12条云："太阳病中风，阳浮而阴弱，阳浮者热自发，阴弱者汗自出……桂枝汤主之。"太阳中风，卫阳浮盛于外，与邪抗争，故发热；又因卫阳不固，营阴失守，故汗自出，因营阴相对卫阳而不足，故曰"阴弱者汗自出"。此为太阳中风，卫强营弱，致营卫失调。桂枝汤为调和营卫的代表方，方中桂枝、生姜辛温，解肌祛风，助卫阳；芍药、大枣酸甘，敛阴益营阴；加甘草调和诸药。诸药合用，共成辛甘化阳、酸甘化阴、调和营卫之代表方。

《伤寒论》53条云："病常自汗出者，此为荣气和，荣气和者，外不谐，以卫气不共荣气谐和故尔。以荣行脉中，卫行脉外，复发其汗，荣卫和则愈，宜桂枝汤。"病常自汗出，也有营卫失调者，其主因是卫气不能固护于外，营气虽和，而卫气不与之谐和，营自行脉中，卫自行脉外，两者相离，致营阴失固而自汗出。此杂病汗出，亦可用桂枝汤复发其汗，使营卫和谐、阴阳平衡。

（二）通贯阴阳

阴阳应衔接顺畅，相互贯通，保持"五脏元真通畅"，若阴阳不能贯通则病生。

《伤寒论》337条曰："凡厥者，阴阳气不相顺接，便为厥。厥者，手足逆冷者是也。"手足厥冷是许多疾病的主要表现，但其病机的关键是阴阳不能相互贯通畅行。厥阴病的手足逆冷，阴阳不相顺接者较多见，因厥阴肝经具阴尽阳生之性，主管一身阴阳交接；但其他许多疾病也可发生阴阳之气不相顺接之象，表现为手足逆冷，如少阴病、水气病等。

阴阳之气不相顺接，包括表里之气不相顺接、营卫之气不相顺接、脏腑之气不相顺接等，究其原因多为邪气偏盛所致，或为阳虚阴盛，或为血虚寒凝，或为实热内陷，或为水气阻塞，或为寒热错杂等。《伤寒论》主以四逆汤、通脉四逆汤、当归四逆汤、白头翁汤、麻黄升麻汤、乌梅丸等方，根据阴阳气之不同表现随证治之，皆能促使阴阳贯通、气血平衡。

（三）阴中求阳

五脏皆含阴阳二气，阴中有阳，阳中有阴，阴不离阳，阳不离阴，阴阳衡动互生，维持生命运动。其中以肾中阴阳二气尤为重要，因肾为水火之脏，先天之本，内寄真阴真阳。《素问·上古天真论》云："肾者主水，受五脏六腑之精而藏之。"肾之阴阳平衡，则诸脏阴阳平衡；若肾之阴阳偏颇失衡，则机体阴阳失衡，疾病丛生。

《金匮要略》肾气丸是治疗肾气虚的代表，其用药却着眼于调理肾之阴阳二气。方中以桂枝、附子为主药温肾阳；辅以干地黄、山茱萸、山药滋肾阴，助肾阳；佐茯苓、泽泻、牡丹皮以利水饮、通阳气、活血脉。本方虽以温补肾阳为主旨，但用药却突出滋补肾阴，温补肾阳药仅用少量，凸显了仲景治疗肾阳虚的用药特色。因肾阳为阴中之阳，命火为水中之火，故欲补肾阳必于阴中求阳，后世医家张景岳将其总结为"善补阳者，必于阴中求阳，则阳得阴助而生化无穷"。

（四）扶阳益阴

《金匮要略》所论虚劳病，多因五劳、六极、七伤致脏腑气血阴阳俱虚，或阴损及阳，或阳损及阴，使阴阳平衡失调。仲景主以小建中汤、黄芪建中汤、桂枝加龙骨牡蛎汤等方，皆能调理气血阴阳、扶阳益阴。其中小建中汤用辛甘化阳以扶脾阳，酸甘化阴以养脾胃之阴，乃调理脾胃阴阳之典范，正符合叶天士所云："太阴湿土，得阳始运；阳明阳土，得阴自安。"小建中汤是桂枝汤变化方，也是调理脾胃阴阳的基础方。方中桂枝、生姜配胶饴、炙甘草辛甘化阳，以振奋脾阳；芍药配胶饴、炙甘草酸甘化阴，以顾护脾胃之阴。《金匮要略心典》即认为："是方甘与辛合而生阳，酸得甘助而生阴，阴阳相生，中气自立。"

（五）通阳降阴

清阳居上，浊阴居下，机体阴阳上下衡动制约，始终处于平衡状态。在病理情况下，阳虚则阴盛，阴盛则阳虚；阳虚失之制约，则阴邪乘虚上逆，阴逆则阳更伤或阳气遏阻不通。

《金匮要略·胸痹心痛短气病脉证治》云："夫脉当取太过不及，阳微阴弦，即胸痹而痛，所以然者，责其极虚也。今阳虚知在上焦，所以胸痹、心痛者，以其阴弦故也。""阳微"即上焦阳虚，胸阳不振，谓之"不及"；"阴弦"即下焦痰浊水湿阴寒之邪偏盛，谓之"太过"。上焦阳虚，下焦阴盛，阴阳失衡，阴邪乘虚痹阻上焦清阳流行之所，致胸阳遏阻不通，不通则痛，即发生胸痹、心痛。仲景栝楼薤白白酒汤、栝楼薤白半夏汤等方，用瓜蒌涤荡上焦痰浊，薤白辛滑通阳，半夏通阳和阴。此通阳降阴法，可调畅上、中、下三焦阴阳之气，使阳通阴降，阴阳平衡。又如苓桂剂、真武汤，治阳虚寒饮上逆，也是通过通阳降阴，使机体阴阳恢复平衡。

（六）和阳就阴

阴虚则阳亢，阳亢则阴虚。病入阳明，热势亢盛，势必损耗阴液。仲景所处白虎加人参汤、竹叶石膏汤最能体现和阳就阴之法。白虎加人参汤，石膏辛甘大寒，知母苦寒，以清热泻火；人参、甘草、粳米，甘味益气生津，清热生津，和阳以就阴，使阴阳平衡。

二、用药之法，凭证增减

唐容川称："仲景用药之法，全凭乎证，添一证则添一药，易一证亦易一药。"这是对仲景加减用药思路的总结。仲景用药既有按法立方、据证用药的严格原则，又有依病化裁的灵活变化。

（一）药量变化

仲景通过药物剂量的增减，增加或改变了原有处方的功用。如桂枝加桂汤，加重桂枝用量，增强桂枝平冲降逆的功效，变桂枝汤为平冲降逆之方；桂枝汤倍用芍药加饴糖，名小建中汤，以缓急止痛。对比两方可以总结得出：仲景用药，当桂枝的药量与芍药的用量相等时，则功效重在调和营卫；当桂枝的药量大于芍药的用量，则功效重在平冲降逆；当桂枝的药量小于芍药的用量，则功效重在缓急和络。

药量变化最具有代表性的当属小承气汤、厚朴三物汤与厚朴大黄汤三方。三方药物组成相同，都是由大黄、厚朴、枳实组成。小承气汤用大黄四两、枳实三枚、厚朴二两，意在荡泻实热内结，治疗阳明腑实之腹中痞满、便秘、潮热、谵语等症；厚朴三物汤用厚朴八两、枳实五枚、大黄四两，以厚朴为君，意在行气消胀除满，治疗中焦气机痞塞之胸腹胀满；厚朴大黄汤用厚朴一尺、大黄六两、枳实四枚为臣使，意在开胸泄饮，治疗水饮停胸膈的胸胁逆满、咳喘倚息不得卧之支饮证。可见药同而量不同，方剂的作用则大相径庭。

（二）药味增减

仍以桂枝汤为例，桂枝汤本治太阳中风证，可以调和营卫，解肌发汗。加葛根，则为桂枝加葛根汤，治桂枝汤证兼项背强紧者；加附子，则为桂枝加附子汤，治疗过汗导致的阳虚漏汗；加杏仁、厚朴为桂枝加厚朴杏子汤，治桂枝汤证兼有咳喘者或素有咳喘而又新感者；去芍药则为桂枝去芍药汤，治疗太阳病误下，胸阳不振而致的"脉促、胸满者"。由此可见，灵活增减药味也是仲景用药的重要思路。

三、顾护胃气，保存津液

（一）顾护胃气

"胃气"，是脾胃消化功能的总称。由于脾胃有消化饮食，摄取水谷精微以营养全身的重要作用，所以合称"脾胃为后天之本"。《内经》曰："人以水谷为本，有胃气则生，无胃气则死。"《中藏经》亦曰："胃气壮，五脏六腑皆壮也。"这些都指出了脾胃消化功能对人体生命与健康的重要作用。仲景用药最重视保护胃气，用药以顾护脾胃为中心，以不伤胃气为原则。如发汗重剂大青龙汤比麻黄汤中的麻黄用量加倍，其发汗力也更强，所以方中甘草的用量加大，并配生姜、大枣益气调中，顾护胃气，资助汗源，以防汗多伤阳。又如清热剂白虎汤，一方面用大量的石膏、知母清阳明亢盛之热，而另一方面则配以甘草、粳米益气调中，使大寒之剂不致损伤胃气。攻下剂调胃承气汤中用大黄、芒硝攻下里实，同时又配合甘草和中，使硝、黄泻下去腑实而不伤胃气。又如逐水重剂十枣汤，方中大戟、芫花、甘遂都是逐水的峻药，故配用大枣十枚健脾益胃，缓和毒剧性，同时在服法中还规定泻下后再进稀粥，这也是为了顾护胃气。

（二）保存津液

津液是体内各种正常水液的总称。它来源于饮食水谷，通过胃的"游溢"和脾的"散精"而成，具有滋润和濡养的作用，是维持生命活动不可缺少的物质。如果津液生成不足或丧失过多，就会出现伤津脱液，进而影响气血和许多脏腑的功能，所以存津液也是张仲景很重视的一个问题。

仲景用药注意保存津液包括以下几个方面：①防止过汗伤津。如桂枝汤的发汗要求："温覆令一时许，遍身漐漐，微似有汗者益佳，不可令如水流漓，病必不除。若一服汗出病差，停后服，不必尽剂。温复令一时许，遍身漐染微似有汗者益佳，不可令如水流漓，病必不除。若一服，汗出病瘥，停后服，不必尽剂。"②防止过下伤津。如小承气汤的服法："初服当更衣，不尔者尽饮之，若更衣者勿服之。"③急下存阴。如少阴三急下证。④清热生津。例如白虎汤，除了用辛甘大寒的石膏清热泻火外，同时又配合苦甘寒清热滋肾的知母以增强清热泻火除烦，并滋阴生津，再益以甘草、粳米益气调中，保护生化之源，这样就可达到退热和防止津液丢失的目的。又如在白虎汤证的基础上，兼见津气不足的现象，可用白虎加人参汤，以益气生津。

第二节　药物剂量

一、经方本原剂量

经方的用药剂量，从古至今，众说纷纭，争论不断，究其原因，是我国历代度量衡变化之故。近几十年，考古实物考证兴起，经方剂量的问题重新成为经方研究的重点。

吴承洛据"律管，以古黄钟律为度量衡之根本标准"，"圭璧、货币，以其法制验度量衡之制"，所取标准物有累黍法、律管、圭璧、货币等，举证大量史籍和当时实物实测数据推出仲景时期1两合今13.92g。吴氏相对系统的考证及结论对近代影响很大，迄今仍为多人采用。

柯雪帆考察了现藏中国历史博物馆的"光和大司农铜权"，据其铭文定此权应和仲景同时代，故柯氏认为仲景时期1两合今15.625g，并结合医药科学综合验证，认为该折算法相对合理，符合近年的药理实验和临床实践。由于柯氏考证方法翔实、严谨、科学，考证结果比较可信可靠，得到了较多人的认可。

近年，傅延龄等沿着汉晋唐宋权衡制度和医药用秤变化两条主线，采用综合逻辑分析考证方法进行掘地式研究，证明张仲景方药计量只能采用东汉官秤，其1两合今约13.8g，而绝不会是其他衡制。仝小林等在经方本原剂量合理性的基础上，选择8个有代表性的经方为对象进行研究，发现按1两折合9g的关系换算张仲景方剂的药物用量，药材有效成分的煎出率最高，药材的利用度最大，并由此提出今日经方临床应用宜以1两折合9g为宜，可作为临床医生合理应用经方的重要依据和参考。

二、经方用量策略

结合前述经方本原剂量研究结果可以得出，仲景方剂用药剂量较现今为大。通过研究仲景大剂量用药的规律，可以看出仲景大剂量用药有如下几个关键点：①君药宜重。比如仲景治疗肺痿的麦门冬汤，君药麦门冬用七升。②小方剂量偏大。小方少则一两味，多则三四味，用药剂量宜大，方有药专力宏之功。如治疗腹满的厚朴三物汤，用厚朴八两，大黄四两，枳实五枚。③病情危重时用药剂量宜大。治急危重症，剂量过小，则犹如杯水车薪、扬汤止沸，唯有大剂量，方有釜底抽薪之功。④体质壮实者剂量宜大。年轻体壮，抗邪力强，非力强不足以祛邪。如《伤寒论》十枣汤的用法为"强人服一钱匕，羸人服半钱"。⑤质重、平和药物用量宜大，矿物、贝壳之类质重，用之取其重镇之效，量小则难以取效。平和力缓之药，亦可适当加大剂量应用。

然而用药剂量大，则毒副作用亦大。因此，我们重剂用药应遵守仲景"中病即止"的原则，以少量递增为宜。正如《神农本草经》所云："若用毒药疗病，先起如黍粟，病去即止，不去倍之，不去十之，取去为度。"

然而仲景并非一味大剂量用药，仲景小剂量用药之法也值得学习研究，具体包括：

①小剂发汗。如太阳表证迁延时日，因循失汗，以致邪郁不解，见"发热恶寒，热多寒少，脉微弱者，此无阳也"之表郁内热轻证，用桂枝二越婢一汤以发微汗。②小剂缓图。如丸药攻瘀，下焦蓄血缓证用抵当丸取峻药缓攻之。③小量探病。如辨阳明腑实证，通过少量服药后的反应来探测肠中有无燥屎及腑实的轻重。④低量防毒。仲景在运用乌头、附子时，往往从小剂量始服，以知为度。⑤小量化气。如治太阳蓄水证，五苓散中用小剂量桂枝半两，温命门之火，以助膀胱气化，使水津得阳气蒸动而能运用；如治肾阳虚，以大剂量滋补肝肾药助肾气振奋外，以少量附子、桂枝温阳暖肾，取"少火生气"之意。⑥小剂通阳。如治疗厥证之通脉四逆汤等，全方用量甚小，旨在迅速发挥通阳之用。⑦少量反佐。如戴阳证寒热格拒，以白通加猪胆汁汤治之，方中以少量咸寒之人尿、苦寒之猪胆汁为引导，使热药得入，阴阳交通而无格拒之患。

傅延龄根据仲景用方特点，总结了仲景"二纲十五策"的用药策略。"二纲"即随证施量原则和三因制宜原则；"十五策"包括以知为度、中病即止、君药宜重、群药协力、小剂缓图、大剂直折、以小制大、病轻量轻、且治且进、且治且退、三段分别、疏密随机、佐药调节、毒药分级及剂型控量。这一总结研究弥补了中医药领域对用药策略研究的不足，对提高方药临床疗效具有十分重要的意义。

第三节　药物配伍

一、气味配伍

张仲景用药中非常重视药物的四气五味，这也与《内经》的用药思想有异曲同工之妙。四气是从药物作用于机体所发生的反应概括出来的，指药物的寒、热、温、凉四种药性。五味是指药物的酸、苦、甘、辛、咸。药物气味配伍是组方之本，也是仲景制方的核心和关键所在。

（一）四气配伍

《素问·至真要大论》曰："寒者热之，热者寒之""治寒以热，治热以寒，而方士不能废绳墨而更其道也。"这是中医的治疗原则，更是张仲景用药配伍制方的原则。

1.治寒以热　运用温性或热性药物减轻或消除寒证，即《内经》"寒者热之"之理。如《伤寒论》中的四逆汤、干姜附子汤，用干姜、附子两热药相配，走守结合，以回阳救逆逐寒。又如麻黄细辛附子汤，麻黄辛温走表，附子大热同行十二经，三药配合，温经发汗，既解太阳表寒，又散少阴里寒的太少两感证。

2.治热以寒　减轻或消除热证的方药，一般属于寒性或凉性，即所谓"治热以寒""热者寒之"。

如《伤寒论》中大黄黄连泻心汤，两苦寒同用，清热泻痞治心下痞属热证者；白头翁汤白头翁、黄连、黄柏、秦皮四苦寒同用，治脓血相杂的热毒血痢。仲景治热证多用辛凉苦寒的大黄、黄连、黄芩、秦皮、黄柏、石膏、知母、栀子等药物，方药组成很少配有温热之药；白虎汤中为顾护胃气，配有甘草、粳米等。可见，仲景只要辨热证无疑，便大胆应用寒凉之剂。

3. 寒热并用 所谓寒热并用，指寒性和热性药物合并使用，用以治疗寒热错杂证，此乃张仲景用药的独创和特色，富有玄妙和阴阳互根的哲理之处。正如后世《医碥》所云："寒热并用者，因其人有寒热之邪夹杂于内，不得不用寒热夹杂之剂。"

仲景治上热下寒之证，如胸中有热、胃中有寒、腹中痛、呕吐下利的黄连汤证，用黄连清胸中之热，干姜、桂枝温胃中之寒，人参、甘草、半夏和胃补土，寒热相配，调和寒热。又如栀子干姜汤中栀子与干姜合用，栀子质轻入肺，形如心形而入心，以苦寒之性泄心肺邪热；干姜辛热，善温中散寒。二药伍用，清上温中，可治疗上焦有热、中焦有寒之证。

治寒热互结中焦、脾胃升降失常所导致的心下痞，则用半夏泻心汤法，取干姜、半夏辛热，黄芩、黄连苦寒，辛开苦降，寒热并用，平调寒热。治寒热错杂，则如乌梅丸温清同用，取黄连、黄柏苦寒，与干姜、附子、细辛、蜀椒辛热同用，清热与温里共用，再配以乌梅酸甘柔肝，杂而不乱，配伍有序，使上焦清和、下焦温暖、阴阳调和。再如治真寒假热之通脉四逆加猪胆汁汤，方中干姜附子辛热以回阳救逆，加入猪胆汁以防格拒。又如治外寒内热之麻杏石甘汤、大青龙汤等方，麻黄与石膏并用，麻黄温而石膏寒，两者同用能祛表寒清里热，共奏表里双解之效。

（二）五味配伍

《素问·至真要大论》云："辛甘发散为阳，酸苦涌泄为阴，咸味涌泄为阴，淡味渗泄为阳。六者或收或散，或缓或急，或燥或润，或耎或坚，以所利而行之，调其气，使其平也。"仲景用药，既重视气，又重视味，更重视气味配伍的综合作用。

1. 辛苦相配 辛能行散，苦能泄能燥。辛味与苦味配对，辛开苦降，能除寒热，开通气机。如半夏泻心汤，半夏、干姜辛开温通，黄芩、黄连苦寒清降，辛开苦降、消痞散结。经历代医家研究，凡病在中焦以下至少腹而又是寒热错杂、痰热互结、脾胃不和、胃热火郁等证，皆可应用。正如清代名医叶天士所言"辛苦相得，能降能通""泄厥阴以舒其用，和阳明以利其腑，药取苦味之降，辛气宣通矣"。又如小陷胸汤中半夏配黄连，黄连苦寒，能清心下之热；半夏辛温，能化痰饮，消痞散结。二者合用，辛开苦降，以治痰热互结于心下。

2. 辛甘相配 辛味与甘味的药物配对，正合《内经》"辛甘发散为阳"之旨。辛味能散能行，具有解表发汗、通行气血的作用；甘味能补能和能缓，具有补中缓急之效；辛甘合用，即是辛甘化阳之意。如小建中汤，桂枝辛温，饴糖甘温，辛甘相配，化生阳气，温中补虚，补中有散，不致呆滞。又如甘草干姜汤，干姜辛热配以甘草之甘，辛甘化阳，专复胸中阳气。又如桂枝甘草汤，桂枝辛甘温，入心经助心阳；甘草甘温，亦入心经，能缓补心气。二药合用，辛甘化阳，使心阳得复，心悸得除。

3. 酸甘相配 酸味与甘味的药物配对，酸味能收能敛，甘味能和能缓，酸甘相配，取其能酸甘化阴之意。如芍药甘草汤，芍药酸能养血敛阴，甘草甘能缓急止痛，两者合用，酸甘合以化阴，使阴液得复、筋脉得养、疼痛得止，故多用于阴虚筋脉失养所致的拘急之症。四逆散、小建中汤、桂枝汤中芍药配甘草，亦皆是取其酸甘化阴之旨。

4. 甘苦相配　甘味与苦味的药物配对，甘补苦泻，下而不伤正，补而不助邪。方如大黄甘草汤，大黄苦寒，能清热泻火，泻下攻积；甘草甘温，能补脾益气，亦能缓急。两药合用，导积消滞，通腑泄热而不伤正气。

5. 辛酸相配　辛能散能行，酸能收能敛，辛酸相配，散中有收，收中有散，散而不过，收而不留邪。如小青龙汤中麻黄、桂枝辛温与芍药、五味子酸寒配伍，一散一收，一温一寒，解表化饮。《内经》有云："肝欲散，急食辛以散之，以辛补之，酸泻之。"辛酸同用，有两和肝之体用，能化肝气之效。乌梅丸中酸味之乌梅配以辛温之细辛即是此意。正如清代王子接《绛雪园古方选注》所言："辛酸合用，能化肝气。"

6. 苦咸相配　苦能下能泄，咸能软坚散结，苦咸相配，能软坚泻下。方如大承气汤，大黄苦寒与芒硝咸寒相配，苦寒下降，咸味软坚，共成泻火润燥、通便导滞除满之效。

7. 辛淡相配　辛味与淡味相配，辛者辛散，淡者渗湿。如苓桂术甘汤中桂枝、茯苓相配，辛温之桂枝温阳化气，甘淡之茯苓利水渗湿，二者同用，湿邪得温以散、得气以行、得淡以渗，为化湿之大法。

8. 甘淡相配　淡能渗能利，淡味与甘味配对，甘能补益中气，淡可渗湿利水；甘淡相配，一者补中，一者利湿，使邪有去路，从小便而出。如茯苓甘草汤中茯苓与甘草相合，茯苓淡能渗湿，甘草甘能补脾，使脾气得健，水湿得去。

9. 酸苦相配　酸敛酸收，苦泄苦下，酸苦相配，一敛一收，一泄一下。如乌梅丸乌梅与黄连相配，酸柔肝木，苦泄肝热。后世叶天士总结此方立方之意："梅占先春，花发最早，得少阳生气，非酸敛之收药，得连楝苦寒，《内经》所谓酸苦泄热也，以气与热俱无形无质，其通逐之法迥异。"

二、功效配伍

1. 攻补兼施　如十枣汤，芫花、甘遂、大戟苦寒攻逐水饮，其性猛烈，泻下力强；大枣甘平，益脾补气，缓和药性；全方攻补兼施，去邪不伤正。如大黄甘草汤中大黄和甘草相伍；大黄苦寒，能清热泻火，泻下攻积；甘草甘温，能补脾益气，亦能缓急；两药合用，导积消滞，通腑泄热而不伤正气。又如白虎加人参汤中生石膏、知母味苦甘寒，清热泻火；粳米、炙甘草甘平；人参甘温，补气生津，助其正气，益其真阴；补泻相间，泄热生津。

2. 升降相因　升降是人体气机运行的形式，就人体脏腑功能而言，肝、脾、肺具有升、散、疏的特点，胃、肠、肾具有降、沉的特性。正常升降运行的形式被破坏，就会产生疾病。升清降浊、气机出入是脏腑的正常生理功能，但当脏腑功能失调，就会出现清阳下陷，浊阴上泛，气机出入逆乱；治疗上利用药物升降趋向之特性，调整脏腑的升降失调。升降药同用，使升不过亢、降不过沉，互制其偏，达到升降有序、升清降浊、出入正常。如麻黄汤麻黄与杏仁之配对，麻黄中空而浮，味辛，长于升散；杏仁为杏之种子，药之果仁类多降，微苦降气；二者同用，麻黄升浮，杏仁沉降，正合肺气宣降之生理，故多用于肺气不得宣降之证。清代叶天士谓之"宣辛则通，微苦则降"。又如半夏泻心汤中半夏、干姜和黄芩、黄连辛开苦降，也是升降阴阳、调整气机之典型配伍。

3. 散收结合　散是用辛味药物祛除外邪或宣畅气机，收是用酸味药收敛气血，二者合用，有散而不伤正、敛而不留邪之意。如四逆散中柴胡和芍药相配，柴胡辛苦微寒，能祛半表半里之邪，能升下陷之清阳，疏散郁气；芍药酸寒收敛，益营和阴；以柴胡之辛散佐芍药之酸敛，相互为用，可升阳敛阴，使邪气外透，阴阳相顺接。如小青龙汤中麻黄、桂枝辛温与芍药、五味子酸寒配伍，一散一收，一温一寒，解表化饮，避免麻黄等药发散太过。

4. 表里兼顾　由于邪气可从表入里，以致表里同病，或者因里虚导致外感，常需表里同治，即通过药物配伍，既能治表，又能治里，以达到表里兼顾的目的。经方麻黄附子细辛汤中麻黄发汗走表；附子温经扶阳，以助少阴不足之阳；细辛辛温雄烈，通行内外；三药合用，表里兼顾，温经解表，治疗少阴里虚兼表证。又如葛根芩连汤和桂枝人参汤，属于表里同病，表证未罢而有里证下利，两方均有解表散邪止利之功效，属于表里双解法。再如大青龙汤，麻黄桂枝解表发汗，石膏兼清里热，亦属此范畴。

5. 走守相合　如四逆汤、通脉四逆汤、干姜附子汤中附子配干姜之法。附子为大辛大热之品，善行十二经脉，走而不守，外通皮毛，内达下焦，五脏六腑之寒无不可治；干姜气足味厚，守而不走，善温脾胃之阳。两药合用，一走一守，附子得干姜而温阳之力持久，能增强回阳救逆之功。

6. 润燥相随　为滋润养阴药物与温阳燥湿之药相互配伍。如甘遂半夏汤中半夏与芍药之配对，半夏辛温燥湿，芍药滋阴养血；两药相合，一燥一润，能燥而不伤阴，润而不助湿。

7. 刚柔相济　刚柔相济，主要是指秉性刚烈药物与秉性柔润药物的配对。这类药物配伍起着刚柔相济、相互调节的作用。如真武汤附子配芍药，附子性雄烈，能益阳气；芍药柔润，能补阴液；一刚一柔，则温阳而不伤阴。

8. 制毒纠偏　如小半夏汤，半夏配伍生姜，生姜解半夏之毒。大乌头煎，乌头配白蜜，白蜜缓乌头之毒。十枣汤中芫花配伍大枣、四逆汤中附子配伍甘草，皆属制毒纠偏之例。

9. 引经报使　引经报使在经方中亦有体现。如用柴胡引药入肝胆经，用吴茱萸引药入厥阴经，又如粳米、大枣、炙甘草引药入脾胃等。

三、七情配伍

药物"七情"指相须、相使、相畏、相恶、相反、相杀、单行，是药物配伍的最早法则。《神农本草经·序例》曰："有单行者，有相须者，有相使者，有相畏者，有相恶者，有相反者，有相杀者。凡此七情，合和视之。当用相须、相使者良，勿用相恶、相反者。若有毒宜制，可用相畏、相杀者，不尔，勿合用也。"仲景对药物七情的应用规律可概括如下：

1. 同类相须 即将性味相同、功用相似的药物相须为用，以增强疗效。如太阳病的麻黄汤，以麻黄与桂枝辛温发汗，用于太阳表实证；白虎汤，以石膏辛寒配伍知母苦寒清热，用于阳明经热证；大承气汤以大黄与芒硝泻下实热，用于阳明腑实证；太阴病的理中丸以人参与白术治太阴脾虚证；少阴病四逆汤以附子与干姜，逐阴回阳，能走能守，用于少阴阳衰阴盛的厥逆证；厥阴病的吴茱萸汤以吴茱萸与生姜，温胃散寒、降逆止呕，治厥阴肝寒的胃痛呕逆。又如十枣汤中芫花、甘遂、大戟相配，三者峻下逐水，芫花消胸胁之水，甘遂行经隧之水湿，大戟泄六腑之水。三药合用，攻逐水饮，用以治疗悬饮。

2. 异类相使 即将两种功效各异的药物进行配伍，以一药为主，另一药为辅，辅药能增强主药疗效，且两药相辅相成，相互促进，提高疗效。如附子汤，人参、附子互用以益气补阳；大承气汤枳实、厚朴配芒硝以行气通腑；桂枝加厚朴杏子汤，厚朴配杏仁以下气止咳定喘；泻心汤用黄芩、黄连配大黄以苦寒清热通下；真武汤白术、附子相配以温阳利水。

3. 相畏相杀 相畏即一种药物的毒性反应或不良反应，能被另一种药物减轻或消除。相杀即一种药物能减轻或消除另一种药物的毒性或不良反应。如仲景常用半夏与生姜相配伍，如小半夏汤、小半夏加茯苓汤、小青龙汤、生姜半夏汤，生姜可杀半夏毒，故半夏属相畏而生姜属相杀。

4. 相恶 即两药合用，一种药物能使另一种药物原有功效降低，甚至丧失。如生姜泻心汤中生姜恶黄芩，生姜温胃的功能与黄芩清胃的功能互相牵制而疗效降低，故佐以人参、甘草和大枣补脾胃之虚。

5. 相反 即两种药物合用，能产生或增强药物毒性或不良反应。如甘草反甘遂，仲景十枣汤以大枣代甘草，避免常用的调和药甘草和甘遂合用产生的不良反应。

第四节 药物炮制

炮制是影响药物疗效的重要因素，仲景十分重视药物的炮制。因病证的需要，药物的炮制方法也有相应不同的变化。

一、净制

净制是指通过切削等操作技术，对药物净选加工，选取规定的药用部位，除去杂质，保证疗效，更重要的是去除药物能产生毒副作用的部位，保证用药安全。仲景对药物净制的方法主要有去皮、去心、去子、去节、去毛、去芦、去核、去须、去足翅等。如桂枝、厚朴、猪苓、附子、桃仁、杏仁等去皮，桃仁、杏仁去尖，麦冬、牡丹皮、远志等去心，蜀椒去子，麻黄去节，石韦去毛，大枣去核，黄连去须，黄芪、藜芦去芦，虻虫去翅、足，巴豆去皮、心等。

二、切制

药物只有加工成饮片才利于煎煮，可以增强与液体的接触面积，便于药物有效成分析出，提高疗效。仲景重视饮片的加工，视药物材质不同而用法亦殊。如桂枝汤方要求桂枝、芍药、甘草3味"咬咀"，生姜"切"，大枣"擘"。对巴豆、杏仁"捶令碎"，将文蛤、滑石"杵为散"，还有碾艾叶、剉瓜蒂、研雄黄等方法。

三、水制

（一）洗

洗是指将药物用清水或其他液体辅料冲洗。仲景要求"洗"的药物主要有半夏、吴茱萸、大黄、蜀漆、海藻等，目的是洗去杂质，减轻毒副作用。《雷公炮炙论》言："半夏上有隙涎，若洗不净，令人气逆，肝气怒满。"《伤寒杂病论》中18方用半夏，其中17方需洗。半夏经洗熟之后，毒性减退，可入药使用。仲景用大黄，多用酒洗。生大黄气味重浊，走而不守，力强直行，直达下焦，泻下作用峻烈，易伤胃气。其用酒制后，可使泻下、沉降之力缓和，还减弱其寒气，免于过寒败胃。又如《伤寒论》112条、395条中载蜀漆应"洗去腥"，《本草纲目》云蜀漆"生用则上行必吐"，水洗之后，可以减弱蜀漆所含的常山碱，减少对胃黏膜的刺激。

（二）渍

渍指用少量清水或其他液体辅料将药物湿润，使其逐渐渗入药物组织内部的方法。仲景运用渍法，主要是用醋和酒制，其意在同气相感。如《伤寒论》338条乌梅丸方后注"以苦酒渍乌梅一宿"。苦酒即是醋，乌梅本就味酸，再加以酸味的醋，可以增加乌梅的酸味，增强乌梅酸泻肝木、收敛固涩的功效。清代医家王子接云："乌梅渍醋，益其酸，急泻厥阴，不欲其缓也。"又如《伤寒论》中凡取大黄活血破瘀者，均以酒浸后入煎。酒味辛香升散，可入血分。酒制后，可引大黄偏走血分，增强大黄活血化瘀的作用；且酒性温，可减弱大黄苦寒攻下之力。

四、火制

（一）熬

仲景所言"熬"字，乃火制法之一，即现代炮制中的"炒"。《说文解字》云："熬，干煎也。从火熬声。"在经方中注明"熬"的药物有芫花、水蛭、虻虫、巴豆、葶苈子、瓜蒂等。仲景还对"熬"的程度确定明确指标，如巴豆"熬黑"，瓜蒂"熬黄"，白粉"熬香"等。熬的作用不一，如葶苈子生用力速而较猛，熬制后其性趋缓，免伤肺气，可用于实中夹虚者。水蛭、虻虫生用腥臭有毒，破血力猛，熬制后可以降低毒性，矫臭矫味。

（二）炮

炮指将药物埋在灰火中，炮制到焦黑。《伤寒杂病论》中要求"炮"的药物有附子、乌头、天雄等。如桂枝加附子汤方中注明附子"炮，去皮，破八片"，附子泻心汤方中注明附子"炮，去皮，破，别煮取汁"。附子炮用，意在去其毒性并缓和药力。乌头、天雄与附子属同类大毒之品，均"须炮以制毒"。经方中用附子有 30 余首，分生用和炮用 2 种，其中生用 7 首，如四逆汤、茯苓四逆汤、白通汤、干姜附子汤等，用炮附子方更多。二者在汤剂中用量相比，炮附子的用量增至生附子的 2 ～ 3 倍，充分说明附子炮用毒性减小。另外，仲景在丸、散中所用均为炮附子，如九痛丸、乌梅丸、薏苡附子散，丸、散剂无煎煮过程，必须用毒性小的炮附子。

（三）煨

《金匮要略》注明诃黎勒用"煨"法。煨的方法有面裹煨、隔纸煨等，均系隔火用微火较长时间加温，使药物脆松、去油，以达到增强疗效、减低刺激性及烈性之目的。

（四）烧

烧即用火直接燃烧的加工法，主要用于矿物药。经方中注明烧的有矾石、云母等。这种炮制法，大约相当于现代的"煅"法。经方中烧的程度不一，如矾石注"烧"；云母注"烧二日夜"，要求烧的时间较长；而枳实则谓"烧令黑，勿太过"，即烧成炭而存性之意。

五、水火共制

（一）炙

炙是指药物在隔火翻炒时加入液体辅料的办法。如枳实在《伤寒论》中共出现 7 次，均炙用。其中 5 方仅注"炙"，一方称"炙令黄"，一方称"水浸，炙干"。由此可知，仲景的炙法是现在的清炙，其温度不高，仅炙到干燥或药表面色黄即止。

（二）蒸

蒸法是指将药物加辅料或不加辅料装入蒸制容器内隔水加热至一定程度的炮制方法。《伤寒杂病论》中明确要求"蒸"的药物有地黄、大黄、乌梅。蒸法的意义在于和缓药性，增强补益的功效。最具代表的当属蒸制大黄，《金匮要略》大黄䗪虫丸中的大黄即是蒸制大黄。大黄生者性猛，熟者性缓。大黄蒸制，其力已缓，正合本方缓攻之意。又如《金匮要略》中防己地黄汤要求生地黄"蒸之如斗米饭久"。《金匮玉函经二注》指出防己地黄汤"用生地黄之凉血补阴，熟蒸以归五脏，益精养神也。盖药生则散表，熟则补衰"。可见通过蒸制，药物由生变熟，可以增强其补益的功效。

（三）煮

煮是指将药物放入锅内加水同煮的方法。《伤寒论》中水煮药物炮制法大多述于方后注中，用时"皆先煮数沸"，便可除去其副作用。有些药物中的挥发油易刺激胃肠黏膜引起恶心等症，煮后可破坏部分挥发油，缓解其对胃肠的刺激。由此可见，这都是仲景通过临床经验总结的有效方法。

张仲景的药物炮制实践为后世炮制理论的形成奠定了基础。他对药物炮制的基本方法进行了探索，并初步厘定了炮制原则，明确了炮制目的，堪称炮制学"鼻祖"。

第七章 方剂思想 ▷▷▷▷

经方以其严谨的组方、卓著的疗效为后世称道，沿用不衰。仲景组方紧扣病机，据证制方；证中寓法，法贯方中；组方完整，井然有序；主次明确，切中机要；取舍得当，剂量适宜。仲景用方则注重辨识主症、紧抓病机、随证化裁、灵活合方、精心调护。仲景制方特别注重煎煮方法，根据病证特点选用相应的外用或内服剂型。经方剂型之丰富、制法之灵活，垂范千年，影响深远。

第一节 方剂命名规律

经方并非全部是张仲景创立，这些方剂起先是成于"经方十一家"之手，后经张仲景收集、遴选、实践、改进，并因《伤寒论》《金匮要略》的存世而获得了重生和传续。仲景对于经方的命名做了改进，使方名对经方具有提纲挈领的作用，高度概括了药物组成、药物功效、主治病证等。

一、药物名称命名法

以方剂组成中一味或几味中药的名称作为该方的名称，这种命名方法简洁明了，《伤寒论》中这种命名方法最为常见。

（一）全部药物命名法

全部药物命名法是指以方中全部药物名称命名方剂，可以由方名直观看到这类方剂的药物组成，记住方名则掌握了全方所有的药物组成。这种命名法简单直观、便于记忆，如麻黄杏仁甘草石膏汤、茯苓桂枝白术甘草汤、麻黄附子甘草汤、厚朴生姜半夏甘草人参汤等。若药物超过5味，则方名繁琐，不便于记忆，所以这种方剂命名方法只适用于药味数在5味以下的方剂。

（二）主要药物命名法

主要药物命名法是指以方中主要药物名称作为该方名称的命名方法。此类方剂一般药味较多，且方名中的药物对所主病证具有主要的治疗作用，如此命名则可突出其中代表性药物。

以一味药物命名者如治疗太阳伤寒证的麻黄汤，由麻黄、杏仁、桂枝、炙甘草4味药组成，其中麻黄具有解表发汗、宣肺平喘之功效，为本方君药，故以麻黄为本方命名。又如少阳证的小柴胡汤由柴胡、黄芩、半夏、生姜、人参、大枣、炙甘草 7 味药组成，其中柴胡有疏解少阳邪气之功，方中用量最大，亦为君药，故以柴胡为该方命名。

以多味药物命名者，如治疗少阴热化的黄连阿胶汤，本方功擅泻南补北、交通心肾，故以泻心火之黄连与补肾水之阿胶联合命名本方。类似的还有麻黄升麻汤、麻黄连轺赤小豆汤、竹叶石膏汤、柴胡桂枝干姜汤等。

（三）体现药物加减的命名法

体现药物加减的命名法是指在方名中体现某一基础方增加或减去其中某药，或增减某药用量的方法。这种命名法体现了仲景"知犯何逆，随证治之"的辨证论治思想，便于以方测证。如桂枝加附子汤，即是桂枝汤中加附子；桂枝加葛根汤，即是桂枝汤加葛根；桂枝去芍药汤即是在桂枝汤中去芍药；桂枝加桂汤即是在桂枝汤中加大桂枝的用量。

（四）特殊药物命名法

特殊药物命名法是指以方中某一种起特殊治疗作用的药物命名，但注意该药在方中并非君药，通常是仲景为了强调其重要性，故以此特殊药物命名。如十枣汤由甘遂、大戟、芫花、大枣 4 味药组成，以甘遂、大戟、芫花攻逐经隧、脏腑、胸胁积水，然此 3 味性峻猛有毒，极易损伤正气，故佐以大枣缓和诸药毒性，益气护胃，培土制水。大枣在本方十分重要，故以十枣命名，以强调顾护胃气的重要性。

二、功效主治命名法

（一）方剂功效命名法

方剂功效命名法是指以该方的主要功效作为方名，从方名即可知晓其主要功效。以功效为名的代表是承气类方，承气汤类主治阳明腑实证，可去热结而通畅胃肠气机。所谓"承气"，乃承顺胃气之意。这一功效描述直接出自方中的主药大黄，据多部本草书籍记载，大黄擅长"调中化食"（《神农本草经》）、"平胃下气"（《名医别录》），这些描述也即承气之意。如吴鞠通所言："承气者，承胃气也。"又如理中汤，此方在《金匮要略》中被称为人参汤，很有可能是本方的原名，加入桂枝则是《伤寒论》中的桂枝人参汤，仲景将本方改为理中汤，并说明理由是"理中者，理中焦"。类似的还有泻心汤、陷胸汤、小建中汤、抵当汤等。

（二）功效隐喻命名法

功效隐喻命名法是指某些功效类的方名极具文化特色，蕴含中华传统文化于方名中。如小青龙汤、大青龙汤、白虎汤、真武汤，这些方名很有可能是仲景之前的医家所命名的，仲景继承应用之。东之青龙，西之白虎，南之朱雀，北之玄武是中华传统的四大神兽。此类方名有可能来源于功效，即白虎类方长于清热生津，秉金行肃杀之性，对应于西方庚辛金；真武即是玄武，后世因避讳改为真武，真武汤长于温阳补肾利水，对应于北方壬癸水；青龙类方长于温散水饮，宛如青龙之行云布雨，对应于东方甲乙木；如黄连阿胶汤即是古代之小朱雀汤，黄连阿胶汤长于清心除烦，对应于南方丙丁火。

（三）药物加功效命名法

药物加功效命名法是指以方中的药物和功效为该方命名，一般方名中的药物起主要的治疗作用。例如半夏泻心汤主治"心下痞"，有消痞散结之功，其中半夏有散结除痞、降逆止呕之力，为主药，与诸药配伍共泻心下之邪，故名之半夏泻心汤。类似的还有大黄黄连泻心汤、生姜泻心汤、桃核承气汤等。

（四）主治病证命名法

主治病证命名法是指以该方的主治病证作为方名，以此突出该方的主治。以主治为名的代表是四逆类方，这显然与它们擅长治疗四肢厥逆有关。又如奔豚汤主治奔豚病，头风摩散主治头风病等，都是以主治病证命名。

（五）合方命名法

合方命名法是指以组成该方的两个基础方的用量比例为该方命名，此方一般用于病情较为复杂，某单一方剂不能完全胜任的情况。如桂枝麻黄各半汤为桂枝汤与麻黄汤各取原剂量1/3，按1：1的比例合方，主治表郁日久，邪轻证轻之证。其中桂枝汤调和营卫而不留邪，麻黄汤解表发汗而不伤正，以小发其汗。再如桂枝二越婢一汤为桂枝汤取原剂量1/4，越婢汤取原剂量1/8，按2：1比例组方，主治表郁内热轻证，其中桂枝汤外散表寒，越婢汤内发郁热，两方配合以解表清里。类似者还有桂枝二麻黄一汤等。

（六）大小方剂命名法

《伤寒论》《金匮要略》中记载了六对区分大小的同名经方，分别是大小青龙汤、大小柴胡汤、大小承气汤、大小陷胸汤、大小建中汤、大小半夏汤。此处的"大""小"并非是区分两方药味的多少，而是指药力的大小不同。对比来看，小者方剂多主治全面，药力缓和；大者则是加强了某一方面的功效，如大青龙汤的发汗、大柴胡汤的泄热、大陷胸汤的逐水、大建中汤的散寒等。一个新方往往是为更加严重的病情而设，因此可以这么认为，小者早于大者，并且小方的应用也更加普遍。

（七）其他命名法

以颜色命名如桃花汤，因方中主药赤石脂色红如桃花，俗称桃花石，故名桃花汤；以制备方法命名如烧裈散，是取妇人裤裆烧灰而成。

张仲景对方剂的命名简洁、直观、严谨、实用，有较强的规律性。熟悉这些规律，就可根据方名推知该方的大致组成、主要功效，或根据组成推知其方名，便于临床掌握该方。

第二节　组方思路

一、组方严谨，药随法出

仲景经方的法度严谨，主要体现在三个方面：首先是不囿于某种程式，而是紧扣病机，根据病证的具体情况制方；再就是证中寓法，法贯方中；第三是组方的完整性与有序性。

试看其依法据证、药随证出之实例。如治"胸痹之病，喘息咳唾，胸背痛，短气"之典型病证，则治以宽胸化痰、通阳散结之法，用栝楼实宽胸化痰，薤白通阳散结，白酒煎药以行药性，以助通阳散结之用，是为栝楼薤白白酒汤证。若胸痹进一步发展而出现"心痛彻背，背痛彻心者"，为痰浊上逆、痹阻胸阳所致，则需加强行化痰浊之力，加半夏以降逆化痰，是为栝楼薤白半夏汤证。若心中痞气，气上抢心，而致胸痹胸满者，则易为枳实薤白桂枝汤法，方中除仍沿用栝楼实、薤白外，去白酒，加枳实、厚朴、桂枝组成。因酒性升散，与气逆相背，故去之；厚朴、枳实可降气泄满，桂枝可平冲，又可通阳，故加入其中。上述诸方证皆紧扣胸痹病证病机的变化而组方用药，显现出仲景方证相对的严谨法度。所以唐容川赞叹仲景"用药之法，全凭乎证，添一证则添一药，易一证亦易一药。观仲景此节用药，便知其义例严密，不得含糊也"。

二、法宗八法，随证施用

《伤寒论》《金匮要略》两书虽无八法之名，却有八法之实。八法的灵活运用乃是仲景组方的重要思路，汗、吐、下、和、温、清、补、消等八法在条文中运用得丰富多彩。疾病在发生发展过程中，若表、里、寒、热、虚、实之证单纯的，则以一法为主治之；若病机复杂，则应辨证采取数法并用治之。

如黄连汤、干姜黄芩黄连人参汤、乌梅汤、半夏泻心汤等，均以辛热之干姜与苦寒之黄连并用，旨在辛开苦降、寒热并调，寒散热清、阴阳和调而自愈，此乃温清并用之法。又如麻杏石甘汤，发散之麻黄与清热之石膏并用，清散合法，相得益彰。又如白虎加人参汤，苦寒之知母、辛甘大寒的石膏与甘温补益的人参同用，清补同用，以治阳明热盛、气津两伤之证。又如枳术汤，行气消痞之枳实与健脾益气燥湿的白术同用，开消补二法并用之先河。这种思路，直接影响后世易水学派的用方思想，枳术丸的出现便是据此而有。

三、方药配伍，主次有序

仲景组方配伍用药，主次分明，井然有序。首先为主药，纵观《伤寒杂病论》诸方,皆有主药,如百合汤诸方之用百合,桂枝汤诸方之用桂枝等。其次为辅治药,如麻黄汤用桂枝助其发汗解表。再次为兼治药,如麻黄汤用杏仁以治伴见的咳喘证。然后则为佐药,《伤寒杂病论》的佐药除常见的佐助药之外,另有两种用法:一为佐制,为消除或减弱主、辅药的毒性或烈性而用,如十枣汤中大枣即是;二为反佐,乃因病邪盛,可能格拒用药,稍配与主药相反药性的药物,如白通加猪胆汁汤,即在干姜、附子热药中反佐苦寒之猪胆汁。最后为调和药,以调和诸药之性,《伤寒杂病论》中不少方配伍甘草即是。

《伤寒杂病论》可谓实践《内经》君臣佐使组方法则的典范,其方剂以严谨的组方结构阐释了君臣佐使的含义,每方皆在依法据证的组织中达到其完整和有序的统一。

四、主药为体,切中机要

仲景组方,方中主治之药并非仅仅局限于方中某一味主药,凡在方中针对主要病机,起主要治疗作用的药物皆可称之为主治之药,有一味、两味,也有三味之多。

如瓜蒂散中之瓜蒂,葶苈大枣泻肺汤之葶苈子,皂荚丸之皂荚,既为主药,也为主治之药;越婢汤中的麻黄、石膏,射干麻黄汤中的射干、麻黄,麻黄汤中的麻黄、桂枝,2味药俱为方中主治之药;十枣汤中的大戟、甘遂、芫花,3味药亦皆为方中主治之药。由此看来,凡病情单一者,可取单味药为主治药;若病情较为复杂,或有两方面以上病机相兼为病者,其主治药就须根据病证及药物性能配伍组方。

如百合地黄汤证,心肺阴虚有热,百合为主药,但只能治其肺阴虚有热的一面,不能胜任心阴虚有热的证治,只有配伍生地黄,才能心肺阴虚并治,因此百合、地黄均为方中的主治药。再如越婢汤取麻黄、石膏相伍,麻黄宣肺解表力强,石膏清解邪热力强,若单用麻黄宣散则热不得泄,单用石膏清泄则邪热透泄不畅,两者合用,均为方中主治之药。

仲景唯求主治之药能切中机要而用,是其组方的一大特点。主治之药已切其病证,若有兼证,则加其治兼证之药,若无兼证则仅加一二味调和药。因此,这也是仲景之方用药精练、药味较少的原因所在。另一方面,主治之药也把握着全方的主治方向。如麻黄汤、麻杏石甘汤、麻杏苡甘汤三方皆有麻黄、杏仁、甘草3味,三方的主治作用不同,即因方中的主治之药有一味之差。麻黄汤主药为麻黄、桂枝,发散风寒也就成为全方主治作用的方向;麻杏石甘汤主药为麻黄、石膏,作用为清宣肺热,则全方作用也因此而定;麻杏苡甘汤主治药为麻黄、薏苡仁,作用为散寒除湿,则全方因而主治寒湿痹证。所以,柯韵伯言:"于麻黄汤去桂枝之辛热,加石膏之甘寒……一加一减,温解之方,转为凉散之剂矣。"(《伤寒论翼》)即为此意。

五、用药取舍,唯求合宜

取二三味乃至四五味药物配伍为仲景组方之常。所以徐灵胎说:"古圣人之立方,不过四五味而已,其审药性,至精至当,其察病情,至真至确。方中所用之药,必准对其病,而无毫发之差,无一味泛用之药,且能以一药兼治数症。故其药味虽少,而无症不该。"仲景组方之精当，主要体现在其用药取舍，唯求合宜，切合病机、病势，符合症状、病征。

如仲景用附子，审病势有轻重缓急，有生用与制用之不同。如同样是寒证，其病势急迫者，当用生附子，如四逆汤中用生附子，起效峻猛，急用回阳救逆，并使危急或危笃病证化险为夷。病势较缓者当用制附子，如桂枝附子汤中炮附子 3 枚，炮附子作用相对缓和而持久，功用在温阳散寒，通达关节，从而使病证缓缓得以解除。

又如仲景亦有针对症状之药，标本兼顾。如咽痛病症，其治多用治咽痛专药，如桔梗汤中用桔梗以治热证咽痛，通脉四逆汤中加桔梗治阳虚寒证咽痛。又如五苓散由茯苓、猪苓、白术、泽泻、桂枝组成，为治水总剂；若将猪苓、甘草换成生姜，则为茯苓泽泻汤，以治呕渴反复的水饮证；仅用方中的白术、泽泻，量皆加大，泽泻尤重，则为治水饮上逆眩冒的泽泻汤；若仅用猪苓、茯苓、白术 3 味，则为治饮病方愈、饮水复作的猪苓散；若仅用五苓散中的茯苓、白术、桂枝 3 味，加入甘草，则为治饮停中焦的代表方苓桂术甘汤；若用白术换成大枣，则为治饮蓄下焦欲作奔豚的茯苓桂枝甘草大枣汤；若由茯苓、猪苓、泽泻再加阿胶、滑石，则成为治水湿化热兼阴虚的猪苓汤。凡此 7 方，主用药仅茯苓、猪苓、泽泻、白术、桂枝 5 味，通过此 5 味的出入变化，再合以生姜、大枣、甘草、滑石、阿胶等味，即组成了各有专攻的经典之方。

如病情复杂，非众药共济不能为功时，仲景亦组以大方。如治疟母证的鳖甲煎丸用药多达 23 味。因其病为疟邪久羁，正气已虚，假血裹痰，结积于胁下，既要祛邪，又要扶正，既要行气化痰，又要利水化瘀消结，故主以鳖甲软坚散结。因疟邪传犯在三阳经，故组合治三阳经的代表方为小柴胡汤、桂枝汤、大承气汤；因痞结而去壅缓之甘草，因下虚而去破气直下之枳实，又加入化瘀之鼠妇、䗪虫、蜣螂、蜂房、桃仁，消痰之赤硝、半夏，行气之乌扇、葶苈子，利水之瞿麦、石韦，去瘀积之热之牡丹皮、紫葳，扶正之人参、白术、阿胶等，如此，则正合病证之治。虽用药颇多，仍不失其规范，即多而不乱，繁而不杂。正如景岳所谓："观仲景之方，精简不杂，至多不过数味，圣人之心，自可概见。若必不得已，而行中之补，补中之行，是也势所必然。"（《景岳全书》）可谓一语中的。"不知圣人初无从简之心，惟是合宜以治耳。"仲景"用多用寡，两不相俟。故得其要者，多也不杂；不得其要，少亦不专。不穷确然之理，而以品味多寡为衡，是崇末而遗本也已"。（丹波元坚《药治通义》）这也正说明了仲景根据病情而方证相对的用药法则。

其他诸如阴阳调和、四气五味、功效配伍等，已在上一章仲景用药思想叙述，在此不再重复阐述。

第三节　用方思路

一、辨识主症

辨识主症是张仲景用方的重要思路，后世称之为"抓主症"。什么是主症？主症就是疾病的主要脉症，是疾病基本的、本质的病理变化的外在表现。每一种病证都有它特异性的主症，可以是一个症状，也可能是由若干个症状组成。抓主症即是指依据疾病的主要脉症而确定诊断并处以方药的辨证施治方法。

如临床常见的寒热错杂性心下痞证，其本质病理是中焦寒热错杂、脾胃升降失常。这样的病变必然引起心下痞、呕而下利等症状，这"心下痞、呕而下利"便是主症。临床上若见到这样的现象，医生便立刻可以确诊上述病变的存在，并处以辛开苦降、寒温并用的泻心汤，这一过程便是"抓主症"。由此可见，主症是诊断标准，也是投方指征。抓主症的方法有两个最主要的特点：其一，抓主症一般不需作直接的病机（包括病因、病位、病势、病性）辨析，病机辨析潜在于主症辨析之中；其二，主症多与首选方剂联系在一起，抓主症具有"汤证辨证"的特点。所以说，辨识主症，是张仲景选方用方的重要思路。

（一）辨识主症的意义

辨识主症用方的意义主要在于如下三个方面：

1. 实用性强 中医虽然有很多种用方思维、辨证论治思路，但比较起来，其中要数抓主症的方法最为实用、最为常用、使用最为广泛。这是因为它使用起来更加具体、更加简捷、更少教条、更多灵活。

2. 治病求本 抓主症的方法能使中医治病求本的原则得到很好的实现。从表面上看，抓主症很有可能被理解为是一种"头痛医头、脚痛医脚"的肤浅的治标方法。其实抓主症不仅不是治标，反而是治本。疾病的"本"就是疾病本质的、基本的病变，这便是中医认识疾病本质的最主要的，同时也是决定性的方法。历代医生在长期的临床实践中，通过这样的方法，逐渐认识到了众多病证的本质病理及反映其本质病理的脉症，也就是主症。如我们所熟知的小柴胡汤证的"柴胡七症"、麻黄汤证的"麻黄八症"及热实结胸的"结胸三症"等，便都是古代医生探索并总结出来的。抓住这样的主症，实施针对性的治疗，这就是治本。

3. 疗效理想 如上所述，抓主症体现了治病求本的原则，而且一般说来，主症又总是与最佳的方药联系在一起，所以抓住了主症就同时选择到了对证的方药，因而也就可以取得理想的疗效。必须说明的是，抓主症的方法是辨证施治与专病专方两种方法的有机结合，这当然也是理想疗效的保证。

张仲景运用辨识主症法用方最具代表性者当属少阳证小柴胡汤条文，其言"伤寒中风，有柴胡证，但见一证便是，不必悉具"，是指柴胡证的"往来寒热、胸胁苦满、默默不欲饮食、心烦喜呕、口苦咽干"诸症，只要见一症就可应用。其临床表现可能不同，但是抓住主症，其形成机制相同，都属于小柴胡汤证的范畴。又如桂枝汤主症当为"发热、自汗、恶风、头痛、脉浮缓"，麻黄汤主症为"头痛、发热、身痛、腰痛、骨节疼痛、无汗、恶风、喘"。我们学习张仲景抓主症用方的这种思路，最重要的即是对于经典的熟悉，只有深究仲景方证中的主症，烂熟于心，才能熟练应用"抓主症"法。

（二）辨识主症的注意事项

抓主症用方的大家刘渡舟先生认为，学习应用张仲景这种"抓主症"的用方思路，应注意以下几点：

1. 不必悉具 一般来讲，书本上所记述的主症是典型的，而疾病的实际临床表现往往是变化的，在多数情况下都不像书本上记述的那样完备。这就要求医生能够以少知多、以点见面，仅仅依据少数的主要脉症即可做出诊断。《伤寒论》"但见一证便是，不必悉具"是一个具有普遍意义的原则，也是抓主症方法的一条重要原则。临床抓主症时，不可强求全部症状的出现；否则就会作茧自缚，必致寸步艰难。

2. 删繁就简 如果一位患者的症状很多，表里上下、纷繁复杂，这时医生就不能"眉毛胡子一把抓"，而是要用"特写镜头"，抓住其中的几个主要症状，依据症状投方施治，"于千军万马中取上将之首"。

3. 辨别疑似 病证的主症大多是具有特异性的，但也有两两相似者，需要细心辨析。若辨之不明，轻易地依照表面上的"吻合"而"抓主症"，必然失之毫厘，差之千里。

二、抓住病机

抓住病机亦是张仲景用方的重要思路。《内经》曰："谨守病机，各司其属。"中医辨证论治若离开了病机作为基础就如同无本之木、无源之水，病机是辨证遣方用药的根本。通读《伤寒论》会发现其中的诸多条文中并非单纯罗列"方"和"证"，更不是不顾病机而机械地照着条文辨证。张仲景抓住病机的用方思路值得深入研究。徐灵胎所谓"医者之学问，全在明伤寒之理，则万病皆通"即是此理。

纵观《伤寒杂病论》全书，张仲景抓住病机用方往往通过以下几种方式表现出来：

（一）直接阐明病机

如《伤寒论》12 条曰："太阳中风，阳浮而阴弱。阳浮者，热自发；阴弱者，汗自出。啬啬恶寒，淅淅恶风，翕翕发热，鼻鸣干呕者，桂枝汤主之。"外感风邪，风性开泄，卫气因之失其固护之性，"阳强而不能密"，不能固护营阴，致令营阴不能内守而外泄，仲景故称"阳浮而阴弱"。又如 53 条曰："病常自汗出者，此为荣气和，荣气和者，外不谐，以卫气不共荣气谐和故尔；以荣行脉中，卫行脉外，复发其汗，荣卫和则愈，宜桂枝汤。"参考前后条文，此条中无"太阳病""伤寒"等描述，可知本条所论不局限于外感病，还包括内伤杂病。"荣"，即营。"荣气和者"表明营气相对调和，而"外不谐"表明卫外功能失调。此条直接阐明该自汗的病机为"卫气不共荣气谐和"，即卫气失于固护外表的功能而导致的营卫不和，营气外泄而致自汗出。基于此病机，方由证立，以桂枝汤治疗旨在"复发其汗"，从而发挥其调和营卫的作用，使得营卫和谐而汗止。

（二）通过脉象提示病机

脉诊在《伤寒论》中占有非常重要的地位，贯穿着辨证论治的整个过程。张仲景在《伤寒论》中许多卷直接以"某某病脉证并治"命名，并提出了"观其脉证，知犯何逆，随证治之"的重要辨证原则。如《伤寒论》42条："太阳病，外证未解，脉浮弱者，当以汗解，宜桂枝汤。"太阳病表证未解，"浮"提示表证未解，"弱"提示同时有正气虚弱。

（三）通过变证揭示病机

关于误治而产生变证的条文在《伤寒论》中有近130条，剖析误治而产生变证的思维过程也是分析病机的过程。如34条曰："太阳病，桂枝证，医反下之，利遂不止，脉促者，表未解也。喘而汗出者，葛根黄芩黄连汤主之。"本桂枝证，表证未解，误用下法，邪陷阳明，此时表证未解，里热已炽，故见身热口渴、胸闷烦热、口干作渴；里热上蒸于肺则作喘，外蒸于肌表则汗出；热邪内迫，大肠传导失司，故下利臭秽。

（四）通过症状区别病机

症状是中医诊断病证的基本依据之一，诊察某些关键症状的有无也是区别两种或多种病机的关键环节。如《伤寒论》73条曰："伤寒，汗出而渴者，五苓散主之；不渴者，茯苓甘草汤主之。"此条文中，"渴"与"不渴"便是区别病机的关键症状。以方测证，此条"渴"的病机为水气内停，阻遏气机，气不化津，津不上润；"不渴"的病机为饮停于胃。因此，在进行方证辨证时要注意一些能够区别病机的关键症状的有无，如"渴"与"不渴"、"汗出"与"无汗"、"小便不利"与"小便自利"等，从而正确辨识病机。

由此可见，张仲景用方亦重视方与病机的对应，不能机械地照搬方与证、方与症的简单对应，抓住病机，是应用经方的灵魂所在。抓住病机用方，可以将经方的治疗范畴扩展到条文之外，避免了机械对应、局限于条文。清代名医叶天士学习仲景"抓住病机"运用经方的法则，是仲景用方法的拓展。如叶天士运用栀子豉汤，该方出自《伤寒论》76条，本治"虚烦不得眠、心中懊憹"，叶氏抓住其病机为无形气火郁于上焦，创立"轻苦微辛"法，即用栀子、豆豉之类，味属轻苦微辛，能宣通上焦闭塞，开散上焦闭郁之气火。上焦得宣，则三焦通畅，气运流行，上焦之气火闭郁、中焦气滞、下焦便秘等症同时得解。究其根本，乃是叶天士抓住了栀子豉汤的病机所在，灵活运用，极大地扩展了经方的治疗范畴。

三、随证化裁

仲景云："观其脉证，知犯何逆，随证治之。"方药随证化裁，是张仲景用方的重要思路。这里仍以桂枝汤为例，探析仲景随证化裁之法。桂枝汤出自《伤寒论》太阳病篇，具有调和营卫、解肌祛风之功，乃仲景为太阳中风而设。仲景对于本方的运用，可谓法活机圆，灵活变通，随证化裁，可用于治疗外感、内伤等诸多疾病，灵活地扩大了本方的应用范围。

（一）随证加药

如《伤寒论》121条，其人素体虚寒，误以烧针取汗，损伤心阳，寒气乘虚上犯，致发奔豚证。仲景用桂枝汤原方加重桂枝的用量，"更加桂二两也"，成桂枝加桂汤，加强平冲降逆之力以治奔豚。再如《伤寒论》279条，其人太阳病误下，致邪气下陷，脾气不和，而见"腹满时痛"，病属太阴，仲景用桂枝汤原方加重芍药的用量，成桂枝加芍药汤，以调脾和中而止腹痛。喻嘉言评之曰："此之误下而腹满时痛，无胸胁等证，则其邪已入阴位，所以属在太阴也。仍用桂枝解肌之法，以升发太阳之邪，倍芍药者以调太阴之气，本方不增一药，斯为神也。"

《伤寒论》18条曰："喘家，作桂枝汤，加厚朴、杏子佳。"若素有喘咳，又加之中风，仲景用桂枝汤以解表祛风，随证加厚朴、杏仁利肺降气以治宿喘，标本兼治。又如《伤寒论》14条，风邪客于太阳经输，太阳经输在背，邪入其间，致经气不利，阻滞津液不能敷布，经脉失去濡养，则"项背强几几"，仲景用桂枝汤解肌发表，加葛根以散经输之邪，鼓舞胃气上行以升津液，通畅太阳经脉。又如《伤寒论》21条为太阳病发汗太过，致阳虚漏汗且表证未解的证治，仲景拟桂枝加附子汤而为其治，用桂枝汤调和营卫以解外，加附子温经扶阳以固表。而《伤寒论》62条，仲景在增加芍药、生姜用量的基础上，再加人参三两，名桂枝新加汤，用治太阳病汗后营血不足，身体疼痛之症。又如《金匮要略》之柔痉病，为津液不足、风邪化燥所致，仲景于桂枝汤加栝楼根，名曰栝楼桂枝汤，能解肌祛邪，滋养津液，舒缓经脉，以治柔痉。再如《金匮要略·中风历节病脉证并治》之桂枝芍药知母汤，本方所治历节病乃内虚外实之病，内有阴阳之虚损，外有风寒湿邪之盛，仲景在桂枝汤的基础上加知母、麻黄、防风、附子，以补内之虚损，祛在外之风寒湿邪，流通经脉，用以治历节病风湿偏盛之证。再如《金匮要略·血痹虚劳病脉证并治》之桂枝加龙骨牡蛎汤，加强本方收敛固涩宁神之效，则用治"男子失精，女子梦交"之证。若桂枝汤加黄芪，名桂枝加黄芪汤，以增强桂枝汤固表实表之效，用治黄汗病。再若桂枝汤倍芍药加饴糖，名小建中汤，用治"心中悸而烦""腹中急痛""虚劳里急，悸，衄，腹中痛，梦失精，四肢酸疼，手足烦热，咽干口燥"等症，从治太阳中风之剂一跃变为温中补虚以除劳热之方。

（二）随证减药

又如《伤寒论》21条："太阳病，下之后，脉促胸满者，桂枝去芍药汤主之。"22条："若微寒者，桂枝去芍药加附子汤主之。"此二条所论，为太阳病误下的两种变证。脉促胸满，乃邪阻于胸，心阳受损之象，故仲景用桂枝汤去芍药之阴柔，以复心阳而调营卫；对于后一种变证，即"微寒者"，属表邪内陷，阳气已虚之证，仲景于前方加附子温经扶阳而为其治。又如《伤寒论》112条之桂枝去芍药加蜀漆牡蛎龙骨救逆汤，乃仲景为亡阳惊狂证而设，盖误用火劫，则阳气散乱而发惊狂，治用桂枝汤去芍药而加镇惊止狂之品，温通心阳，镇惊安神，以救其逆。再如《伤寒论》28 条之桂枝去桂加茯苓白术汤，本证为气化不利，水邪内停所致，水邪郁遏，经气不利而见"头项强痛，翕翕发热"；水邪凝结，里气不和而见"心下满微痛"。故本证之治，非汗下所宜，当利其小便。陈修园谓："此时须知利水法中，大有旋转之妙用，而发汗亦在其中，以桂枝去桂加茯苓白术者，助水之转输，令小便一利，而诸病霍然也。"又如《伤寒论》174 条之桂枝附子汤，为桂枝汤去芍药加附子而成，去芍药之酸敛，加附子之温通，用治太阳病"风湿相搏，身体疼烦，不能自转侧者"；"若其人大便硬，小便自利"，前方去桂枝加白术，减桂枝利水之力，而加白术健脾化湿之能，则为桂枝去桂加白术汤。

（三）随证合方

如《伤寒论》23 条之桂枝麻黄各半汤证，此为太阳病日久不解，微汗不出，阳气怫郁在表，故见"面色反有热色"等症，其病情不适于专用桂枝汤或专用麻黄汤，治当辛温轻剂小发其汗，故仲景桂麻合方，各用半量，取其小汗而解。《伤寒论》25 条桂枝二麻黄一汤证，较 23 条之证为轻为缓，故仲景取桂枝汤与麻黄汤 2∶1 用量合方，辛温轻剂，微发其汗。又如《伤寒论》27 条之桂枝二越婢一汤，乃仲景为太阳病表邪未解，内有郁热之证而设，表寒里热，郁而不发，故仲景取桂枝汤与越婢汤 2∶1 用量合方为治，量小剂轻，微发其汗，兼清里热，表里双解。

再如《伤寒论》146 条之柴胡桂枝汤，条文"发热，微恶寒，支节烦疼"，为太阳桂枝证；"微呕，心下支结"，乃少阳柴胡证。叠用"微"字，则说明太少之证俱轻。故仲景取小柴胡汤、桂枝汤各半量合剂而成，调和营卫，以解太阳之表；和解枢机，而治少阳之里。

通过仲景对桂枝汤的随证化裁，可窥探仲景用方之妙。仲景化裁之法，其根本还是依据病机证候化裁。仲景方后多有加减之法，需要我们潜心研究，深探其中含意。

四、合方运用

合方是张仲景运用方剂的另一重要之法，是指将两首或两首以上已有方剂相合，是方剂加减变化的一种特殊方式。合方的目的，显然是追求更好的临床疗效。合方之法，《伤寒论》有"先合后煎"和"先煎后合"两种不同的记载。先合后煎的制作法见于桂枝麻黄各半汤、桂枝二麻黄一汤、桂枝二越婢一汤方后所出药物组成；而先煎后合之法见于上述方剂注语，如"本云，桂枝汤三合，麻黄汤三合，并为六合，顿服""本云，桂枝汤二分，麻黄汤一分，合为二升，分再服"。桂麻合方相合方法存在着"先合后煎"与"先煎后合"二种，内寓剂效关系，并为方剂相合方法指明了两个方向。

（一）合方的依据

1. 证候　所谓依据证候特征来合方，是指通过比较临床表现出的证候特征与方证的相同程度来进行合方。此种方法不必拘于症状表现的完全相同，但求其主症一致即可。例如柴胡桂枝汤这首合方的创制，即在于抓住了条文"发热，微恶寒，支节烦疼"的太阳桂枝证和"微呕，心下支结"的少阳柴胡证，因而将小柴胡汤与桂枝汤相合。

2. 病机 所谓依据病机特点来合方，是指通过对临床证候的分析，辨明其证候的病机所在，从而选择针对该证病机的方剂相合。这种方法常应用于主症并非显著，但病机相同或相近的情况下。如《金匮要略·水气病脉证并治》的桂枝去芍药加麻辛附子汤，是《伤寒论》桂枝去芍药汤与麻黄附子细辛汤的合方。若仅从主症上去分析，两方无相同的主症，但于病机上却更多接近，皆有阳虚阴凝的病机要点，故两方合方运用。

依据证候特征与病机特点进行合方是并行不悖的，各自均有其优势所在。依据证候特征合方，有着更为直接、简明的特性；它要求病证与方证的相合，要求对症状的收集、掌握与甄别。依据病机特点来合方，可以弥补临床表现中症状不显著的欠缺；它要求对证候进行更深层次的分析，而不拘于症状的相同；其灵活性显著，宜于更大范围中选择应用合方。

（二）合方的功效

1. 功效的累加 即合方具有相合的两个方剂各自的效果，合方的功效等于两方功效之和。例如由小柴胡汤和桂枝汤组成的柴胡桂枝汤，既能和解少阳，又可调和营卫，即是小柴胡汤和解少阳与桂枝汤调和营卫功能的累加。

2. 新功效的产生 如《金匮要略·水气病脉证并治》治疗"心下坚，大如盘"的桂枝去芍药加麻辛附子汤，由《伤寒论》桂枝去芍药汤与麻黄细辛附子汤相合而成。桂枝去芍药汤见于《伤寒论》21条，是一张治疗"脉促，胸满"的方剂；麻黄细辛附子汤见于《伤寒论》301条，为一首治疗少阴病"发热，脉沉"的名方。此二方皆不治水气病，亦不言二方有"化饮"之功。然二方相合后却能"化饮利水"，究其原因，可能源于方剂相合后药物配伍间出现变化，产生了新的功效。

张仲景的这种合方应用思想，对于后世医家有着巨大影响，后世医家本仲景之法更有发展。如金·刘完素创制的"三一承气汤"（即大承气汤、小承气汤、调胃承气汤合方）、"天水凉膈各半"（天水散与凉膈散合方）、"天水一凉膈半"，这显然是从仲景合方中得到的启示。又如《正体类要》之八珍汤将《太平惠民和剂局方》之四君子汤、四物汤相合；朱丹溪的胃苓汤、张景岳柴平汤，可以说都是受仲景这种合方思想的影响。

随着汉医古方派的崛起，其在日本日益受到重视，日本医家研制出大量的合方，如柴陷汤（小柴胡合小陷胸汤）、柴朴汤（小柴胡合半夏厚朴汤）、小青龙合麻杏石甘汤、大柴胡合茵陈蒿汤等一系列合方，可以说是对仲景经方合方思维的进一步发挥。这种以合方的形式来研究组创新的方剂，好比是在前人已有成果上的前进，远比以药物重新组方来得更为直接、简捷，值得我们进一步研究和运用。

五、注重调护

（一）药后病情观察

1. 药后观汗 患病或服药皆可令人出汗，患病之出汗可称之为"病汗"，服药之出汗可称之为"药汗"。病汗之有无对临床辨证治疗有重要影响。如汗出恶风用桂枝汤,无汗恶风用麻黄汤,就是因汗辨证的体现。对于药汗,仲景则常根据汗出的情况进行相应的护理。如服桂枝汤,"服已须臾,啜热稀粥一升余,以助药力。温覆令一时许,遍身漐漐,微似有汗者益佳,不可令如水流漓,病必不除。若一服汗出病差,停后服,不必尽剂;若不汗,更服依前法;又不汗,后服小促其间,半日许,令三服尽。"说明使用桂枝汤等解表剂后,以遍身微微汗出为佳,则邪随汗解;病愈后立即停药,以免过汗;若仍不出汗,宜继续服药,并配合进食热粥和加衣盖被,以助药力。若汗出过多,易致津伤气耗,引发变证。

又如《金匮要略》附方之续命汤"温服一升,当小汗,薄覆脊,凭几坐,汗出则愈。不汗更服"。而大青龙汤则有"汗出多者,温粉粉之。一服汗者,停后服。若复服,汗多亡阳,遂虚,恶风烦躁,不得眠也"。二者皆可见仲景对于药后汗出情况的重视。

2. 药后观二便　《伤寒论》常用下法通利二便,祛邪愈病。凡服用泻下、利水之类方药,须密切观察二便,《伤寒论》概括其变化有三:其一,药后二便通利,表示疾病向愈,则应停用下药。如大承气汤"得下,余勿服"。又如小承气汤,"初服汤当更衣;不尔者,尽饮之。若更衣者,勿服之"。再如茵陈蒿汤治疗阳黄,小便不利,方后云:"煮取三升,去滓,分三服。小便当利,尿如皂荚汁状,色正赤,一宿腹减,黄从小便去也。"说明药后小便通利,黄疸消退。其二,药后二便仍不通利,则继续服药,以通为度。如大陷胸丸方后云:"顿服之,一宿乃下。如不下,更服,取下为效。"其三,药后泻利不止,须立即停药,并采取相应的医护措施。如三物白散方后注:"利过不止,进冷粥一杯。"该方巴豆辛热,攻寒逐水,药力峻猛,若下之太过,宜进食冷粥以抑制其泻下作用。若不及时处理,攻下太过,可致脾胃损伤。

3. 药后观吐　药后出现呕吐,一般是拒药之象。而服涌吐剂后出现呕吐,则为中病。如瓜蒂散方后注指出不吐者即未见效,当"少少加,得快吐,乃止"。药后未见呕吐,可适当增加药量,或用洁净翎毛探喉,以助其呕吐;药后呕吐,立即停药,以免过吐伤正;药后呕吐不止,可服姜汁、冷粥或丁香末以解之。另外,药物格拒也可出现呕吐,如治疗寒证当用热药,如热药热服,可能会因药物格拒而出现呕吐。另有方证虽符,但服法不当者,或服药过多过快,或空腹服药等,此时只要如法服药,汤药"适寒温",一剂分三次服,或少量频服,即可减轻胃肠刺激,避免出现药后呕吐现象。

4. 药后密切观察症状变化　仲景治疗注重观察症状变化,提出"观其脉证,知犯何逆,随证治之"。如服桂枝附子去桂枝加白术汤,"初一服,其人身如痹,半日许复服之。三服都尽,其人如冒状,勿怪,此以附子、术并走皮内,逐水气未得除,故使之耳"。如服乌头桂枝汤,"初服二合,不知即服三合,又不知,复加至五合。其知者,如醉状。得吐者,为中病"。

(二) 饮食生活调护

1. 药后饮粥水　中医学认为,饮食水谷是气血生化之源,是维持人体生命活动最重要的物质。糜粥呈半流质状态,非常容易被人体消化吸收,营养成分丰富,尤其对患者有利。其可扶助人体正气，增加药力以祛邪，特别适用于体质较弱而罹患伤风感冒、有胃肠道疾病者，以及用了峻烈药之后需用此扶助人体正气者。

如在《伤寒论》12 条桂枝汤方后注曰："服已须臾，啜热稀粥一升余，以助药力。"即是通过喝热粥以助汗源，增加药力、发散风寒。因为汗液乃水谷所化生，糜粥可以助胃气、益津液，不但易为酿汗，尤其能使已经进入人体之邪气快速祛除于体外，而且有预防邪气再次侵入人体之功。用之发汗，则不致亡阳；用之止汗，则不致留邪。

再如《伤寒论》386 条，理中丸方后注曰："服汤后如食顷，饮热粥一升许。"因为理中丸乃温中散寒之剂，主治脾胃虚寒，所以应在服药后饮用热粥，则能扶助正气、增加药力以温中散寒。又如《伤寒论》152 条，十枣汤方后注曰："得快下利后，糜粥自养。"因为十枣汤是攻逐水饮在胸胁之峻烈方剂，极易损伤人体正气，所以张仲景告诫：用此方药出现了"快下利"之后，护理方法就是"糜粥自养"，以固护胃气，扶正祛邪。又如白术散可用小麦汁或大麦粥和服，皆有补益脾胃、扶正祛邪之妙。值得一提的是三物白散方后注："以白饮和服……不利，进热粥一杯；利过不止，进冷粥一杯。"该方以进热粥增强泻下作用，以进冷粥抑制泻下之力，运用之妙，令人叹服。

仲景又有药后多饮热水法，此法可以补充津液，利于祛邪。《伤寒论》71 条五苓散方后注曰："多饮暖水，汗出愈。"五苓散是治疗太阳病膀胱蓄水证之主方，膀胱蓄水证之病机是邪入太阳之腑，导致水气互结，膀胱气化不利。其治疗方法为通阳利水，兼解表邪。

其药后多饮热水，使机体津液充足，以此来加强利水之功，并具有发汗之用，发汗即解表邪。如此可使已客入太阳膀胱之腑的病邪通过汗、尿两个途径祛除，且又不损伤机体津液而伤及正气，体现了祛邪而不伤正的思想。

2. 药后覆衣被　药后覆盖衣被，助药发汗，其机制是在服药之后覆盖衣被用以温暖机体，协助方药发汗，又有防止汗出当风受凉的作用。仲景有不少方药后面皆注明用药之后要覆盖衣被的护理方法，如桂枝汤条后不但标识在药后护理上要饮热稀粥，且要"温覆令一时许"，即是通过药后覆盖衣被，使周身得以温暖而扶助药力进行发汗。此外，《伤寒论》31 条葛根汤、33 条葛根加半夏汤、35 条麻黄汤、43 条桂枝加厚朴杏子汤等方后皆注曰"覆取微似汗"，此足以说明，药后覆盖衣被也是一个用药后重要的护理方法。

3. 药后需忌口　仲景云："凡饮食滋味，以养于生，食之有妨，反能为害。自非服药炼液，焉能不饮食乎？切见时人，不闲调摄，疾疢竞起；若不因食而生，苟全其生，须知切忌者矣。所食之味，有与病相宜，有与身为害，若得宜则益体，害则成疾。"故病后饮食尤当慎重，当禁则禁，宜忌则忌。《伤寒论》重视药物与食物宜忌，例如服用桂枝汤诸方，则必须忌生冷、黏滑、肉面、五辛、酒酪、臭恶等物。其原因是患病之后，脾胃运化功能减退，而上述皆不易消化之品，服之则更损害脾胃，禁服这些食物有利于机体恢复。又如服乌梅丸亦须禁生冷、滑物、臭恶等物。其原因则是蛔厥之病，蛔虫内扰，肝热脾寒，脾胃已虚，忌口可以保护脾胃，防止脾胃进一步损伤，有利于驱虫外出。

第四节 药物制剂

《伤寒杂病论》所载方剂不仅立法精当、配伍精妙，而且注重方药的剂型和煎服法，对于疾病的治疗和康复具有举足轻重的作用，值得认真学习和研究。

一、剂型种类

（一）内服剂型

1.汤剂 汤剂为中医治病最常用、最重要的剂型，经方用之最多，占全部处方的76%。汤剂古称汤液，是将药物饮片加水或酒浸泡后再煎煮一定时间，去渣取汁而制成的液体剂型。日人丹波元坚言："汤之为物，煮取精液，药之性味，混然融出，气势充壮，其力最峻，表里上下，无所不达，卒病痼疾，无所不适。是故补泻温凉，有毒无毒，皆以汤为宜，所以用汤最多也。"

汤剂的特点是吸收快、药效发挥迅速，而且可以根据病情的变化随症加减，能较全面、灵活地照顾到每个患者或各具体病变阶段的特殊性，适用于病证较重或病情不稳定的患者。正如后世李东垣所说："汤者荡也，去大病用之。"

2.散剂 散剂是将药物粉碎，混合均匀，制成粉末状制剂。散剂的特点是制作简便，吸收较快，节省药材，便于服用及携带。提前制配散剂，可在急症时立即应用，免去配药煎煮所费之时间。如仲景治胸痹急性发作之薏苡仁附子散，取其力峻而效速，温阳散寒而除痹，若处以汤剂，则远水难救近火，耽误病情。正如李东垣所云："散者散也，去急病用之。"

仲景制散剂分为搅拌法、捣研法、过筛法等3种。

（1）搅拌法 即将方药分别研细，再混合在一起。如半夏散之"上三味，等分，各别捣筛已，合治之，白饮和服方寸匕，日三服。若不能散服者，以水一升，煎七沸，内散两方寸匕，更煮三沸，下火令小冷，少少咽之。半夏有毒，不当散服"。

（2）捣研法 如大陷胸丸之"上四味，捣筛二味，内杏仁、芒硝合研如脂，和散"；抵当丸之"上四味，捣分四丸"。

（3）过筛法 如四逆散之"上四味，各十分，捣筛"；牡蛎泽泻散之"上七味，异捣，下筛为散"。

内服散剂分为直接服用和煮散服用两种。直接服用如五苓散，五苓散方后注"五味，捣为散，以白饮和服方寸匕"；又如薏苡附子散，方后注"上二味，杵为散，服方寸匕"。

煮散服用则如半夏散及汤，半夏散及汤方后注"若不能服散者，以水一升，煎七沸，内散两方寸匕，更煮三沸，下火令小冷，少少咽之"，即是后世所用之煮散法。煮散法对后世影响极大，在宋金元时代极为盛行。

3.丸剂 丸剂是将药物研成细粉或药材提取物，加适宜的黏合剂制成球形的固体剂型。丸剂与汤剂相比，吸收较慢，药效持久，节省药材，便于服用与携带。李东垣说："丸者缓也，舒缓而治之也。"仲景制丸，分直接丸与加料丸两种。

（1）直接丸　即仅用原来处方所列之药，不加入黏合药物。如抵当丸只是以该方所用的"上四味，捣分四丸"。方中水蛭、虻虫含动物胶、黏液质，故有一定的黏合力，可互相吸附结成团块。大陷胸丸则利用"杏仁、芒硝，合研如脂"而制成丸，仍属直接丸法。这类丸剂，适合于药物本身具有一定黏合力者。如果药物本身黏合力小，则必须靠添加黏合剂。

（2）加料丸　即加入黏合剂成丸。根据黏合剂的不同，加料丸又分为：

①蜜丸：是张仲景使用最多的剂型。以蜜为丸意在缓和药物的峻烈之性、解除药物的毒性、滋养补虚、缓治作用持久等。最具代表者，当属仲景肾气丸，以蜜和丸，以增强补虚之力。又如《金匮要略·血痹虚劳病脉证并治》第18条："五劳虚极羸瘦，腹满，不能饮食。食伤、忧伤、饮伤、房室伤、饥伤、劳伤、经络营卫气伤，内有干血，肌肤甲错，两目黯黑。缓中补虚，大黄䗪虫丸主之……上十二味，末之，炼蜜和丸小豆大，酒饮服五丸，日三服。"仲景针对虚弱与瘀血并存之证，治宜缓中补虚之法。大黄、桃仁、干漆、虻虫、水蛭、蛴螬和䗪虫药性峻猛，以蜜为丸意在缓治补虚，使瘀血去新血生，气血渐复。再如《金匮要略·胸痹心痛短气病脉证治》第9条："心痛彻背，背痛彻心，乌头赤石脂丸主之……上五味，末之，蜜丸如梧子大，先食服一丸，日三服，不知，稍加服。"治胸痹之乌头赤石脂丸集蜀椒、乌头、附子、干姜、赤石脂于一方，为温阳散寒、峻逐阴邪的强悍之剂，以蜜为丸，即可解乌头、附子之毒，又可缓和药力。

②酒丸：《金匮要略·疟病脉证并治》第2条："病疟，以月一日发，当以十五日愈；设不差，当月尽解；如其不差，当云何？师曰：此结为癥瘕，名曰疟母，急治之，宜鳖甲煎丸……上二十三味，为末。取灶下灰一斗，清酒一斛五斗，浸灰，候酒尽一半，着鳖甲于中，煮令泛烂如胶漆，绞取汁，内诸药，煎为丸，如梧子大，空心服七丸，日三服。"

③姜汁丸：《金匮要略·妇人妊娠病脉证并治》第6条："妊娠，呕吐不止，干姜人参半夏丸主之……上三味，末之，以生姜汁糊为丸，如梧子大，饮服十丸，日三服。"干姜人参半夏丸主治胃虚寒饮的恶阻。以丸药服之，便于受纳，且取和缓补益之效；以生姜汁为黏合剂有增强温胃散饮、降逆止呕之用，解半夏之毒。

④枣肉丸：《金匮要略·妇人产后病脉证治》第10条："妇人乳中虚，烦乱呕逆，安中益气，竹皮大丸主之……上五味，末之，枣肉和丸，弹子大，以饮服一丸，日三夜二服。"竹皮大丸主治产后虚热烦呕。取丸意在缓调，以枣肉为黏合剂旨在健脾养阴血。

⑤米饭制丸：如乌梅丸"上十味，异捣筛，合治之，以苦酒渍乌梅一宿，去核，蒸之五斗米下，饭熟捣成泥，和药令相得，内臼中，与蜜杵二千下，丸如梧桐子大"，米渗于药中，增强补中甘缓之力，又可黏合药物。

4.煮丸　其药力峻于丸剂，缓于汤剂。邪盛证重应予汤剂以泻之，证重但病势较缓，邪气盛但经误下，邪气实但产后失血，汤剂峻治恐正伤，丸剂缓治恐邪留，仲景视其证情病势，采用煮丸，意在峻药缓攻，邪去正不伤。

（1）水煮丸 《伤寒论》126条："伤寒有热，少腹满，应小便不利，今反利者，为有血也，当下之，不可余药，宜抵当丸……上四味，捣分四丸，以水一升，煮一丸，取七合服之。"证重而病势较缓的蓄血证治宜抵当丸，取水煮丸意在峻药缓攻，瘀去正不伤。

（2）蜜煮丸 《伤寒论》131条："病发于阳，而反下之，热入因作结胸……结胸者，项亦强，如柔痓状，下之则和，宜大陷胸丸……上四味，捣筛二味，内杏仁、芒硝，合研如脂，和散，取如弹丸一枚，别捣甘遂末一钱匕、白蜜二合、水二升，煮取一升，温顿服之。"水热结聚的结胸治宜大陷胸丸，取蜜煮丸意在峻药缓攻。

（3）酒煮丸 《金匮要略·妇人产后病脉证治》第6条："师曰：产妇腹痛，法当以枳实芍药散。假令不愈者，此为腹中有干血着脐下，宜下瘀血汤主之。亦主经水不利……上三味，末之，炼蜜和为四丸，以酒一升，煎一丸，取八合顿服之，新血下如豚肝。"产后瘀血腹痛理当破血逐瘀，产后失血，大黄、桃仁、䗪虫破血之力颇猛，逐瘀过猛易伤血，以蜜为丸缓和峻烈之性，酒煎取其入血分，运药势达病所。

5. 煎剂 经方中，自名为煎者计两方。大乌头煎系用乌头"以水三升，煮取一升，去滓，内蜜二升，煎令水气尽，取二升"。而猪膏发煎则用乱发"和膏中煎之，发消药成"。从大乌头煎可知，煎剂为汤剂进一步加工，而猪膏发煎要煎至"发消"才算"药成"，均说明须较长时间的煎制。煎剂较汤剂，煮的时间更长，这样可减轻乌头碱的毒性，也可提高药物浓度。

6. 酒剂 经方中单纯用酒煎药的仅有治"六十二种风，及腹中血气刺痛"的红蓝花酒一方。本方红蓝花一两，"以酒一大升，煎减半，顿服一半，未止再服"。而以酒水并用煎药的经方则较多，如炙甘草汤。两方皆取酒活血祛瘀之效。

（二）外治剂型

1. 浴洗剂 即是用药物煎汤浴洗全身或患处，从外部给药，此法多用于治疗全身疾病或皮肤疾病。如百合洗方，治疗百合病"百合病一月不解，变成渴者"，从外部全身给药，调和血脉，治疗疾病。又如苦参汤治疗狐惑病之"蚀于下者"，狼牙汤治"阴中即生疮，阴中蚀疮烂者"，局部给药，直达患处，治疗局部皮肤疾病。

2. 外用散剂 如头风摩散用"大附子一枚（炮），盐等分。上二味，为散，沐了，以方寸匕，已摩疾上，令药力行"，用治偏头风。又如王不留行散，用诸药研"为散，小疮即粉之，大疮但服之"，治金刃伤及皮肉筋骨的金疮。

3. 熏烟剂 最具代表的当属《金匮要略》治狐惑病"蚀于肛者"，用雄黄烧烟气"烧向肛熏之"，取雄黄烟气燥湿解毒杀虫，局部给药，直达患处。

4. 栓剂 古称"坐药"或"塞药"，是将药物细粉与基质混合制成一定形状的固体制剂，用于腔道并在其间融化或溶解而释放药物，有杀虫止痒、润滑等作用。张仲景方剂中有蛇床子散坐药及蜜煎导法，即最早的阴道栓与肛门栓。

二、溶剂种类

溶剂，即制剂时所用的各种溶液，药物的有效成分溶解于其中。溶剂合适与否，与制剂的疗效有密切关系。《伤寒杂病论》中运用最多的溶剂是水，其次还有酒、醋、蜜等。

（一）水

1. 清水 如桂枝汤"以水七升，微火，煮取三升"，这里的水，即是清净的自然水，如河水、井水等，为仲景最常用的溶剂。

2. 潦水 即天降的雨水。李时珍云："潦水乃雨水所积。""甘平无毒，煎调脾胃，去湿热之约。"尤在泾云："用潦水者，取其味薄而不助水气也。"故麻黄连轺赤小豆汤用之为溶剂，"以潦水一斗，先煮麻黄，再沸，去上沫，纳诸药"，取其不助湿气而退黄之意。

3. 甘澜水 《本经疏证》云："急流水置大盆内，以杓扬之，水上有珠子相逐，取珠子用之，名曰甘澜水，凡水气不受土防而上逆者，取其润下之性。"钱天来云："煎用甘澜水者，扬之无力，取不助肾邪也。"《本草纲目》《医学正传》则云其有益胃健脾之功。仲景茯苓桂枝甘草大枣汤用之为溶剂，取其降逆之性而治奔豚。

4. 麻沸汤 即滚开的沸水，可以浸出药物中需短暂高温才能浸出的某些成分。大黄黄连泻心汤以麻沸汤浸泡少顷，绞汁即饮，以取其气，薄其味，利于清上部无形邪热。

5. 清浆水 枳实栀子豉汤、蜀漆散、赤小豆当归散、白术汤、半夏干姜散，此五方中皆用浆水。吴仪洛云："一名酸浆水，炊粟米熟，投冷水中浸五六日，味酸生花，色类浆，故名。若浸至败者害人。其性凉善走，能调中宣气，通关开胃，解烦渴，化滞物。"李时珍谓其能"调中引气，通关开胃止渴，消宿食，解烦"。枳实栀子汤用之为溶剂，以取其性凉走泄、调中和胃、消痞除烦之功。

6. 泉水 用泉水煎煮的有百合地黄汤、百合知母汤、滑石代赭汤、百合鸡子黄汤等四方。百合病是一种心肺阴虚内热的疾病，泉水可解热渴、下热气、利小便，与方中之药共成润养心肺、凉血清热之剂。

7. 井花水 即早晨第一次取出的井水，性味甘平无毒。经方仅"除热瘫痫"的风引汤一方用之。《本草纲目》谓"煎一切痰火气血药"用井花水为宜，实本仲景之旨意。

（二）清酒

清酒即陈米酒。《名医别录》云："主行药势。"故水酒溶剂多取其引药畅行、通脉活血、驱寒破结之功。

如炙甘草汤、当归四逆加吴茱萸生姜汤均煎用之。《本经疏证》云："《伤寒论》《金匮要略》两书凡水酒合煮之汤三：炙甘草汤用酒七升、水八升；当归四逆加吴茱萸生姜汤酒水各六升，'上九味，以水六升，清酒六升和，煮取五升，去滓，温分五服'；芎归胶艾汤酒三升、水五升。即此可见，补阴剂中，以此通药性之迟滞；散寒剂中，以此破伏寒之凝结。"

（三）苦酒

苦酒即米醋。本品酸苦而温，因有苦味，故称之为"苦酒"。苦酒汤以之为溶剂，《伤寒论》312 条云："少阴病，咽中伤，生疮，不能语言，声不出者，苦酒汤主之。"此条所述之咽中疮乃痰火郁结而致。其用苦酒煎药，即取其敛疮消痈肿，是《名医别录》所谓"主消痈肿"的体现。《金匮要略》黄芪芍药桂枝苦酒汤，亦用苦酒，用于治疗黄汗证。黄汗的成因，是"汗出入水中浴，水从汗孔入得之"。方用苦酒配合桂枝、黄芪解肌腠之邪而散水气，这是《名医别录》言苦酒"散水气"之谓也。另外，苦酒之苦与芍药之酸相合，又可增强泄营中之郁热的作用。

（四）蜜煎

以蜜为溶剂，一可甘缓止痛，二可缓峻药之性，三可解峻药之毒。如仲景在大乌头煎、乌头汤、乌头桂枝汤中应用乌头，或以蜜煎，或先水煎更纳蜜中煎之。乌头乃大毒之药，与蜜同煎，可减其毒性，延长其疗效时间，且蜜能甘缓，又能增强本方止痛的功效。又如大陷胸丸，《伤寒论》云："结胸者，项亦强，如柔痉状，下之则和，宜大陷胸丸。"本条之证，乃结胸之偏于上者，水热互结，非峻药不能破结逐饮；邪居高位，又非缓攻之法不能驱在上之邪。所谓"在上者治以缓"，故此药不仅为丸，且以白蜜与水合煮取汁，送服峻下之药，使药力逗留于上，峻药而缓用，峻则能胜破坚荡实之任，缓则能尽际上迄下之邪。又如《金匮要略》治"蛔虫之为病，令人吐涎，心痛，发作有时，毒药不止"之甘草粉蜜汤，本方粉蜜用量独大，取其甘味缓急之效。

三、注重煎法

仲景对各类汤剂煎法的使用亦有很高的造诣，且不厌其烦、详尽叙述，这也从侧面体现了仲景的护理学思想。正因为如此，才让人明白仲景虽然用药精练，但药精力宏、功效卓著的重要原因之一在于他对煎法的巧妙运用。遍观《伤寒杂病论》全书，煎法种类繁多。如"去滓内药再煎法""先煮麻黄去上沫法""去滓溶药法""沸汤渍药法""去滓再煎法"等，且各类煎法都有很高的实用价值和科学价值。

（一）汤剂煎法

1.麻沸汤浸渍　不煎而渍，舍其重浊之味，以取轻清之气。如治心下痞的大黄黄连泻心汤与附子泻心汤均用此法。大黄黄连泻心汤方后云："以麻沸汤二升渍之，须臾绞去滓，分温再服。"徐灵胎云："此又法之最奇者，不取煎而取泡，欲其轻扬清淡，以涤上焦之邪。"尤其是附子泻心汤，别具奥义，三黄渍之取气，以消气分之热痞，附子别煮取汁，以温肌表之阳气。正如尤在泾云："此证邪热有余而正阳不足，设治邪而遗正，则恶寒益甚；或补阳而遗热，则痞满愈增。此方寒热补泻，并投互治，诚不得已之苦心。方以麻沸汤渍寒药，别煮附子取汁，合和与服，则寒热异其气，生熟异其性，药虽同行，而功则各奏，乃先圣之妙用也。"仲景分煎渍而适病，不但是据病情而变法，其用药之妙，亦秉《内经》药物清升浊降之理论，从药物配伍、煎法等方面可窥一斑。

2. 去渣再煎　综观《伤寒论》，去滓再煎见于大小柴胡汤、柴胡桂枝干姜汤、三泻心汤、旋覆代赭汤等七方。如小柴胡汤方后云："上七味，以水一斗二升，煮取六升，去渣，再煎取三升，温服一升，日三服。"其意义各代医家认识不一。张锡纯在《医学衷中参西录》中解云："去滓再煎，此中犹有他义。盖柴胡有升提之力，兼有发表之力，去滓再煎，所以减其发汗之力也。"近代名医岳美中认为去滓再煎本身也具有调和之义，施于柴胡和解之剂，故具双重作用。并由此推论柴胡、泻心诸和解剂的意义均同此。考《伤寒论》中生姜、甘草、半夏三泻心汤与旋覆代赭汤均属和胃之剂，和少阳，和阳明，其旨均在和解，异病而同法。和法在方剂学上多寒热药并用，以调解其阴阳之错杂，寒热之胜复，观柴胡汤中柴胡、黄芩与半夏、干姜并用，旋覆代赭汤中代赭石与半夏、人参并用，和而观之，立法之原则相同，方药配伍之取径相同，故"去滓再煎"其旨亦同。另外，从药物煎煮的角度而言，这属于药物浓缩法，可以减少药物体积，增加药物浓度。

3. 急煎法　一般煎去溶剂的一半或小半即可。例如，芍药甘草汤"以水三升，煮取一升五合"；甘草干姜汤、四逆汤、四逆加人参汤、通脉四逆汤，亦都以水三升，煮取一升五合或一升二合；茯苓四逆汤"以水五升，煮取三升"。凡急煎之汤方，大多用于急症，故尽快煎服。

4. 久煎法　即以较多的溶液煎药，加热煎煮较长的时间。一般煎去 2/3 ～ 3/4 的水分，如温经汤、橘皮竹茹汤都是"以水一斗，煮取三升"，桂枝新加汤"以水一斗二升，煮取三升"。至于炙甘草汤，则是"以清酒七升，水八升，先煮八味，取三升，去滓，内胶烊消尽，温服一升，日三服"。久煎法多用于治疗病久而病情较缓者。

（二）特殊药物

1. 先煎　仲景书中的药物先煎，多与病情、药物特异性及方药配伍等密切相关。先煎药物其意义大致有二：

其一，去掉药物某种不良反应或悍烈之性。如麻黄诸方中的葛根汤、大青龙汤等方均注云"先煮麻黄，减二升，去上沫"，有医家认为此沫有令人心烦之不良反应，且沫为浊物，可能会令人呕吐，故去之。若结合《内经》理论，则会对去上沫之法有更深理解。《素问·阴阳应象大论》云："清阳发腠理，浊阴走五脏""阴味出下窍，阳气出上窍"。仲景把这种药物气味阴阳、清浊升降的理论运用于经方的证治之中，则可据此推论，麻黄的先煎去沫，首先是麻黄在煎煮过程中出现沫，而仲景（或仲景之前医家）凭直观认为沫乃属浊物，必有碍于升发，去之以取麻黄气之轻清，而有利于发腠理、出上窍。诚如柯韵伯所云"去沫者，止取其清阳发腠理之义也"，可谓一语中的。另有蜀漆一药，《名医别录》云有毒。故仲景取先煎除洗去腥外，更祛其悍烈之腥味或减少其毒性。

其二，为将某些主药的有效成分完全煎出，增加药物的溶解度。如大陷胸汤"以水六升，先煮大黄"，使大黄药力更专。又如茯苓桂枝甘草大枣汤方之茯苓、葛根汤之葛根、茵陈蒿汤之茵陈、小陷胸汤之栝楼实等。其中茯苓、葛根有效成分较难溶出，尤宜先煎，正如《伤寒论类方》云"凡方中专重之药，法必先煮"，对于茵陈则谓"先煮茵陈，则黄从小便出，此秘法也"。

2. 后下 如桂枝、大黄、芒硝、饴糖等药需后下者。由于药物性能及质地特殊，后下的目的亦有不同。

一是防止有效成分的耗损，提高某种功效。如大黄后入则取生者气锐，以增强泻下攻滞之力，三承气汤唯大承气汤大黄后入，即可证明。如柯韵伯云：大承气之先后作三次煎者，何哉？盖生者气锐而先行，熟者气钝而和缓。欲使芒硝先化燥屎，大黄继通地道，而后枳朴除其痞满也。柴胡加龙骨牡蛎汤，大黄虽亦后入，然其意义与大承气不同。此方大黄后入只"更煮一二沸"，与大黄黄连泻心汤用"麻沸汤"渍之的意义类同，不是取其厚味以攻下，而是取其薄气以治中。另外桃核承气汤、抵当汤、大黄牡丹汤中之大黄均不后煮，是取其走血分。同一大黄，后入意义又各不相同，足见仲景用药之妙。

另外，桂枝人参汤其桂枝后煮，因桂枝辛香，经火久煮，则气散而力有不及，故须迟入。如柯韵伯云："先煮四味，后纳桂枝，使和中之力饶，而解肌之力锐，于以奏双解表里之功。"考仲景诸桂枝汤方，仅此方桂枝后入，而桂枝汤、桂枝加厚朴杏子汤则群药共以微火煮，而桂枝加桂汤、桂枝加芍药汤、桂枝加大黄汤等方中，桂枝既不后入，全药味亦不用微火煮，只取普通煎法。

二是防止质地胶黏的药材溶解后影响其他药材有效成分的煎出。如《伤寒论》中凡用豆豉之方，如栀子豉汤、栀子生姜豉汤、栀子甘草豉汤，豆豉后入是因为其药质地疏松、易脱落使溶剂呈浊状，从而影响他药有效成分的溶出。因此，除了绵裹，还须后入。另外，煎煮时间短，意在取轻活之气以宣上。

3. 烊冲 即将方中其他药物先煎，去渣后，再纳入易溶的药物加温烊消。如调胃承气汤为"去滓，内芒硝，更上火微煮令沸"，大承气汤、大黄牡丹汤、木防己去石膏加茯苓芒硝汤等方的芒硝，均作如是处理。小建中汤的胶饴用法为"去滓，内胶饴，更上微火消解"，大建中汤、黄芪建中汤的胶饴亦均烊化入药。炙甘草汤之阿胶则是"去滓，内胶烊消尽"。至于烊化的目的，可以避免胶饴及阿胶等黏附在药渣内造成浪费，又可防止同煎时这些胶体药物溶化后使得药物浓度过高而影响其他药物成分溶出。

4. 兑冲 即把某些方剂中的特殊药加入已煎成的药液中搅匀后服用。如白通加猪胆汁汤、通脉四逆加猪胆汁汤为"去滓，内胆汁"，或直接"加入猪胆汁"；黄连阿胶汤、百合鸡子黄汤均为"去滓，内鸡子黄"。桃花汤之赤石脂一半煎煮，一半研末和入汤搅和服，亦属兑冲法。

（三）煎药用水

仲景煎药用水分量也很讲究，煮药水量，小则一升，大则二斗，相差20倍。水量相差悬殊，实则各有用意。

综观诸方，大凡用水少者，一为丸散煎服，因药量少，则不宜多水，否则药少水多，浓度降低，难以取效。如十枣汤用水一升半，煮取八合，纳药末；又如理中丸以沸汤数合，和一丸，研碎，温服之。二为方小药少，且饮用量亦少，故煮药无须多水。如甘草汤，药一味，水三升，取一升半，服七合，日二服。三为药味少，泡服或轻煎，因耗水量少，故不宜多水。如大黄黄连泻心汤，药二味，以麻沸汤二升渍须臾，分温再服。四为药味少，除用水煮药外尚要另加他药兑服，水量亦当以少为妙。如大乌头煎，药一味，水三升，取一升，纳蜜二升，取二升。

水量多者，亦必有其用。分析诸方，原因有三：一为药味多，煎煮时间长，且服用药量多者，必用水量多。如大柴胡汤，药八味，水一斗二升，煮取六升，去滓再煎取三升，日三服；奔豚汤，药九味，水二斗，取五升，服一升，日三夜一服。二为方中药物有先煮后下之别，耗水量大，且服药量多，故必多加水量。如诸麻黄剂，如麻黄汤、葛根汤、麻黄连翘赤小豆汤、麻黄附子细辛汤等，须先煮麻黄去上沫，后下诸药。三为外用洗剂，须煎取大量药汁者。如矾石汤，药一味，浆水一斗五升，煎三五沸，浸脚；苦参汤，药一味，水一斗，煮取七升，熏洗患处。皆多加水量煮药方。

（四）煎药时间

关于煎药时间，《伤寒论》是以加入水量和煎取药量来体现的。如桂枝汤"上五味……以水七升，微火煮取三升"；小柴胡汤"上七味，以水一斗二升，煮取六升，去滓，再煎，取三升，温服一升，日三服"。同是煮取三升，若用同样的火力煎煮，显然前方时间短，后方时间长。因前方辛温解表，煎煮时间宜短，久煎可致药效减弱；后方和解少阳，需调和药物寒温之性，煎煮时间宜长，方能煎取有效成分。此外，同一方中药物的先煎与后下也体现了煎煮时间的长短。

由此可见，煎药时间的长短，主要取决于药物的性质。其次还与煎取药物的效用有关，如重在取其气而略于取其味，则煎煮时间宜短，或用沸水泡服，如大黄黄连泻心汤以沸水浸泡大黄、黄连即是。

（五）煎取汁量

仲景用方的取汁量也应深究，或多取或少取，皆因病情需要为依据，不得随心所欲。观仲景治法，一般患者，日服药二次或三次，每次一升，故只取二升或三升即可。如桂枝汤、葛根汤、小柴胡汤、半夏泻心汤等类皆取三升；而大承气汤、牡蛎汤等只取二升。其多者取汁斗余，少者仅取半升，相差悬殊，亦皆各有作用。如外用之矾石汤用水一斗五升，煎三五沸，因是取汁浸脚，须量较大；外用之苦参汤取汁熏洗患处，煎取七升方可；黄连汤、麦门冬汤须分四、五次服，故取汁六升。少者如甘遂半夏汤，取汁半升，一次顿服即可；葶苈大枣泻肺汤，取汁一升顿服，亦属小量。

仲景用方制剂，根据其证，各有所宜，多本之于患者的病情与药味的主次，而采取不同的措施，既有原则性又具灵活性。读仲景书者，于各方立法示意之处，宜细细研索，绝不可一味强求，执一端而概全面，若能于细微处用心，方可窥见医圣立方用心之妙。

四、服法多样

清·徐大椿《医学源流论》曰："病之愈不愈，不但方必中病，方虽中病，而服之不得其法，则非特无功，而反有害，此不可不知也。"实践正是如此，即使理、法、方、药各个环节处理都很得当，若服药不得法，便会影响疗效，甚至前功尽弃。《伤寒杂病论》中的服法灵活多变、丰富多彩，对后世影响深远。其主要包括日服、平旦服、先食服、食后服、日夜连服、顿服、冷服等，其中多数汤剂采用日服的服用方法。例如十枣汤作为攻逐峻剂治疗悬饮，其病位主要在肝，平旦为木旺之时，此时服药，则有利于驱除邪气，又不致过度损伤患者正气，故采用平旦温服之的方法；乌头赤石脂丸治疗阴寒痼结所致之心痛，为了能迅速发挥药效，采用先食服的方法；泻心汤治疗热盛导致的吐血、衄血，为速取降火止血之功，则顿服之；生姜半夏汤治疗的病证为寒饮搏结胸胃，为防止体内病邪对药物拒而不受，则采取小冷服的方法。

同时，一日服药次数也有差别，可分为顿服、日两服、日三服、日四服、日五服、日六服等。在上述服法中，以一剂分日三次服用的方剂最多，《金匮要略》中约有半数的方子使用此法。此外，还有逐步加量服的方法，比如麻子仁丸。这些服药方法则是根据具体病情，灵活变通，以切合病情、治愈疾病为目的。

第八章　内科病辨治思想 ▷▷▷▷

内科病学术思想是指张仲景在认识、诊断、辨证治疗内科病及阐述内科病预后转归方面的学术思想。明确张仲景阐述内科相关疾病的概念，分析其辨病、辨证、治疗内科病的方法，探讨其内科杂病的学术思想，对指导临床具有重要意义。

第一节　外感病

外感病是指外邪侵袭人体，客于体表所导致的疾病。它可分为伤寒、中风、温病等，本节及下一节主要讨论外感风寒之邪引起的外感病的证治，以六经辨证治疗为主。

一、太阳病

太阳病指外邪侵袭人体，卫外失职，正邪交争于肌表，致营卫功能失调而发生的疾病。太阳病为外感病的初期，病性属阳属实，病位在表。太阳病分为经证、腑证两类。

由于人体体质差异和感邪的轻重不同，太阳经证又可分为中风、伤寒、温病三种类型，但在《伤寒论》中详于寒而略于温。太阳经证属风寒性质的又有三种证候类型：①太阳中风证：病机为风寒袭表，卫不外护，营不内守；症见发热，恶风寒，汗出，头痛，脉浮缓；治以解肌祛风，调和营卫，方用桂枝汤。②太阳伤寒证：病机为风寒袭表，卫阳闭遏，营阴郁滞；症见发热，恶风寒，无汗，头痛，身体骨节疼痛，脉浮紧；治以辛温发汗，宣肺平喘，方用麻黄汤。③表郁轻证：病机为表郁日久，邪轻证轻；症见发热恶风寒呈阵发性发作；治以辛温解表，小发其汗，方用桂枝麻黄各半汤或桂枝二麻黄一汤。太阳病也有温病，病机为温热之邪侵袭肌表，营卫失和；症见发热，微恶寒或不恶寒，口渴；治以辛凉解表；仲景未出方剂，可用麻杏石甘汤或后世银翘散。

太阳腑证因表邪不解，随经入腑而成，分为两类：①太阳蓄水证：因膀胱气化不利所致；症见小便频数，口渴，心烦，饮不解渴，甚则水入则吐，舌苔白水滑，脉浮；治以通阳化气利水，方用五苓散。②太阳蓄血证：有轻重之别。瘀热结于膀胱的蓄血轻证，症见如狂，少腹急结，喜忘，小便自利，午后或夜间发热，舌有瘀斑，苔黄腻脉象沉涩；治以泻下逐瘀，方用桃核承气汤。瘀热结滞重症，若出现发狂，小腹硬满，小便自利，身发黄，脉沉微，势缓者，治以泄热逐瘀，峻药缓图，方用抵当丸；势重者急予破瘀泄热，方用抵当汤。太阳病蓄水、蓄血证同为有形之邪停于下焦，其主要区别在于小便通利与否，但应结合患者全身表现综合分析。同时，两证皆可兼表邪未解，蓄水证五苓散可表里兼治，而蓄血证则须依据里证的轻重缓急，有先治表，或先治里的不同。

（一）病因病机

《伤寒论》原文第 1 条指出了太阳病的总脉症；2、3、6 条分别论述了太阳中风证、太阳伤寒证、太阳温病的脉症特点；而 23、25、27 条则论述了表郁轻证的脉症。总括太阳病表证的病机，则为太阳受邪，卫外失职，正邪交争于肌表，营卫不和，太阳经气不利。

感受外寒致病者包括太阳中风证、太阳伤寒证和表郁轻证。太阳中风证的病机如《伤寒论》原文 12 条和 95 条所述，乃"阳浮而阴弱""荣弱卫强"，即风寒外袭，卫气不固，营阴外泄。太阳伤寒证的病机为风寒外束，卫阳闭遏，营阴郁滞，肺气失宣。太阳温病的病机为温热犯表，化热伤津，营卫失和。表郁轻证的病机为太阳病多日不解，或汗出表邪未解，表郁日久，邪轻证轻，或邪微证微。

至于太阳病兼变症的病机，其兼症均是在原有太阳病病机基础上的不同兼夹为患；其变症虽有太阳表证诱发，病机却发生了根本的改变，不同变症，病机各异，宜当随机应变而治之。

（二）辨证要点

1. 辨寒热 太阳病表证感邪有寒热之别，因此首当辨其寒热之性。寒邪袭表，以恶寒、发热、口不渴为主要症状；温热袭表，则以发热、不恶寒或微恶寒、口渴为特点。

2. 辨虚实 太阳中风证又称为中风表虚证，太阳伤寒证又称伤寒表实证，两者均可见到恶寒、发热，但有汗出为中风证，无汗出为伤寒证，故有无汗出是辨中风、伤寒的临证要点。其中"虚""实"是两证相对而言的，有汗为"虚"，因卫失固密，营不内受；无汗为"实"，乃卫阳闭遏，营阴郁滞。

3. 辨久暂 外邪侵袭肌表，病程短暂，多表现为恶寒、发热、无汗或有汗的太阳伤寒证或太阳中风证。若失治误治，邪气久羁，正邪相争，表郁不解，正气衰微，邪气不甚，症见恶寒发热如疟状，一日二三度发，或一日再发，这是邪轻证轻的表郁轻证。

4. 辨有汗无汗 风寒袭表，有汗者为中风，无汗者为伤寒，已如上述。但太阳温病也见汗出，故同样是表证汗出，若发热恶寒，汗出不渴，则为中风；而发热不恶寒，或微恶寒，汗出而渴，则是太阳温病。

5. 辨兼夹 寒邪袭表，有中风、伤寒和表郁轻证三种，其中均有兼夹之证。中风证有太阳经输不利、肺气上逆、胸阳不振或损伤、卫阳虚、气营两伤的兼症，伤寒证有经输不利、胃肠功能失常、郁热于内、水饮内停的兼症，表郁轻证有郁热于内的兼症，宜当详辨。

6. 辨表证真假 太阳病表证有表证必具的症状组合，但并不是临证见到任何一个太阳病表证的症状，都可辨为太阳病。如十枣汤证，虽有头痛、汗出发作有时等症，实为水饮上攻，太阳经气不利，故属太阳病类似证，而非太阳中风证。如瓜蒂散证，虽可见如桂枝汤证的表现及寸脉浮，但头不痛、项不强，则为痰饮阻于胸膈的病证。而桂枝去桂加茯苓白术汤证，也见有头项强痛，翕翕发热，无汗，实乃水饮内停，阻遏太阳经气不利，营卫郁遏所致。三证虽有与太阳病表证类似之处，但病机迥然不同。再如桂枝附子汤、白术附子汤、甘草附子汤等证，症见身体疼痛、汗出，脉浮等，看似表证，实乃风寒湿邪痹着肌表所致。临证时一定要把单纯的某个或数个症状放到整个症状群中，细加辨别，才能避免误治生变。

（三）治疗特点

太阳病表证，仲景遵《内经》"其在表者，汗而发之""寒者热之，热者寒之"之旨，分别采用发汗解表之法。对兼变症的治疗，则"随证治之"。

1. 邪有风寒，方有敛散 风寒之邪侵袭肌表，若以风邪为主者，因卫气失于固密，加之风性开泄，使营阴不能内受，故以桂枝汤治之。其中桂枝辛温发散表卫之邪，芍药酸敛固护外出之营，散中有收，敛中有散，俾邪去而正安。若以寒邪为主者，因卫气闭遏，营阴郁滞，故以麻黄汤治之。其中麻黄、桂枝辛温发散，专以开闭宣泄，俾闭塞得开，营卫通畅，则邪随汗出而解。从仲景治疗太阳病可看出，因邪气不同，方中或敛散结合，或单用宣散，总以邪去正安为要。

2. 寒热有别，温凉不同 寒热之邪皆可侵袭肌表而为病，仲景宗《内经》以寒治热、以热治寒之旨，风寒为患，则辛温发汗，方用桂枝汤或麻黄汤；温热为病，则辛凉解表，仲景虽未明确对证方剂，但论中列出的麻杏石甘汤和葛根芩连汤等，皆可斟酌为用。

3. 治据证情，小制其剂 因年老体弱，或失治误治，病邪久羁不去，正气亏虚，邪气拂郁肌表。此时单纯用麻黄汤峻汗解表，则重斫虚弱之正气；单用桂枝汤解肌祛风，则有碍郁遏之表邪。为了在顾护正气的前提下祛除外在之邪，仲景匠心独具，以麻黄汤和桂枝汤合方，小制其剂，各取 1/3 用量，使桂枝汤调和营卫而不留邪，麻黄汤解表发汗而不伤正，刚柔相济，发散邪气，扶助正气，祛邪不伤正，扶正不留邪。

4. 重视正气，扶正祛邪 仲景非常重视人体正气在疾病恢复中的作用，始终注意顾护正气。

扶正包括扶阳气，存阴液。扶阳气是根据"寒者热之""虚则补之"的原则，以甘温辛热的药物为主，治疗阳气虚损证的一种方法。太阳病表证解表中扶阳气的治法很多，有扶阳解表、温中解表、温经解表，以及温通心阳、温经散寒、除湿宣痹、灸法等。扶阳气是为了鼓荡全身阳气，提高生理代偿功能，旺盛抗病能力，抑制阴邪偏盛，使机体阳虚阴盛的状态逐渐趋于阴阳和平。

太阳病表证包括了风、温、热、燥等阳邪为患的内容，阳邪易伤阴津，再加上寒邪入里，可以化热化燥，以及误治、失治等耗伤阴津的因素，故热化伤津证也是论中重要的内容，存阴液诸法亦为太阳病表证治疗的主法。如太阳中风证的桂枝汤，方中辛温的桂枝、生姜配甘草以辛甘发散治卫强；酸苦微寒的芍药伍以甘草、大枣，则酸甘合化，更有生津化阴之功，三物合用，敛阴和营以治阴弱。其药后啜热稀粥者，意在取水谷之精助胃气、补水液。其他如芍药甘草汤之类的柔肝复阴，炙甘草的通阳补阴，桂枝加附子汤之类补阳摄阴，茯苓四逆汤的回阳益阴等。保津液是为了保存人体最重要的维持生命活动的物质基础——胃津和肾液，提高抗病能力，抑制阳邪的偏盛，使机体阴虚阳亢的状态逐渐趋于阴阳和平。

扶阳气与存阴液的思想是并行不悖的。因为疾病的发生发展在一定条件下是可以互相转化的，阳可以损及阴，阴亦可能损及阳。如阴竭而阴不敛阳，阳无所依附而散越，则由亡阴导致亡阳；阳亡而阴无以化生而告竭，则由亡阳导致亡阴。因而在这种意义上，救阴即可以回阳，扶阳即可以救阴，阴阳互根，如影随形。

5. 表证兼里，治分先后 临床病情复杂，证型各异，体质不同，缓急无常。故用药自当斟酌，或先表后里，或先里后表，或表里双解。其中先表后里是一般原则，如《伤寒论》90 条言："本发汗，而复下之，此为逆也；若先发汗，治不为逆。"106 条言："太阳病不解，热结膀胱……其外不解者，尚未可攻，当先解其外。外解已，但少腹急结者，乃可攻之。"揭示凡表里同病，当先表后里，表证解除，方可治疗在里之疾。

先里后表有两种情况：一是里证为实，病情较重。如《伤寒论》124 条言："太阳病六七日，表证仍在，脉微而沉，反不结胸，其人发狂者，以热在下焦，少腹当硬满，小便自利者，下血乃愈。"明确指出，凡表里同病，里证较急，要先治其里，后治其表。二是正虚里亏，无力抗邪，如《伤寒论》91 条言："伤寒，医下之，续得下利，清谷不止，身疼痛者，急当救里；后身疼痛，清便自调者，急当救表。救里宜四逆汤，救表宜桂枝汤。"提示我们，若表里同病，里气亏虚，当先治里，扶助正气，俾正气充足，则自可祛邪外出，或据病情再施以解表之法。

表里双解用于里虚不甚，邪郁肌表者。如《伤寒论》163 条言："太阳病，外证未除，而数下之，遂协热而利，利下不止，心下痞硬，表里不解者，桂枝人参汤主之。"301 条言："少阴病，始得之，反发热，脉沉者，麻黄细辛附子汤主之。"两条皆谓表里同病，里虚之证不足以引起疾病生变，如此可以表里同治。

仲景表里先后缓急的治疗学思想，是《素问·标本病传论》标本先后治法思想的继承和发扬。

6. 兼症有别，灵活加减 太阳病表症兼证较多，仲景据其主症，随机遣药，灵活加减。如太阳中风证兼有项背强几几，因太阳经输不利所致，在疏风解肌、调和营卫的基础上，加葛根以生津舒筋，通利经脉；兼喘咳者，为肺气上逆，在桂枝汤的基础上加厚朴、杏仁以降气定喘；兼胸闷或脉微畏寒者，是胸阳不振或损伤，以桂枝汤去酸敛之芍药，或据证加温阳的附子；兼汗出不止者，乃卫阳亏虚，以桂枝汤调和营卫，更加附子温补卫阳；兼身体疼痛明显者，则为气营两伤，以桂枝加芍药生姜各一两人参三两新加汤，其中芍药和营养血，生姜宣通阳气、和畅中焦，人参益气生津，共补气营之虚。太阳伤寒证兼项背强几几，为太阳经输不利，以葛根汤（桂枝汤加麻黄、葛根）发汗散邪，生津舒筋；兼下利或呕吐者，乃表邪郁闭，影响里气，胃肠功能失调，用葛根汤外散风寒，发汗解表，并据病情加半夏和胃降逆；兼烦躁者，为外寒郁闭，里有郁热，用大青龙汤（麻黄汤倍用麻黄，减杏仁，加石膏、姜、枣）发表清里；若兼咳喘吐痰者，是风寒外束，内有寒饮，则以小青龙汤（麻黄汤和桂枝汤合方，去杏仁、生姜，加干姜、细辛、半夏、五味子）外散风寒，温化寒饮。太阳表郁轻证出现发热恶寒，热多寒少，或有烦躁者，乃兼有郁热，以桂枝二越婢一汤治之。这些都体现了《伤寒论》灵活机变的精神。

7. 变证纷繁，随证治之　《伤寒论》16 条言："太阳病三日，已发汗，若吐、若下、若温针，仍不解者，此为坏病，桂枝不中与之也。观其脉证，知犯何逆，随证治之。"明确指出太阳表证误治后，病机发生改变的变证治则。所谓"观其脉证"，是指变证证情错综复杂，所变何证难于预测，必须四诊合参，脉症并举，应详细全面搜集病情资料，以便为准确判断疾病的病机提供依据。"知犯何逆"，是在"观其脉证"的基础上，由表入里、由此及彼、去粗存精、去伪存真、辨析研究，找出疾病的症结所在。"随证治之"，是根据正确的诊断，运用理法方药知识，方随证转，给予相应的治疗。"观其脉证，知犯何逆，随证治之"12 个字，体现了《伤寒论》的主要精神，奠定了中医临床诊治疾病的基础，该治疗原则不仅为变证而设，对于一切疾病的辨治均有重要的指导意义。

对于太阳病变证，仲景针对不同的证候病机，宗《内经》之旨，"寒者热之，热者寒之……坚者削之，客者除之，劳者温之，结者散之，留者攻之，燥者濡之，急者缓之，散者收之，损者温之，逸者行之，惊者平之"。

（1）变为热证　①热扰胸膈证：因无形邪热郁于胸膈所致；症见心中懊憹，虚烦不得眠；治以清宣郁热，方用栀子豉汤及其类方。②邪热壅肺证：因热邪壅滞于肺使然；症见汗出而喘，表无大热；治以清热宣肺，降气定喘，方用麻黄杏仁甘草石膏汤。③热入阳明，气津两伤证：因阳明热邪炽盛，气津两伤所为；症见大热、大烦渴不解、脉洪大；治以辛凉清气，益气生津，方用白虎加人参汤。④邪热迫肠证：因热迫大肠，肺失肃降，表邪不解所致；症见下利脉促，喘而汗出；治以清热止利，兼以解表，方用葛根芩连汤。⑤少阳邪热内迫肠胃证：因少阳邪热内迫，胃肠功能失职所致；症见发热、口苦、下利或呕吐等；治以清热止利，和胃降逆，方用黄芩汤或黄芩加半夏生姜汤。

（2）变为虚寒证　①心阳虚证：若发汗过多，心阳不足，心神失养；症见叉手自冒心，心下悸，欲得按；治以温通心阳，方用桂枝甘草汤。若因火逆下之，心阳虚弱，心神不敛；症见烦躁者；治以潜镇安神，方用桂枝甘草龙骨牡蛎汤。若伤寒误用火劫发汗；症见惊狂，卧起不安；治以温通心阳、潜镇安神，兼以涤痰，方以桂枝去芍药加蜀漆牡蛎龙骨救逆汤。若心阳虚，下焦水气上逆；症见其人脐下悸，欲作奔豚；治以温通心阳、化气行水，方用茯苓桂枝甘草大枣汤。若误治伤阳，心阳亏虚，下焦阴寒之气上逆；出现气从少腹上冲心的奔豚表现；治以温通心阳、平冲降逆，方用桂枝加桂汤。②脾虚证：若发汗后脾虚失运，气机郁滞，症见腹胀满；治以温运健脾、消胀除满，方用厚朴生姜半夏甘草人参汤。若心脾两虚，气血不足，又感外邪；症见心中悸而烦；治以建中补虚、调养气血，方用小建中汤。若脾阳虚寒，兼有表邪；症见下利、心下痞硬、发热等；治以温中解表，方用桂枝人参汤。若脾虚水停；症见心下逆满，气上冲胸，起则头眩，小便不利，脉沉紧；治以温阳健脾、利水降冲，方用茯苓桂枝白术甘草汤。③肾阳虚证：若肾阳亏虚，阴寒内盛，虚阳外扰；症见昼日烦躁不得眠，夜而安静，脉沉微，身无大热；治以急救回阳，方用干姜附子汤。若肾阳虚衰兼有阴虚；症见昼夜均烦躁不安，四肢厥逆，脉微，或下利；治以回阳益阴，方用茯苓四逆汤。若肾阳虚弱，水液泛滥；症见小便不利，头眩，身𭺟动，振振欲擗地；治以温阳利水，方用真武汤。

（3）变为阴阳两虚证　若阴阳两虚，肌肤失温，筋脉失养；症见畏寒，小腿拘挛，脉微细；治以复阳益阴，方用芍药甘草附子汤。若心阴阳两虚，心失所养；症见心动悸，脉结代；治以温阳复脉、滋阴养血，方用炙甘草汤。此外《伤寒论》29条还详述了阴阳两虚用甘草干姜汤先扶其阳，用芍药甘草汤后复其阴，若见胃气不和谵语者少与调胃承气汤，若肾阳不足者四逆汤主之等辨治方法。

（4）如变为火逆证　多因火逆伤阴，出现津液内竭、肌肤失濡、气血紊乱等多种变证，虽论中无详述，但可参温病之法进行治疗。

此外，如变为痞证、结胸证，本教材另有相关章节讨论，可参考。

总之，太阳病变证繁多，治疗总当灵活权变，随机施治。

（四）现代研究

1. 桂枝汤的现代研究　药效学研究表明，桂枝汤对体温和胃肠运动具有双向调节作用，能够抗菌、抗病毒、镇痛、抗过敏，同时能够降血糖、增加心肌血流量、保护血管内皮细胞、改善微循环等。研究发现，桂枝汤对体温的双向调节作用主要是通过作用于环磷腺苷（cAMP）、环磷鸟苷（cGMP）等多条信号转导通路，进而影响下丘脑中前列腺素 E_2（PGE_2）的含量，使下丘脑体温调定点向正常化移动。大鼠含桂枝汤血清对所试 HSV-1、HSV-Ò、CoxB4、CoxB5 等病毒致细胞病变有延续作用，血清在 $-20℃$ 保存 3 个月仍有此作用。同时正常大鼠血清对某些病毒的致细胞病变也有延续作用，但正常大鼠血清保存 3 个月后，其抗病毒作用似有所下降。

2. 麻黄汤的现代研究　麻黄汤能够解热、发汗及促进腺体分泌、抗炎、抗病毒、镇咳、扩张支气管及平喘、抗过敏，还具有调节免疫功能等作用。使用灭活细菌悬液造成大鼠发热模型，观察灌服麻黄汤对大鼠的解热作用与配伍之间的关系。结果动物体温反应指数显示，麻黄汤具有解热作用，主要药物为麻黄和桂枝，甘草能增强麻黄和桂枝的作用，杏仁对麻黄、桂枝的作用无促进作用。有学者采用常规生物电子显微镜技术，观察麻黄汤致汗腺分泌活动的作用及其机制，结果显示：SD 大鼠在中枢神经系统处于麻醉状态时，麻黄汤无明显发汗作用，而发汗工具药毛果芸香碱的发汗作用不受影响；当SD 大鼠处于正常时，随麻黄汤剂量的增加，大鼠足跖汗腺的腺体分泌部增大，腺上皮细胞空泡率增加，超微结构改变显著，与生理盐水组比较差异有显著性。采用 PCLAB 生物信号采集系统，记录正常豚鼠气管螺旋条张力的变化，观察比较麻黄汤不同配伍各组对乙酰胆碱致豚鼠离体气管平滑肌痉挛的抑制作用，结果显示：麻黄汤各组对乙酰胆碱致豚鼠离体气管痉挛均有解痉作用，与生理盐水对照组比较有显著性差异。

Kainuma 通过监测外周血淋巴细胞数的变化，探讨麻黄汤并用干扰素（IFN-β）对慢性丙型肝炎患者免疫反应与病毒学应答的相关关系。治疗结果显示：麻黄汤与 IFN-β 并用治疗慢性丙型肝炎时，可有效监控 $CD16^+CD56^+$、$HLADR^+CD8^+$ 外周血淋巴细胞数变化，显示麻黄汤与 IFN-β 并用对机体有免疫调节作用。

3. 葛根汤的现代研究 周军等研究表明，葛根汤对佐剂诱导的关节炎大鼠的原发性和继发性关节肿胀均有抑制作用，其作用可能与下调足关节组织炎性因子 IL-1β，TNF-α 和 PGE$_2$ 的含量有关。Oza-ki 等报道，葛根汤 1.3g/kg 灌胃给药，剂量依赖性显著抑制醋酸所致小鼠腹腔毛细血管通透性升高，其作用与阳性对照药吲哚美辛相当；3g/kg 抑制棉球肉芽肿干重增加百分率，但对角叉菜胶引起的大鼠足肿胀作用不明显。

4. 大青龙汤的现代研究 有学者采用内毒素致大鼠发热模型，观察大青龙汤不同化学物质部位解热作用的效果。结果显示：大青龙汤全方水煎剂及其多糖物质部位和生物碱提取物均对内毒素引起的大鼠体温升高有明显的抑制作用，在给药 3 小时后就有较强的解热作用，于 3、4、6、7 小时均与模型对照组比较差异有统计学意义，其解热作用与阿司匹林相当。提示大青龙汤解热效果显著，其解热的主要物质部位为生物碱提取物、多糖、挥发油及石膏。

二、阳明病

阳明病是在外感伤寒病发展过程中，表邪入里化热，正邪激争于阳明经腑，无形之邪热亢盛，或与肠中糟粕搏结形成燥屎，以身热、汗出、不恶寒、反恶热或大便硬结、潮热、谵语、腹满痛等为主症的疾病，其证候多属里证、热证、实证。

阳明无形热盛证，热邪充斥于表里内外；主症见壮热、心烦、口渴、汗出、脉浮滑；治宜辛寒清热，方用白虎汤。无形热盛兼津气两伤证，主症除白虎汤证表现以外，还有时时恶风、背微恶寒、大渴欲饮等症状；治宜辛寒清热、益气生津，方用白虎加人参汤。阳明热证误用下法后，可出现邪热留扰胸膈证；主症见心中懊憹，饥不能食，但头汗出；治宜清宣郁热，方用栀子豉汤。阳明热证误用下法后，也可出现热盛阴伤、水气不利证；主症见脉浮发热，渴欲饮水，小便不利；治宜清热滋阴利水，方用猪苓汤。

阳明之热向内聚敛，进入阳明之腑，与腑中糟粕相结，可形成阳明实证。若热邪初结胃腑，燥热内盛，气滞不甚；主症见蒸蒸发热、心烦、大便不通、腹胀满等；治宜泄热和胃、润燥软坚，方用调胃承气汤。若邪热继续深入，形成热实内结，腑气不通；主症见大便硬，潮热或发热微烦，腹大满不通，脉滑而疾；治宜泄热通便、消滞除满，方用小承气汤。若燥热实邪内结严重，腑气不通，痞满燥实坚皆具；症见潮热、谵语、大便秘结、腹胀满、绕脐痛而拒按、手足濈濈汗出、脉沉实有力，重者不识人、循衣摸床、惕而不安、微喘直视、目中不了了、睛不和；治宜峻下热实、荡涤燥结，甚者需急下存阴，方用大承气汤。脾约证，胃强脾弱；主症见趺阳脉浮而涩，大便硬，小便数，腹无所苦；治宜泄热润肠通便，方用麻子仁丸。津亏便秘证，肠燥失润；主症见大便硬结，自欲大便而不出；治宜外导通便、滋阴润肠，方用蜜煎、土瓜根、大猪胆汁为导。

阳明病虽以热实证为主，但亦有阳明虚寒证；主症见不能食，食谷欲呕，大便初硬后溏，饮水则哕；治宜温中祛寒、和胃降逆，方用吴茱萸汤。阳明湿热发黄证，主症见身黄如橘子色，发热，无汗或但头汗出，小便不利，口渴，腹微满；治宜清热利湿退黄，方用茵陈蒿汤，轻者用栀子柏皮汤，兼表邪未解者用麻黄连轺赤小豆汤。阳明蓄血证，主症见发热，消谷善饥，喜忘，屎虽硬，大便反易，其色必黑，脉数；治宜泄热逐瘀，方用抵当汤。

（一）病因病机

阳明病的成因主要有两个方面：

1. 他经传来 《伤寒论》179 条指出："病有太阳阳明，有正阳阳明，有少阳阳明。"即阳明病可以由太阳病、少阳病传来，也可以外邪直犯阳明。由太阳、少阳传来者，多因误用吐、下，或汗不得法，致津液损伤，化燥而入阳明。直犯阳明者，多首先侵犯阳明经表，即 183 条所说的"病有得之一日，不发热而恶寒者"，之后很快化热入里。阳明病也可由阴证转来，最常见的是太阴病，如 187 条所说："伤寒脉浮而缓，手足自温者，是为系在太阴……至七八日大便硬者，为阳明病也。"是因太阴病阳复太过，化热伤津而由阴出阳，转为阳明病。若三阴病治疗过程中过用温燥之药，也有可能温复太过而转为阳明病。

2. 阳明本经自发 由于素体阳盛，或有宿食，或为燥热所感，病证直从阳明化燥而成阳明病，称为"正阳阳明"。

阳明热证病机为无形之热弥漫，充斥表里内外，邪热伤津耗气，则渐至气津两伤。若津液损伤严重，邪热则深入聚于胃腑、肠腑，与有形糟粕相搏结，形成阳明实证。若燥热实邪深聚阳明腑中形成燥屎，未及时治疗，胃津无可消耗，则可进一步损耗肝肾真阴，形成阳明急下之证。

（二）辨证要点

1. 辨病位 阳明病本证的病位具体有在经、在腑之别。在经者，为无形之热弥漫，表现为身热、汗出、不恶寒、反恶热、脉浮滑洪大；在腑者，邪热与肠中有形实邪搏结，可见不大便、便硬、腹胀、腹痛、谵语、潮热。

2. 辨邪正盛衰 阳明病为正邪斗争的极期，表现为邪气亢盛而正气不衰的实证。随着病情的发展，可逐渐出现正气的损伤。在阳明无形热盛的基础上，又增口大渴不解、时时恶风、背微恶寒等症，是邪热仍在，而气津已被耗伤；在阳明实证基础上，又加直视、目中不了了、睛不和，是阳明燥热内结，损耗肝肾真阴。

3. 辨腑实轻重 邪热入腑结实，需辨别热结的轻重浅深。若见不大便、腹胀满或微满、心烦、蒸蒸发热，为腑实初结，燥热为主，气滞不甚；若见大便硬、腹大满、心烦、谵语、潮热、脉滑而疾等症，为热实内结、腑气不通之轻证；若见大便硬结难解或热结旁流、日晡潮热、烦躁、谵语、绕脐痛、腹满痛、手足汗出、脉沉实有力等症，为燥屎内结、阳明热实之重证。

4. 辨寒热虚实 阳明病虽以热实证为主，但也有虚证、寒证。若不能食，食谷欲呕，饮水则哕，大便初硬后溏，手足冷汗出，为阳明寒证；若无汗，其身如虫行皮中状，为阳明虚证。

5. 辨变证 阳明病变证有发黄证与血热证。若热邪入里与湿相合，见身黄、目黄、小便色黄不利、身热、无汗或但头汗出、口渴、腹微满等症，属阳明湿热发黄证；若邪热炽盛，由气及血，迫血妄行，致衄血，或但欲漱水不欲咽，下血谵语，或喜忘，大便硬而色黑易解，或便脓血，为阳明血热证。

（三）治疗特点

阳明病以热证、实证为主，故治疗不离清、下二法。治无形邪热以清法为主，治有形热结以下法为主，根据病情的轻重浅深、邪正盛衰之不同，又相应地进行加减变化，总以祛除阳明热邪为要。

1. 无形热盛，主以辛寒 表邪入里化热，盛于阳明之经，由内向外蒸腾，充斥于表里内外，故呈现壮热、不恶寒、反恶热之状；热邪逼迫津液外出，故汗出连绵；热邪壅滞气机，则腹满身重，难以转侧；热邪扰及心神，则谵语、遗尿、口不仁；热邪循经上熏，则面垢；热邪鼓动气血，故脉浮滑、浮大。因热邪有由内达外之势，故因势利导，治以辛寒为主，用白虎汤达热出表。方中石膏重用至一斤，以大剂辛寒清泄阳明之热；知母苦甘寒，清泄热邪的同时又滋液润燥，与石膏相须为用，清热而保津；粳米甘平、炙甘草甘温，顾护胃气而滋养汗源。诸药合用，而成辛寒之重剂。

2. 热盛伤正，虚实兼顾 热邪亢盛，最易伤阴，故阳明邪热不解，必伤津液，表现为"舌上干燥而烦，欲饮水数升""大烦渴不解"等津液损伤的证候。热盛又易耗气，气失固摄温煦，汗出腠理开泄，故时时恶风、背微恶寒。此证在阳明无形邪热炽盛的基础上，又增津气两伤。虽仍以邪盛为主要病机，但正气有所耗伤，故治疗亦须兼顾，治以辛寒清热，兼以益气生津，方用白虎加人参汤。方中白虎汤辛寒清泄阳明邪热，加人参以益气生津。

若病程持续，则津气损伤继续加重，可参考《伤寒论》397条："伤寒解后，虚羸少气，气逆欲吐，竹叶石膏汤主之。"此条虽出现于劳复病，但亦可作为阳明病气阴两伤较剧的证治之法。此条是胃阴不足，胃气上逆，其热较白虎加人参汤证为轻，而气阴两伤则更重。由于正气耗损更加严重，治疗上清热与益气养阴并用，祛邪扶正兼顾，方用竹叶石膏汤。方中石膏、竹叶清热除烦；人参、麦冬益气生津；甘草、粳米益气和胃；半夏和胃降逆止呕，以半夏配伍麦冬，滋而不腻，燥而不伤阴。诸药合用，共奏清热益气养阴之功。

3. 明辨病位，治疗各异 《伤寒论》221、222、223条虽然分别讲述了栀子豉汤证、白虎加人参汤证、猪苓汤证，但3条文意相连，体现了阳明热证的部位分治。其中221条第一句讲述阳明热证的表现，发热汗出，不恶寒反恶热，为阳明病外证；腹满、身重，为热邪壅滞气机；喘为热邪上迫肺气；咽燥口苦为热邪上炎伤津；脉浮而紧，并非太阳表实，而是邪气盛实，正邪相争，热邪充斥表里。此证宜以白虎汤辛寒清热，原文中列举了发汗、温针、下之三种误治，而栀子豉汤证、白虎加人参汤证、猪苓汤证为误下之后因邪热所在部位不同而治疗各异的三种情况。

若阳明病腑实未成而过早使用下法，虽部分病邪可因攻下而去，但必有余热存留。若热邪留扰于胸膈，则见心中懊恼，饥不能食；热不得宣，蒸郁于上，则见但头汗出。

此证虽与太阳病篇所出现的栀子豉汤证来路不同，但病机一致，故治疗均以清宣郁热，方用栀子豉汤。方中栀子苦寒，清热除烦；香豉气味轻薄，载栀子于上，宣透郁热；二药相伍，清中有宣，宣中有降，使胸膈郁热得以宣透。原文222条是下后不仅邪热未除，更增气津两伤，故以白虎加人参汤治之。223条为下后余热未除，停留下焦，且阴津受损，水气不利，故渴欲饮水、小便不利。治当清热育阴利水，因势利导，使热从小便而去，方用猪苓汤。方中猪苓、茯苓、泽泻淡渗利水；滑石甘寒，利水泄热；阿胶甘平，滋阴润燥。诸药合用，共奏清热利水、育阴润燥之功。此三证皆因于阳明热证误下，因余热停留部位不同而治疗各异，故柯韵伯将之释为"阳明起手三法"。

4. 细辨邪结深浅，攻下谨慎果断　阳明邪热入腑，与腑中糟粕搏结，下法势在必行；然而仲景使用下法极为谨慎，根据邪结浅深不同而逐次增加攻下力度，必至痞满燥实坚皆备，才用大承气汤峻下，所以后世有"伤寒下不厌迟，温病下不厌早"之说。然而每逢病情危重，证情确凿之时，用之又必及时果断，故论中又有阳明急下之证。

若邪热初结阳明之腑，腑气不通，见不大便、腹胀满；热邪上扰心神，故见心烦。但因未见腹满痛、绕脐痛等症，可知腑实程度不重；且见蒸蒸发热，说明热邪并未完全收敛于腑，尚能蒸腾外达。由于腑实初结，程度不严重，故不宜峻下，方用调胃承气汤。方中大黄苦寒泻下，泄热除实；芒硝咸寒，泄热润燥软坚；炙甘草甘缓泻下作用，调和胃气。诸药合用，达泄热和胃之功。方中芒硝用量独大，且用炙甘草，是本方异于大、小承气汤之处。本方服法有"温顿服之"与"少少温服之"之异，若如29条所述，非邪热入腑，而是用药后阳复太过之阳明燥热，则治疗宜更加缓和，少量温服以缓缓泄热。

若邪热继续聚敛深结，腑实进一步加重，腑中气机阻滞，则可见腹大满不通、大便硬；浊热上扰心神，可见心烦、谵语；由于热邪深结，每至阳明经气旺时而邪正剧争，故现潮热。此皆邪热深结之象，然而脉象滑疾，与大承气汤证沉而有力之脉相异，故仍不能用大承气汤峻下，而以小承气汤治疗。方中大黄苦寒攻下，荡涤肠腑；厚朴苦温，行气除满；枳实苦而微寒，理气消痞。诸药合用，达通腑导滞、行气除满之功。与大承气汤相比，本方未用芒硝，枳、朴之量又小，且三味同煎，说明通腑泄热之力较大承气汤为缓，然毕竟为攻下之剂，故原文言到"若一服谵语止者，更莫复服""若更衣者，勿服之"，提示要中病即止，以免过度攻下伤正。

若邪热深聚于阳明之腑形成燥屎，腑气不通，表现为大便硬结难解，或热结旁流，腹满痛，绕脐痛，腹满不减，减不足言；阳明燥热内结，不能周身作汗，仅蒸汗于手足，故手足濈然汗出；浊热上冲心神，则谵语、烦躁，严重者可致发则不识人，循衣摸床，惕而不安；再加日晡潮热，脉沉实有力，是阳明腑实重证已成，须用大承气汤峻下；又有燥热亢盛，阴津欲竭之证，则须以大承气汤急下。方中大黄荡涤肠腑，泄热通便；伍以芒硝泄热软坚润燥，二者相须为用，攻下力更强；枳实理气消痞，厚朴行气除满。诸药并用，共奏攻下实热、荡涤燥结之功。与调胃承气汤和小承气汤相比，本方大黄后下，气锐先行，且增厚朴、枳实用量，通腑泄热之力更甚，故为峻下、急下之剂。

5. 详审病机，灵活用下　阳明实证的治疗除以三承气汤攻下以外，又有润下、导下、下瘀等法，用于邪热不甚而津液不足或有瘀血内结之证，体现了张仲景运用下法的灵活性。

若患者趺阳脉浮而涩，大便硬，腹无所苦，小便数，是胃强脾弱之脾约证。因津液受胃热逼迫而偏渗于膀胱，故小便数；胃肠中缺少津液，故大便硬，然而又非邪热亢盛之承气证，故不更衣十余日而无所苦。治疗当用麻子仁丸，用丸药剂型亦明示此证较承气证为缓。方中麻子仁、芍药、杏仁、蜂蜜皆为润肠养阴通便之品；大黄、枳实、厚朴为小承气汤的组成，但改作丸剂，单次用量少，为泄热通便导滞之用。诸药合用，共奏润肠通便之功。

若汗后耗伤津液，加之小便自利，津液外夺，致大便硬结，此为津液内竭，肠道失润所致，并非阳明热盛，故治疗当因势利导，在患者自欲大便时以蜜煎方纳入肛门，以润滑肠道，导而通之。

若阳明邪热与旧有之瘀血相结，可形成阳明蓄血证。血因瘀热而耗伤，心神失养，故其人喜忘；阳明里热肠燥，大便当硬，但因离经之血与燥屎相混，其性濡润，故大便虽硬反易，而色必黑；阳明有热，故脉数，消谷喜饥。治疗用抵当汤，方与太阳病篇中抵当汤同，两处抵当汤证成因与证候有异，但均为邪热与血相结，故均治以下瘀血之法。

6. 攻下须慎，详审诸禁 阳明病中有诸多可下之证，根据病情，可灵活使用缓下、峻下、急下、润下、导下等法，然而攻下的使用更需谨慎，仲景原文中亦列有许多不可下之证，临证需详细辨证，不可贸然使用攻下。

太阳病仍在者不可攻下。如《伤寒论》44条，病仍在太阳，虽有阳明不大便之证，因外证未解，不可使用攻下。或如217条，虽有热实内结，但太阳中风与阳明腑实并见，需先解表，才可攻下，即原文所说"过经乃可下之"。

阳明邪热未入腑者不可用下。如206条"面合色赤"，是无形邪热郁于阳明经表，故不可攻下。

三阳合病者不可攻下。如189、219条，皆属三阳合病，用下法或致太阳之邪内陷，或损伤津液，损伤正气，故不可攻下。

邪结部位偏高者不可攻下。如204、205条，虽有大便不通之证，但病位偏上，表现为"呕多""心下硬满"，或与少阳相关，或邪气未入腑成实，皆不可使用攻下。

屎未成硬者不可攻之。如209条所述，"阳明病，潮热，大便微硬者，可与大承气汤；不硬者，不可与之"。若恐有燥屎，可先用小承气汤试下，若腹中有矢气转动，方为可下之证。若不转矢气，是燥结不甚，大便初头已硬而后段未实，不可用大承气汤攻下，攻之必伤脾胃之气。

胃中虚冷者不可攻之。如194条所述，"阳明病，不能食，攻其热必哕"。胃中虚冷与阳明热结甚者均可出现不能食，若为前者，则不可攻下，攻下则中阳更伤，胃虚气逆而致哕。

7. 寒热异治，知常达变 阳明病虽以热实证为主，但也有寒证。阳明寒证病机为胃中虚寒，浊阴上逆。胃阳不足，不能腐熟，故不能食；寒邪凝结于阳明之腑，水谷不别，故大便初硬后溏，小便不利；中阳不足，不能固摄，故见手足冷汗连绵；胃失和降，浊阴上逆，故食谷欲呕。治用吴茱萸汤。方中吴茱萸温胃散寒，降逆止呕；大剂量生姜以散寒止呕；人参、大枣补虚和中。诸药合用，共奏温中散寒、降逆止呕之功。

阳明虽以燥实内结为主，但亦有湿热内蕴之变证。若患者素有里湿，阳明之热入里，与湿相合，为湿所郁，则热不得外越，表现为身无汗而但头汗出，剂颈而还；湿邪阻滞气机，气化不利，故腹满、小便不利；热则引水自救，故渴饮水浆；湿热郁蒸，熏蒸肝胆，则身黄如橘子色。湿热并重者，以茵陈蒿汤治之。方中三味皆苦寒之药，茵陈蒿清热利湿、疏利肝胆而退黄；栀子清泄三焦而利小便；大黄泄热通腑而退黄。诸药合用，二便通利，湿热得祛，而黄得退。热重于湿，或湿热较轻者，或兼有脾胃之气不足者，用栀子柏皮汤。方中栀子、黄柏苦寒清热除湿，加炙甘草顾护脾胃。若内有湿热熏蒸，而外兼表证者，用麻黄连轺赤小豆汤。方中麻黄、杏仁、生姜辛散表邪，开水之上源；连轺、赤小豆、生梓白皮清泄湿热；甘草、大枣共调脾胃；用潦水煎煮，以其味薄，不助湿热。

（四）现代研究

1. 白虎汤的现代研究　白虎汤在临床上最常用于各种急性热病的治疗，对其药理作用的研究也主要集中在对其退热作用的效果与机制的研究。夏怡等研究发现，本方退热作用显著，解热强度与安替比林相仿，且明显优于全方去石膏组。张世栋等研究发现，本方对注射脂多糖（LPS）建立的气分证家兔模型有显著的解热作用，可使 $CD4^+/CD8^+$ 比值恢复，白细胞介素 -6（IL-6）显著升高。杨斌等研究发现，本方能够降低细菌内毒素致发热家兔的肿瘤坏死因子 α（TNF-α）、白细胞介素 1β（IL-1β）、IL-6 等炎性因子水平，升高 $CD8^+$、$CD4^+$ 与 $CD4^+/CD8^+$ 的表达。吴永丽等研究发现，本方加减可降低大鼠体温、血清中 Na^+/Ca^{2+}、环磷酸腺苷的浓度及下丘脑中前列腺素 E_2（PGE_2）的浓度。杨再昌等研究显示，本方能明显降低感染铜绿假单胞菌和金黄色葡萄球菌的秀丽隐杆线虫体内的细菌数，而体外实验却未发现本方的抗菌活性，由此推断其体内抗菌作用与影响体内免疫功能有关。赵海霞等用本方治疗肺炎双球菌肺炎大鼠，发现其能升高血清及小肠组织中超氧化物歧化酶（SOD）活性，使 6- 酮 - 前列腺素 $F_{1\alpha}$（6-Keto-$PGF_{1\alpha}$）含量升高，降低丙二醛、一氧化氮、血栓素 B_2、C- 反应蛋白（CRP）和铜蓝蛋白的水平。郑兴珍等发现，本方对全身炎症反应综合征（SIRS）起到抑制作用，效果甚至优于氢化可的松琥珀酸钠，其机制可能与减少 TNF-α 的释放，阻断 SIRS 进程的瀑布效应有关。胡星星等研究发现，本方能明显降低脓毒症患者促炎因子 IL-6、TNF-α 水平，减轻全身炎症反应，使白细胞、CRP 水平下降。

关于白虎汤的解热有效成分，乔逸等研究认为，其清热作用与钙离子和微量元素有关。钙离子对中枢神经系统，尤其对产热中枢有明显的抑制作用；钙离子的煎出量与疗效密切相关。邓家刚等研究认为，知母中的芒果苷同样是其解热药效成分。朱起之等研究认为，知母皂苷 A- Ⅲ 也具有潜在降低内热的作用，能显著抑制 Na^+–K^+-ATP 酶活性，而后者为机体基础代谢中产热的主要酶类。马强等研究发现，无解热作用的甘草酸

还可与石膏中的 Cu^{2+}、Fe^{2+}、Zn^{2+}、Mn^{2+} 等金属离子形成具有不同稳定程度的有解热作用的配合物。

2. 白虎加人参汤的现代研究　白虎加人参汤有与白虎汤相似的退热效果,如李天庆等的研究以幼儿急诊发热患者为治疗对象,发现白虎加人参汤可缩短发热时间。此外覃文玺等采用烧伤大鼠模型研究,发现白虎加人参汤能有效地降低血浆中肌钙蛋白,对严重烧伤造成的心肌损害具有保护作用。方素萍等对白虎加人参汤全方、拆方研究,发现本方有抑制致敏小鼠速发相反应、迟发相反应及极迟发相反应的作用,作用强度与泼尼松龙相似,且去除任何一种生药的五种拆方均无抑制速发相反应的作用。更多关于白虎加人参汤的研究集中于其对糖尿病的治疗效果与机制,在糖尿病病程的某些阶段,可以诊断为中医的消渴,在《金匮要略》中以白虎加人参汤为其主治方之一。

3. 三承气汤的现代研究　关于三承气汤的研究,主要集中于对胃肠功能的影响及其机制。李晓芹等对比三承气汤对炭末在小肠内的推进速度,发现对正常或模型状态下动物的泻下作用大承气汤略强于大黄,小承气汤与大黄的作用基本持平,调胃承气汤弱于大黄。王文永等研究调胃承气汤中大黄酸在大鼠体内的药动学过程发现,与大黄组相比,调胃承气汤中大黄酸的血药浓度降低。唐铁军等研究三承气汤对肠道菌群的影响,发现调胃承气汤的肠道抑菌效果虽不如大承气汤和小承气汤,但对肠道厌氧菌的恢复有作用,有利于改善肠道微生态环境。余林中等通过内毒素家兔模型研究,发现调胃气汤通过抑制内生致热原 TNF-α 的产生及抑制 PGE_2、cAMP 合成释放,从而达到解热效应。通过降低血浆 TNF-α 水平,降低血清脂质过氧化物含量,增强 SOD 活性,减少血浆内皮素含量,抑制脑脊液 PGE_2、cAMP 升高效应,减轻脏器组织病理损害,从而达到解毒效应。

高峰等研究发现,大承气汤能显著抑制实证壅滞证粪性腹膜炎小鼠内源性内毒素的移位和抑制氧化－抗氧化失衡。孙学刚等研究表明,大承气汤能减轻内毒素血症引起的肺与大肠组织炎症,与大承气汤降低 TNF-α 表达、Toll 样受体 4(TLR4)表达及基因转录水平有关。尹群等研究表明,大承气汤可清除氧自由基,减轻脂质过氧化反应,以及减轻炎症反应。吴冉冉等研究显示,大承气汤对脂多糖和干酵母两种发热模型均有解热作用。黄保民等研究发现,大承气汤具有调控胃肠激素的作用,改善里实热证大鼠胃肠道分泌紊乱的机制可能与提高胃肠道胃泌素(GAS),降低胃动素(MTL)、血管活性肠肽(VIP)及双向调节神经降压素(NT)分泌水平密切相关。李颖等研究显示,服用大承气汤后,大鼠胃窦和空肠组织中 MTL 的含量均明显增加,同时大鼠胃窦组织中 VIP 含量显著降低。

大承气汤证所涉及的证候除胃肠道本身的症状以外,还有肺、脑等多器官的症状,也有相应的药理机制研究。李玉梅等研究发现,大承气汤可明显改善家兔水肿模型的肺水肿,其机制可能与促进肺泡上皮特别是 I 型上皮细胞丧生及促进损伤修复有关。周晓红等研究认为,上调硫化氢(H_2S)/胱硫醚 γ 裂解酶(CSE)体系是大承气汤抗 LPS 致老年大鼠急性肺损伤的作用机制之一。侯俊良等研究表明,大承气汤能阻止细胞色素 C 释入胞浆,从而阻断凋亡信号进一步传导,保护脑出血后神经元;还能减少活化凋亡蛋

白酶 -3 的表达，阻止神经元的凋亡，同时也具有一定的促进血肿吸收的作用。董梅德等利用大承气汤加减保留灌肠治疗脑卒中，可明显提高治愈率，同时可以防治并发症，说明大承气汤对脑部疾病有一定的治疗作用。

三、少阳病

少阳病，是邪犯少阳，导致以胆火受郁，不能枢转，失其正常气化功能为主要病机特点的病证。少阳病病性属热，病位已离太阳之表，未入阳明之里，在表里之间，故其性质属半表半里的热证。

由于病位、病性的特殊性，少阳病病证常有兼夹，或兼太阳之表，或兼阳明之里，或兼三焦气化不利。如因失治误治，还可致病气弥漫，表里俱病，虚实同见。病情变化，亦可热入血室。

（一）病因病机

少阳病以少阳胆火受郁，气化失司为基本病机特点。少阳的生理以少阳胆、三焦两经两腑的生理功能为基础，又与厥阴肝、心包两经两脏的生理功能密切相关。胆附于肝，内藏精汁、相火而主疏泄，为"中精之腑"；三焦主决渎水道，为"决渎之官"，又为水火运行的道路。胆腑内藏相火，疏泄功能正常，则枢机运转，三焦通畅，水火升降自如，而能"上焦如雾，中焦如沤，下焦如渎"，各有所司。少阳病后，胆火内郁，不能疏泄，枢机不利，三焦不畅，典型症状表现是：往来寒热，胸胁苦满，默默不欲饮食，心烦喜呕，口苦，咽干，目眩，脉弦。清代医家张志聪在《伤寒论集注》中说："少阳病是外邪直接中于少阳，少阳初阳之气被外邪郁闭而成。少阳初阳之气就是少火，少火被郁，则会出现口苦、咽干、目眩。"

少阳病变脏腑的特殊性决定了少阳病证的广泛性和复杂性。胆腑清利，则肝气条达舒畅；反之，胆失疏泄，肝气抑郁，不仅会影响情志，还会影响到脾胃升降；另外，胆属少阳，其气升发，则万物化生。吴鞠通在《医医病书》中指出："盖胆为少阳，主升阳气之先，输转一身之阳气。"《内经》云："凡十一脏取决于胆也。"李东垣言："胆者，少阳春升之气，春气升则万化安，故胆气春升，则余脏从之，所以十一脏皆取决于胆也。"而三焦为一身水火气运的道路，相火经由三焦运行全身，温煦激发各脏腑的生理功能。唐容川言："相火之宣布在三焦，而寄居则在胆腑。"胆中相火调畅，则为清阳之木气，游行出入于三焦内外，发挥其敷和形骸、暖益肤腠、推动气血运行之作用，从而使"五脏元真通畅"。若邪犯少阳，胆火郁滞，三焦不畅，水火运行受阻，脏腑气机紊乱，阴阳气血失和，使得少阳病证变得错综复杂。

少阳病证复杂，但论其成因，只有本经受邪与他经传入两种。本经受邪者，多由于正气不足，邪直犯少阳，枢机不利而成；他经传入者，多由他经病证不解，累及少阳，并以少阳病证为主要表现。

（二）辨证要点

1. 辨柴胡证 少阳病的本证是小柴胡汤证，少阳病的治疗都是以小柴胡汤为基础的，柴胡证的存在意味着少阳病的存在。因此，少阳病的辨证首先要辨别柴胡证是否存在。

柴胡证的主症包括往来寒热、胸胁苦满、默默不欲饮食、心烦喜呕、口苦、咽干、目眩、脉弦等。临床出现了这些表现，我们可以确定柴胡证的存在，但临床因具体病机不同，少有主症齐全者。如何及时辨别柴胡证的存在？《伤寒论》101 条提出"有柴胡证，但见一证便是，不必悉具"的辨证方法，即见到柴胡证的一部分主症，只要能反映少阳病胆火受郁、枢机不利的病机特点，即可确认为少阳病。

对于"但见一证"的含义，各注家见解并不一致。辨证过程中我们也发现，仅凭一个主症来判断柴胡证的存在也不符合实际，也是"孤证不立"。但本条说明，临床中即使只见到一个主症，却也可能正是柴胡证的表现。因此，这个时候我们应该考虑到少阳病证存在的可能，需要在辨证过程中结合其他资料予以甄别确认。

2. 辨病变范围 由于少阳病证的复杂性，在确认柴胡证存在的基础上，要依据临床表现辨别兼见的其他证候及其与柴胡证之间的联系，即辨别少阳病变的范围，这将直接关系到下一步的选方用药。

如《伤寒论》96 条当中的七个或然证。胸中烦而不呕，是少阳邪热上扰胸膈而未横逆犯胃；口渴，是少阳邪热伤津而成；腹中痛，是少阳邪热横逆犯脾；胁下痞硬，是少阳经气郁滞较重；心下悸、小便不利，是少阳气郁，津液输布不利；不渴而身有微热，是少阳枢机不利而表气为之不畅；咳嗽，是少阳郁热兼肺有寒饮。

《伤寒论》103 条大柴胡汤证，是少阳枢机不利兼阳明里实；104 条柴胡加芒硝汤证，是少阳枢机不利兼阳明里热，大便微难；107 条柴胡加龙骨牡蛎汤证，是少阳胆火内郁，三焦失通，小便不利，神魂不安，虚实互见之证；146 条柴胡桂枝汤证，是太阳少阳并见；147 条柴胡桂枝干姜汤证，是少阳枢机不运兼脾虚痰饮内停。这些证候虽有不同，但主要病机不离少阳枢机不运。

3. 辨少阳变证 少阳病失治误治之后，柴胡证不见者，不应当再按少阳病进行诊治，应遵循"知犯何逆，随证治之"的原则再进行辨治。

如 149 条柴胡证误下后，少阳邪热内陷，可与胸膈水饮互结，形成心下满而硬痛的大结胸证；又可在脾气受损的情况下妨碍脾胃气机升降，形成寒热错杂的痞证。这些病证都可因柴胡证而来，但已不具有柴胡证的特点，不能再以少阳病论治。

（三）治疗特点

1. 以和法为主要治法 少阳病因少阳枢机不利，位居半表半里，仲景立小柴胡汤一方，用以和解少阳，是少阳病的正治方法。因病不在表，故禁发汗；病不在里，故禁攻下；又不在胸膈之上，故又禁吐。因此，少阳病本病治疗不宜汗、吐、下三法。《伤寒明理论》提出："邪气在表者，必渍形以为汗；邪气在里者，必荡涤以为利；其于不外不内、半表半里，既非发汗之所宜，又非吐、下之所对，是当和解则可矣。"

但少阳病证治疗中有小柴胡汤、桂枝汤合方，又有柴胡、大黄合用。病在少阳枢机不利，又有或表或里之不和，治疗以柴胡和解少阳之外，或解表或通下则又有益于少阳枢机的畅利，所以汗下之法并非少阳病不可用，只是不正对少阳病证而不宜单用。因此，少阳病证是以和法为主要治法。

2. 小柴胡汤加减应用广泛　少阳病正治法使用小柴胡汤，可以和解少阳、畅达气机，适合典型的胆热内郁、枢机不利、脾胃失和的病证。虽有小柴胡汤"八大主症"之说，但临床不必悉具。仲景说"有柴胡证，但见一证便是，不必悉具"，这简化了柴胡证的辨证要求，也点醒了辨证的本质。小柴胡汤只须察柴胡证存在即可使用。

少阳病因其病位、病机特殊，发病后可因具体病机的不同而表现为不同的见症，所以临床用方常须随证加减，以更适合病情所需。如《伤寒论》96条或然证中"胸中烦而不呕"。"胸中烦"是少阳邪热趋势向上，扰及胸膈；"不呕"是未横逆犯胃，胃气不逆。不呕，故不须半夏降逆；热向上而不向内，故不须人参之甘补益中土；加栝楼实，可荡涤胸膈间烦热。加减之间，正切合少阳邪热向上不向中的病情，这样才能投药中的。再如大柴胡汤证，少阳不利兼阳明里实。少阳病不解则不可下，而阳明里实又不得不下。大柴胡汤为小柴胡汤去人参、甘草之补益，加枳实、芍药与大黄通下，加减之间让和解与通下并用，少阳和解即益于通下，而通下里实又益于少阳和解。在这些加减之间，让小柴胡汤的应用得以扩大。

总体来看，尽管少阳病篇在《伤寒论》书中占用篇幅不大，但其病证波及人体上下内外，其所用方药都是在小柴胡汤的基础上随症加减变化而来。书中小柴胡汤的加减变化较其他方药的加减运用更为复杂灵活。《伤寒论》和《金匮要略》所载260方中，平均每条方剂的证治2条左右，唯小柴胡汤可达36条，且后世医家在此基础上对其加减化裁，更是衍生了许多的方剂。这是少阳病证治疗方面的重要特色，也是"知犯何逆，随证治之"辨证精神的良好体现，很值得深入学习体会。

3. 配伍用药精当周全　少阳病临床表现多样，见证显得更为复杂，只有精准的辨证，加上精准的处方用药才能期望收到良好的临床效果。少阳病篇的相关内容在这方面提供了很好的示范。

由于少阳病病因病机的复杂和病证的善变，其配伍用药往往更为精当周全。简单如小柴胡汤，合用苦寒之柴胡、黄芩，辛温之生姜、半夏，甘温之人参、大枣、甘草，共奏和解少阳之功。复杂如柴胡加龙骨牡蛎汤，以柴胡、黄芩、半夏和解枢机而除胸满身重，龙骨、牡蛎、铅丹镇心神而止烦惊，大黄攻肠中实邪以止谵语，桂枝、茯苓通阳利水而行小便，人参、生姜、大枣补益正气。此方寒温同用、攻补兼施、安内解外，可解表里错杂之病证。

煎煮是临床用药的重要一环，对最终药物疗效的发挥也起着十分重要的作用。从这个方面来看，小柴胡汤在煎煮之时要求"去滓再煎"，因为这可使药性合和，更好地发挥和解之用。徐灵胎云："去滓再煎者，此乃和解之剂，再煎则药性合而为一，漫无异同，俾其不至偾耳。"王晋三亦云："去滓再煎，恐刚柔不相济，有碍于和也。"张锡纯讲得更为具体："小柴胡汤证，原忌发汗，其去渣重煎煮，所以减柴胡发表之力，欲其但上升而不外达也。"站在现今角度来看，去渣再煎不仅可提高药物浓度，有助于防止因用量过多而胃中不易受纳；而且去渣再煎过程中可使各药物气味更加融溶，药性专一，有助于增强药力、药效。

（四）现代研究

从近年出版发表的相关文献来看，针对少阳病的病理本质、治法、应用，以及以小柴胡汤为主的柴胡类方的病机探讨、方药配伍、临床应用、心得体悟、药理作用等方面，研究者们做了大量的工作，不断丰富、加深了对于少阳病证及其治疗方药的理解认识。

比如日本学者有地滋用针横向浅刺肝炎患者胸胁苦满部位的真皮、皮下结缔组织，可以取出胶原纤维束，说明该处发生了纤维样变，而且发现所取出的血液、淋巴液和组织液与对侧的正常部位不同，因而认为胸胁苦满乃局部结缔组织炎所致。聂凤提发现胸胁苦满患者肝外胆管轻度扩张，与相应的门静脉比值增大。杜丽则发现胸胁苦满患者，其胆经电阻显著低于无胸胁苦满者。

研究表明，小柴胡汤具有解热、抑制肝炎病毒、拮抗肝纤维化、保肝、利胆、保护胃黏膜、调节免疫等作用，现代临床运用也已经涉及内、外、妇、儿、皮肤、五官、肿瘤各科近百个病种，其中以消化、呼吸、神经和妇科病变为多见。如外感高热、胆汁反流性胃炎、梅尼埃病、抑郁症、慢性胆囊炎、经期感染等。

柴胡桂枝汤具有保护胃黏膜、抗溃疡、保护神经元，以及抗惊厥、抗抽搐等作用；柴胡加龙骨牡蛎汤具有镇静、催眠、抗惊厥作用，还能改善学习和记忆能力。

四、太阴病

太阴为三阴之首，太阴病是三阴病的初始阶段。太阴病以"腹满而吐，食不下，自利益甚，时腹自痛"为提纲，反映了中阳不足、运化无力、寒湿内停、升降失常的病理特点。太阴病篇主要论述太阴病本证、太阴兼表证、太阴腹痛证及寒湿发黄证等。

太阴病本证，主症见自利不渴、腹满而吐、食不下、自利益甚、时腹自痛；治宜温中散寒、健脾燥湿，轻者方用理中汤，重者四逆汤。太阴兼表证，主症见发热恶寒、四肢疼痛、食少纳差、脘腹胀满、便溏、脉浮；治宜调和营卫；温阳和里，方用桂枝汤。太阴腹痛证，主症见腹满时痛，治宜通阳益脾、活络止痛，方用桂枝加芍药汤；若郁滞较甚，则症见腹痛较剧、疼痛拒按或伴便秘，在前法基础上增强化瘀之功，方用桂枝加大黄汤。太阴发黄证，主症见身目发黄、黄色晦暗、倦怠乏力、畏寒肢冷、口不渴或渴喜热饮、食欲不振、脘腹痞满、大便溏薄、舌淡苔白腻、脉沉缓；治宜温中散寒、除湿退黄，方可用茵陈术附汤或理中汤加茵陈等。

（一）病因病机

太阴病多因脾阳素虚，外受风寒，内伤生冷，寒湿直犯太阴所致，也可因三阳病失治误治，损伤脾阳，转属太阴而成；其病机为脾阳虚损，运化失职，寒湿内盛，升降失常；性质为脾虚寒证。

素体脾阳不足伴风邪袭表，营卫不和者，可致太阴兼表证。太阳病当用汗法，禁用攻下，如《伤寒论》90条所言"本发汗，而复下之，此为逆也"，误下伤脾，邪陷太阴，致脾伤气滞络瘀，形成太阴腹痛证。伤寒过汗，损伤脾阳，使运化失职，寒湿内生；或阳明实证清、下太过损伤脾胃阳气，或素有寒湿内停，虽发汗，寒湿不去而阳气反伤，以致寒湿中阻，影响肝胆疏泄，皆可出现太阴发黄证。

（二）辨证要点

1. 辨虚寒程度　太阴病以太阴脾阳不足为主要病机特点，病久可及少阴，导致少阴肾阳亏虚，故临证当辨虚寒程度。病变仅限太阴脾者，表现为自利不渴、腹满而吐、食不下、自利益甚、时腹自痛等；传入少阴肾者，则可在太阴脾阳不足的基础上，出现不同程度的畏寒、下利清谷、脉微细、但欲寐等症。

2. 辨气滞络瘀　太阳病误用承气汤之类攻下，或致邪陷，或致寒中，导致气血凝滞，脾络不通，因而出现腹痛。证分轻重：轻证是气血郁滞尚轻，脾络时通时阻，故而腹满时痛；重证是气血瘀滞较重，脾络闭阻不通，痛而拒按，故称为大实痛。既然病在脾络，故"属太阴也"。虽然称为"属太阴"，并非病在脾脏，所以不会有诸如"自利益甚""食不下"等脏寒之症。

3. 辨太阴兼证　太阴脾阳不足，可兼变他证。若兼见发热恶寒、四肢疼痛、脉浮者，为太阴兼表证；若兼见身目发黄、黄色晦暗、倦怠乏力、畏寒肢冷、口不渴或渴喜热饮、舌淡苔白腻、脉沉缓者，为太阴发黄证。发黄之证皆由湿邪所致，临证当辨阴阳之异，二者皆可见身黄、目黄、小便不利而黄、纳差等症，但差异甚大。阳黄者，多因湿热内蕴肝胆，其发黄鲜明如橘子色，伴无汗或头汗出、发热、心烦、口渴、大便干、苔黄腻、脉弦滑数；阴黄者，多因脾胃阳虚，寒湿中阻，太阴发黄证是为阴黄证。

4. 辨预后转归　若太阴中风，四肢烦疼，脉由阳微阴涩转为长脉，预示正气来复，邪气欲解，故为欲愈。若太阴病经过七八日，虽出现暴烦下利，但手足温暖、精神、食欲转佳，说明脾阳恢复，腐秽尽则利必自止。若阳复太过，则可化热化燥，转为阳明病，以大便硬为特征，同时还可出现其他阳明病的症状。

（三）治疗特点

太阴病的治疗，仲景提出了"当温之"的原则，即太阴病本证当温中祛寒、健脾燥湿。临证当根据虚寒程度的不同，而选用温脾或温肾或活络等不同的治法。又有兼表和发黄者，则又当配合解表或退黄之法。

1. 虚寒不同，温阳有别　太阴虚寒证当以温中补虚为其治疗原则，具体治疗方法以温阳祛寒、健脾化湿为主。基本方药是理中汤、四逆汤一类的温阳之方。临证可视病情的虚寒程度选方：轻者单纯脾胃虚寒，宜理中汤（丸）；重者由脾及肾，伴肾阳虚者，宜四逆汤。理中汤方中人参补气健脾，干姜温阳祛寒，白术健脾燥湿，甘草益气和中兼调和诸药。四药配合，中焦之寒得辛热而去，中焦之虚得甘温而复，清阳升浊阴降，运化健而中焦治，故曰"理中"。理中汤又名人参汤，为一方二法，既可制成丸剂，亦可煎汤服用。病缓需久服者，可用丸，"大病差后，喜唾，久不了了，胸上有寒，当以丸药温之，宜理中丸"；病急或服丸效差者，可改服汤剂。药后，病减者，证明有效可继服，若腹中未热，腹痛未减，疗效不显或无效者，是药轻病重，宜增大服用量，或改为汤剂。

2. 腹痛有异，活络当辨 太阴腹痛之证，病在脾络，不在脾脏，治疗也不用诸如"四逆辈"、理中汤等温阳之方，而是用桂枝加芍药汤或桂枝加大黄汤。两方除了以桂枝、生姜温阳散寒，大枣、甘草缓急止痛外，最为重要的是加大了芍药的用量，芍药属于血分药，在此方的治疗作用无疑是活血通络止痛。如果瘀阻太重而大实痛，芍药力显不足，于是在加芍药的基础上，再加大黄活血逐瘀、通络止痛。

阳明篇中，承气辈所用大黄者，以攻逐燥屎为主，本条则为活血通络之用，正如《神农本草经》所言之大黄功效："下瘀血、血闭寒热，破癥瘕积聚、留饮宿食，荡涤肠胃，推陈致新，通利水谷，调中化食，安和五脏。"可见大黄是血分药，兼走气分。又《伤寒论》280 条云："太阴为病，脉弱，其人续自便利，设当行大黄芍药者，宜减之，以其人胃气弱，易动故也。""其人续自便利"，在"医反下之"之后，其人不是腹泻了一两次即止，而是大便继续溏薄快利，这时如果腹满时痛或大实痛而要用桂枝加芍药汤或桂枝加大黄汤的话，就要把芍药和大黄的用量再次酌予减少，可见大黄在此当为活络之用。

3. 兼变相殊，法宜灵活 有表证就当发汗，但太阴表证，里阳不足，不可峻汗，只宜桂枝汤缓发其汗。桂枝汤中既有桂枝、生姜之温阳，又有芍药、大枣之补虚，内调脾胃，外和营卫，可谓一举两得，从而达到扶正祛邪的目的。太阴中风与太阳中风作为六经病而言，虽属于不同的病，但都有表证的一面，所以发汗解表为其共同点。曹颖甫曰："盖桂枝汤一方，外证治太阳，内证治太阴……夫仲师不云太阴病，腹满而吐，食不下，自利腹痛乎？设太阴病遇浮缓之太阳脉，即桂枝汤证矣。"临床所见之"胃肠型感冒"正属是证，服用桂枝汤后，外感得治，吐利得解。

太阴发黄者应温中散寒、除湿退黄，方用茵陈术附汤或理中汤加茵陈等。《伤寒论》259 条云"于寒湿中求之"，不列方药，示人大法不可变而方可随证选用，灵活加减之意。

（四）现代研究

根据近年临床报道，桂枝加芍药汤多用于治疗胃脘疼痛、细菌性痢疾、结肠激惹综合征等属脾伤气滞络瘀者；桂枝加大黄汤多用于治疗慢性结肠炎、感冒腹痛、疹出不顺腹痛、痢疾腹痛等脾伤气滞络瘀较重，伴腹痛甚，或便秘者。

药理研究表明：桂枝加芍药汤具有抗炎、解热、发汗、止痛、解痉等作用；桂枝加大黄汤除上述作用外，还有泻下作用。国外研究发现，桂枝加芍药汤对离体肠管静息张力及药物所致的收缩无影响，但选择性抑制电刺激收缩（ESC），而 ESC 与副交感神经应答有关，提示该方的止泻作用可能是由于抑制过度加速的小肠运动，以及抑制副交感神经释放乙酰胆碱。袁世清等发现，桂枝汤与桂枝加芍药汤对小鼠消化道溃疡确实具有一定的疗效，桂枝汤侧重在免疫调节，而桂枝加芍药汤侧重在缓解胃痉挛。董选等用腺嘌呤诱发大鼠慢性肾衰竭建立模型，观察桂枝加大黄汤对该模型的治疗机制，发现该方能降低血清尿素氮（BUN）、肌酐（Scr），显著减少肾小管及间质内结晶沉积物。张明昊采用小鼠热水缩尾法、热板法和醋酸扭体法观察分析桂枝加大黄汤的镇痛作用，发现其能提高热水缩尾法和热板法所致小鼠的痛阈值，减少小鼠扭体次数，镇痛作用优于延胡索水煎液。

五、少阴病

少阴病以心肾虚衰为主要特征，常为疾病过程中的危重阶段。少阴病的提纲证为"脉微细，但欲寐"，病至少阴，阳气衰弱，阴血不足，机体抗病能力显著下降。少阴病病位在里，其疾病性质多属阴、属虚、属寒，以全身性的虚寒证为主要特征。少阴病有从阴化寒、从阳化热两类证型。少阴寒化证是由心肾阳气虚衰，阴寒内盛所致，在此基础上还可出现阴盛格阳、阴盛戴阳、阳虚水泛、阳虚寒湿凝滞、阳虚下焦滑脱不禁等病变。少阴热化证，多由肾阴虚于下，心火亢于上而成，在此基础上出现少阴阴虚有热兼水气不利、阴虚热伤血络下利等证。此外，还有寒化证兼表寒和热化证兼里实的证候。另外，因手少阴心经和足少阴肾经的支脉都上达咽喉，所以邪郁少阴经时，可出现咽痛证。

少阴寒化证以阴盛阳衰为主要特征，主症见四肢厥逆、身蜷恶寒、自利而渴、小便色白、脉微细、但欲寐；治宜温肾回阳，方用四逆汤。少阴阴盛格阳证，主症见下利清谷、手足厥逆、脉微欲绝、身反不恶寒、面色赤；治宜破阴回阳、通达内外，方用通脉四逆汤。少阴阴盛戴阳证，主症见下利、面赤、恶寒蜷卧、四肢逆冷、脉微细、但欲寐等，治宜破阴回阳、宣通上下，方用白通汤；如服热药发生格拒，兼见下利不止、厥逆无脉、面赤、干呕、心烦，则宜在前法的基础上反佐苦咸，方用白通加猪胆汁汤。少阴阳虚水泛证，主症见腹痛、小便不利、四肢沉重疼痛、下利；治宜温补肾阳、化气行水，方用真武汤。少阴阳虚寒湿身痛者，主症见背恶寒、口中和、身体痛、手足寒、骨节痛、脉沉；治宜温阳散寒、镇痛除湿，方用附子汤。少阴阳虚阴盛，浊阴犯胃者，主症见吐、利、手足逆冷、烦躁欲死；治宜温胃散寒、暖肾降浊，方用吴茱萸汤。少阴虚寒下利，滑脱不禁者，主症见下利不止，便脓血、色赤暗、白多红少，腹痛绵绵，小便不利，舌淡，苔白，脉沉弱；治宜温涩固脱，方用桃花汤。

少阴热化证，多为阴虚火旺。若心肾不交者，症见心中烦、不得卧、口干咽燥、舌红少苔、脉沉细数；治宜滋阴清火、交通心肾，方用黄连阿胶汤；若水热互结者，症见心烦不得眠、小便不利，或见下利、咳、呕、渴等；治宜利水清热育阴，方用猪苓汤。

少阴病阳虚兼表证，主症见发热不甚、恶寒无汗、头身痛、神疲乏力、脉沉；治宜温阳解表，方用麻黄细辛附子汤。若上证轻缓者，主症同上，病势较轻，可用温里阳微发汗之法，方用麻黄附子甘草汤。少阴三急下证，主症见口燥咽干，或自利清水、色纯清，腹痛拒按，或腹胀满不大便；治宜急下存阴，方用大承气汤。

少阴阴虚，虚热上扰咽痛证，主症见咽喉疼痛轻微，红肿不甚，咽部干涩，伴下利、胸满、心烦；治宜滋肾润肺、和中止利，方用猪肤汤。少阴客热咽痛证，主症见咽部轻度红肿疼痛，一般不伴全身症状；治宜清热解毒、开肺利咽，方用甘草汤或桔梗汤。少阴病咽中生疮证，主症见声哑咽痛，红肿溃烂，有阻塞感，甚或不能语言；治宜清热涤痰、敛疮消肿，方用苦酒汤。少阴客寒咽痛证，主症见咽中痛，无红肿，可伴有恶寒、痰涎多、气逆欲呕、舌淡苔润等；治宜通阳散寒、涤痰开结，方用半夏散及汤。

（一）病因病机

少阴病的成因有二：一为他经传来，二为外邪直中。他经传来者，多由三阳病或太阴病失治、误治，使心肾受损，邪传少阴。因为心肾两经两脏关系着全身的阴阳气血，故少阴病多发生于外感病后期，病情危重，为全身性里虚证。少阴与太阳相表里，若正气虚衰，太阳之邪最易陷入少阴，故有"实则太阳，虚则少阴"之说。又少阴肾为先天之本，太阴脾为后天之本，太阴阳虚严重时，常能累及肾阳，而成脾肾阳虚证。外邪直中者，多因年高体弱，或肾阳素虚，导致外邪直中少阴而发病。由于致病因素和体质不同，少阴病有从阴化寒、从阳化热两类证型。少阴寒化证是由心肾阳气虚衰，阴寒内盛所致；少阴热化证，多由肾阴亏虚，内有火热所致。

（二）辨证要点

1. 辨肢厥虚实　本证是由少阴阳虚阴盛所致，以四肢厥逆为主症的病证。其原因一是由阳气虚弱，失于温煦四末所致，属正虚；二是阳气虚弱，寒饮内停所致，属本虚标实。前者如《伤寒论》353条、354条、388条，后者如324条所言。故本证除了四肢厥逆外，主要证候还有：内拘急、四肢疼或四肢拘急、下利恶寒、饮食入口则吐、心中温温欲吐、复不能吐、但欲寐、小便清长、口渴、舌淡苔白、脉沉甚或微细等。另外324条手足寒还提示了要注意虚实的鉴别。阳虚不能温化水饮，容易产生寒饮而寒饮犯胃，胃气上逆，就需要与痰浊阻胸实证相鉴别。胸中痰邪阻滞者，病程较短，由其"脉弦迟"可知正气不虚，邪结在上，当因势利导，"其高者，因而越之"，治宜吐，可选用瓜蒂散之类的涌吐剂。而少阴病属于肾阳虚，故阳虚为本，寒饮为标，不能用吐法，文中曰"当温之"，亦符合仲景治痰饮病原则"病痰饮者，当以温药和之"，即指用四逆汤温补肾阳，以化寒饮，阳复饮去，诸症则除。

2. 辨寒热真假　寒热是对疾病性质的概括，正确辨别寒热至关重要，可直接指导疾病的治疗。《伤寒论》11条提出："病人身大热，反欲得衣者，热在皮肤，寒在骨髓也；身大寒，反不欲近衣者，寒在皮肤，热在骨髓也。"提示可根据患者的喜恶辨识寒热真假，但不是绝对标准。317条以"里寒外热"概括本证的病机及证候特点。所谓"外热"就是阴盛格阳于外出现的假热。317条中的"身反不恶寒，其人面色赤"就提示了喜恶也可以是假象。这里的"身反不恶寒"属假热，一定伴有下利清谷、手足厥逆、脉微欲绝等症。真寒者可"反不恶寒"，真热者亦可见恶寒。如白虎加人参汤证，乃阳明热盛，气津两伤所致，也可有"时时恶风""背微恶寒"，此为真热假寒，与本证的真寒假热正相对应。故辨识寒热真假亦需结合患者的全部脉证，综合分析。临床上见到的假热之象除面赤、咽痛外，尚可见牙痛龈肿、口疮舌烂、齿血喉痛、大小便不利等。辨识的关键以阴象为凭，如舌青、唇青、淡白、无神等阴证，且诸症多呈昼轻夜重。

3. 辨心烦虚实 正常生理情况下，心肾相交，水火既济，阴平阳秘，维持人体正常的生命活动。若肾水亏虚，无以上济于心，导致心火独亢，阳不入阴而躁扰于外，使心肾不交，就会出现《伤寒论》303 条之"心中烦，不得卧"。结合临床还应该有口干咽燥，舌红少苔，甚则舌质红绛，无苔或少苔，脉象细数等阴虚火旺之证。栀子豉汤证亦可见心烦失眠，但其主要病机是无形邪热上扰胸膈，还常伴见烦热，胸中窒，甚则身热不去，心中结痛，舌质红，苔多淡黄微腻，脉象滑数。

4. 辨脓血寒热 少阴病出现下利，属里寒证。下利后又出现便脓血，这是因为阳虚将及阴，气病将及血，少阴病阳虚下利，固摄失职，出现便脓血。其症为脓血杂下，血色发暗，白多红少，味腥不臭，无里急后重，往往伴见腹痛绵绵、喜温喜按。湿热下迫大肠引起的下利便脓血，多见里急后重，属白头翁汤证或黄芩汤证等。而少阴便脓血证属于少阴虚寒下利，加之肾主二便，为胃之关，肾虚失固则下利不止，下焦滑脱不能约束。

5. 辨急下之证 少阴三急下证三条，均有肾阴亏损兼阳明腑实之机，但各有侧重。《伤寒论》320 条着重阐述燥热伤津之象，而略去阳明腑实之证，为邪入少阴，病从热化，灼伤肾阴，阴亏不能上润所致；321 条以"热结旁流"而示阳明腑实，以口干咽燥而示少阴燥热，乃少阴热化，津亏火炽，邪并阳明，燥实内结，逼迫肠中津液下趋所致，其所下为青黑色污水，其气臭秽异常，下而不爽，虽下利而丝毫不能减轻其腹部胀痛，呈结者自结、下者自下的状态；322 条着重指出阳明腑实之证，而将热炽阴伤证隐寓其间，乃少阴病热化日久，损伤肾阴，邪并阳明，燥结成实，腑气不通，而致腹胀不大便。

6. 辨预后生死 少阴病为全身性的里虚重证，其预后取决于阴阳气血的存亡。少阴寒化证的预后取决于阳气的存亡，有一分阳气就有一分生机，即阳回者生，阳亡者死。少阴热化证的预后则主要取决于阴液的存亡，即留得一分津液，便有一分生机，后世温病学说对此有详细论述，可作参考。

（三）治疗特点

少阴病的治疗原则有扶阳抑阴和育阴清热两法，总以扶正为要。少阴寒化证治疗以扶阳破阴为原则，据阳虚阴盛程度不同及是否兼夹其他证候而选用不同治法。少阴热化证治以滋阴清热为主，又据兼证，随证变化。

1. 寒有缓急，附有生熟 附子有生熟之异，在少阴篇中，四逆汤、通脉四逆汤、白通汤、白通加猪胆汁汤用生附子，而真武汤、附子汤、麻黄细辛附子汤、麻黄附子甘草汤则用炮附子。《神农本草经》载附子"主风寒咳逆邪气，温中，金疮，破癥坚积聚血瘕，寒湿痿躄，拘挛膝痛，不能行步"。附子为温肾回阳散寒之主药，其生熟有异，生附子毒性较强，但功用优于炮附子。少阴寒化证之阴盛阳衰者用四逆汤，阴盛格阳者用通脉四逆汤，阴盛戴阳者用白通汤或白通加猪胆汁汤，此三证皆以肾阳虚衰、阴寒内盛为主要病机特点，病情重，病势急，临证皆可见下利、肢厥、脉微细、但欲寐，用生附子温肾破阴回阳，急救其证。少阴阳虚水泛证用真武汤，阳虚寒湿身痛证用附子汤，阳虚兼表证用麻黄细辛附子汤或麻黄附子甘草汤，此三证除肾阳亏虚外，兼有水泛、寒湿或外感，故主症各异，且其阳虚之机较前三证缓而轻，故用炮附子温经扶阳，配合利水、化湿或解表之法。故《本草正义》曰"附子本是辛温大热，其性善走，故为通行十二经纯阳之要药……但生者尤烈，如其群阴用事，汩没真阳，地加于天；仓猝暴症之肢冷肤清，脉微欲绝，或上吐下泻，澄澈不臭者，非生用不为功。而其他寒证之尚可缓缓图功者，则皆宜熟用较为驯良。"正因生附子之毒性较烈，当前临证用者少，多用炮附子。

2. 证有轻重，量亦有别　附子用量，在上述六证中，除附子汤用二枚，通脉四逆汤用大者一枚外，其余四证皆用一枚。寒湿身痛证由少阴阳虚，寒湿留滞于筋脉骨节肌肉所致，治用附子汤温阳散寒、除湿止痛。附子汤由炮附子、茯苓、人参、白术、芍药五味药组成。炮附子可温经扶阳，为少阴寒化证温阳散寒、回阳救逆的主要药物。如剂量较大的附子（方中用二枚附子）可散寒镇痛，用量上大于回阳救逆的四逆汤、通脉四逆汤。附子是治疗风寒湿痹阻关节疼痛的要药，不论寒湿或湿热均可使用。但治疗湿热尚需要配合清热药，如桂枝附子汤、白术附子汤、甘草附子汤、桂枝芍药知母汤等。白术能健脾利湿，属主药，用量较大，明显是主风寒湿痹，以寒湿浸淫肌肉关节的"身体痛、关节痛"为主症。人参补气以助后天之本，以壮元气之衰。茯苓淡渗利水以健脾。芍药具有益气、止痛、利小便之功，同时亦可以制附子之过，防附子伤阴之弊。《神农本草经》记载，芍药可"除血痹"、利小便，能够泄孙络之水湿，通经脉之血痹，从而加强利水活血、止痛的效果。"血不利则为水""无湿不成痹"，提示在临床上治疗水肿证、痹证时往往要加用血分药。

3. 戴阳面赤，正治反治　《伤寒论》314 条白通汤证，以"面色赤"为主症，当与317 条通脉四逆汤证之加减法"面色赤者，加葱九茎"合参。葱白可治疗阴盛格阳的"面色赤"，因葱白具有通阳破阴之功。白通汤即四逆汤去甘草，减干姜量，加葱白而成。本证不能用四逆汤，四逆汤只能扶阳，不能破阴。方中附子、干姜扶阳祛寒，加葱白通阳破阴，能够宣通上下阳气。315 条论述服白通汤后，应阳复利止，反而出现"利不止，厥逆无脉，干呕烦者"，白通汤非但无效病情反而加重。其原因在于"干呕，烦"，服药前本无此症，药后出现，则知并非药不对证，而是由于阴寒内盛之体，对大辛大热之药拒而不受，产生格拒，故药入则呕。正如王冰言："凡大寒大热者，必与违其性者争雄，异其气者相格也。"《内经》云："逆而从之，从而逆之""逆者正治，从者反治""微者逆之，甚者从之"。故变正治之法为反治之法，在白通汤中反佐寒药，即加人尿、猪胆汁咸寒苦降，引阳药入于阴中，来顺从阴寒之性，使热药不为寒邪格拒，以利于白通汤发挥回阳救逆、破阴驱寒之功。本证不但阳气将亡，且阴液将竭，故加猪胆汁、人尿亦可滋养不足之阴液。白通加猪胆汁汤方后注云"无胆亦可用"，提示病至阴盛格阳，乃至拒药不纳的危重阶段，进药贵速。而猪胆汁一药常难随手而得，恐人按图索骥，贻误病机，故于方后注特设此句，示人不必拘泥猪胆汁一药，只要有人尿即可，唯在设法速进阴药以消除格拒。

4. 寒伤胃肠，法方有异　中焦阳虚，阴寒内盛，浊阴犯胃者，治当温胃散寒、暖肾降浊，方用吴茱萸汤；大肠滑脱者，治当温涩固脱，方用桃花汤。桃花汤中赤石脂用一斤，煎服法独特：一半入煎剂，取其温涩之气；一半为末冲服，加强药物的吸着固肠作用，起涩肠固脱之效，取效尤速。干姜温中散寒，粳米益脾胃而补虚。服药后，大便止则小便利，脓血除则腹痛止，可见温涩固脱实为治病求本之法。本方对久泄、久痢属虚寒滑脱不禁者皆可使用。若见肛门灼热、大便酸臭、舌苔厚腻、脉弦数者，则为邪实，误用可致闭门留寇。

5. 阳虚兼表，治有缓急　太少两感证，治当温阳解表、表里同治，方用麻黄细辛附子汤。如里证较急者，当先救里，如《伤寒论》92条之"发热，头痛，脉反沉"，其后有"若不差"三字，说明已用麻黄细辛附子汤而病仍不见缓解，必是少阴阳虚为重为急，故治法应以救里为先，而投四逆汤，得阳复之后，再议其余。麻黄细辛附子汤用麻黄外散表寒，附子温经扶阳；细辛辛香走窜，能透彻表里，既能直入少阴，佐附子以温经，又能佐麻黄以发散在表之风寒。三药合用，则于温经中解表，于解表中温阳。若太少两感证病程短、病情轻者，则用麻黄附子甘草汤，为麻黄细辛附子汤去细辛加炙甘草而成。因病情较前者为缓，故去辛窜之细辛，加甘缓之甘草，以缓麻黄辛散之性，防其发汗太过，以求微汗而解。

6. 真阴匮源，血肉有情　少阴热化证，阴虚火旺、心肾不交者，方用黄连阿胶汤；水热互结者，方用猪苓汤。此二证皆有真阴不足，故均用血肉有情之品阿胶，填补真阴；而心肾不交证阴亏更甚，故还用鸡子黄。黄连阿胶汤由黄连、黄芩、芍药、阿胶、鸡子黄五味药组成。黄连、阿胶为君药，故以之名方。黄连苦寒入心经，清降上亢之心火，使火降神安则心烦自止；阿胶甘平，入肾经，滋补肾水。前者泻有余，后者补不足，共奏滋阴降火之功。辅以黄芩，助黄连之用；鸡子黄、芍药，助阿胶之功。鸡子黄为血肉有情之品，擅长养心滋肾、交通上下。五味相合，具有清泻心火、滋补肾水、交通心肾、除烦安神之效。阿胶应烊化兑入汤剂，而鸡子黄应生用。方后注："上五味以水六升，先煮三物取二升，去滓，内胶烊尽。小冷，内鸡子黄，搅令相得，温服七合，日三服。""内胶烊尽"之后，药温尚高，须臾而致"小冷"，再"内鸡子黄"，可见本方鸡子黄生用。在《金匮要略》百合鸡子汤中，鸡子黄熟用，"内鸡子黄搅匀，煎五分，温服"。由此可知，熟用鸡子黄偏于滋养肺胃之阴，生用鸡子黄偏于滋养心肾之阴。猪苓汤方由茯苓、猪苓、阿胶、滑石、泽泻五味药组成。阿胶为血肉有情之品，可以滋阴，与茯苓、猪苓、泽泻配伍利水而不伤阴。猪苓汤虽然能滋阴清热，但毕竟偏于利水，故仲景在《伤寒论》224条云："阳明病，汗出多而渴者，不可与猪苓汤……"对于阴液损伤较重的阳明病，汗出多而渴、小便利者，属于白虎加人参汤证，不可用猪苓汤治疗。

7. 少阴阴竭，急下存阴　少阴真阴不足，累及阳明，而见阳明腑实证，虽然临证表现不同，但因病机相同，均当釜底抽薪，急下存阴，以保欲竭之真阴，方用大承气汤。少阴三急下证与阳明三急下证有着十分密切的联系，宜彼此互参，求其异同。二者均有阳明腑实，亦有阴液消耗之证情，其区别主要在于来路不同。阳明三急下证为阳明燥实内结，耗伤阴液，是实中寓虚，因土燥而致水竭；少阴三急下证则为少阴热化，劫伤阴液，复传阳明，燥结成实，是由虚转实，因水竭而致土燥。由此可见，所异者在于来路，所同者在于病情，故治法相同。

8. 少阴咽痛，随证变法　咽痛临证常见于外感热毒郁结，或阴虚化热，虚火上炎；治以清热、解毒、养阴。《伤寒论》少阴病篇专论咽痛一证，提示咽痛与少阴热毒或阴虚有关，如猪肤汤、甘草汤、桔梗汤、苦酒汤。但咽痛亦有少阴客寒咽痛，方用半夏散及汤散寒涤痰、开结止痛。猪肤汤中，猪肤甘润微寒，以滋阴润燥而退虚热；白蜜甘寒，滋阴润燥，清虚热以止咽痛；米粉甘淡，补脾和中止利。诸药合用，则成甘润平补之剂，虽清热而不苦寒，虽润燥而不呆滞，适用于少阴虚热咽痛证。甘草汤用一味生甘草清热解毒，利咽缓痛；桔梗汤更加桔梗辛开苦泄，宣肺散结，利咽止痛。此二方适用于客热咽痛而病情较轻浅者。苦酒汤以半夏涤痰散结；以鸡蛋清之甘寒而润，清热润燥利咽喉，并能制半夏辛燥之性，使其无燥津伤液之弊；更以苦酒敛疮消肿。三药合用，则有清热涤痰、敛疮消肿之功，用于咽中生疮证。半夏散及汤用半夏涤痰开结，桂枝祛风散寒，甘草和中缓急止痛、调和诸药。凡咽痛由客寒夹痰所致者，宜用本方。由此可见，咽痛之证，无论寒热虚实，半夏、桔梗、甘草三药可酌情选用。

（四）现代研究

1. 四逆汤的现代研究　四逆汤和通脉四逆汤常用于循环系统急危重症的抢救，如心力衰竭、心源性休克、感染性休克、心肌梗死等。药理研究发现，此二方具有显著的保护心肌、改善心功能、强心升压、抗休克作用。韩晴晴等发现四逆汤能够改善心梗所致的慢性心衰大鼠的心功能，其机制可能与改善氧化应激状态，提高抗氧化能力，减少氧化损伤相关。蒋燕萍等在研究四逆汤及组方配伍对大鼠缺血心肌影响时，不仅证明了四逆汤能够下调心肌中 MDA、乳酸的含量，升高心肌中 SOD、GSH-Px 的活性；还表明该方可减少血清中 LDH、CK、AST 等心肌酶的释放，有效减少缺血大鼠的心肌损害；同时，也侧面体现了四逆汤对心肌缺血再灌注损伤的保护作用不单通过抗氧化应激途径来实现，而是多环节、多靶点的共同调控作用。赵明奇等研究表明，四逆汤能够上调心肌细胞线粒体 Mn SOD 的活性，降低 MDA 的水平及肿胀程度。除此之外，四逆汤还能够明显减少 cyt-C 及 AIF 蛋白的释放及 Caspase-9 和 Caspase-3 蛋白酶活性，减少细胞的凋亡；并由此说明，四逆汤可通过对抗线粒体氧化损伤、维持线粒体的完整性和正常功能等多个靶点来改善心肌细胞的能量代谢，降低氧化应激导致的损害程度，减少心肌细胞的凋亡，从多个途径及通路改善心功能，防治心力衰竭的发生和发展。

2. 白通汤的现代研究　白通汤主要治疗心衰、尿毒症、肝性脑病、高血压、喉源性咳嗽、颜面水肿、失眠、更年期综合征等辨证属阳虚戴阳证者。白通加猪胆汁汤化裁可治疗休克、顽固性心衰、虚寒性腹泻、烦躁症、咽峡炎、顽固性呃逆、雷诺病、皮肤结节性红斑等疾病具备本证病机者。附子汤化裁治疗风湿性关节炎、风湿性肌肉疼痛、类风湿关节炎、冠心病、病态窦房结综合征、低血压、慢性心功能不全等辨证属阳虚寒湿者。韩涛等观察了附子汤对心血管系统 6 项指标的影响，结果表明：附子汤原方具有明显对抗心肌缺血、缺氧的能力，并能显著增加心肌血流量，降低细胞膜的脂区微黏度，提高心肌细胞内环核苷酸的水平，其提高 cAMP 的作用大于对 cGMP 的作用，但 cAMP/cGMP 的比值没有明显改变；该方还通过降低血栓素 B_2 的水平使 6- 酮 - 前列腺素 F_{1a}/ 血栓素 B_2 的比值明显升高，反映了抑制血小板聚集和抗血栓形成的作用。黄惠刚等研究了附子汤对慢性充血性心力衰竭（CHF）模型大鼠脑钠素（BNP）、IL-6 水平的影响，实验结果表明：附子汤能显著降低阿霉素致心力衰竭大鼠血清 BNP 和 IL-6 水平及 CHF 心肌细胞损伤程度，从而改善心功能、减轻心衰症状、降低死亡率；提示附子汤不仅能直接加强心肌收缩力、扩张外周血管、减轻前后负荷、改善心脏舒缩功能，而且具有调节改善心衰大鼠神经内分泌功能的作用。李睿明等通过实验证实，附子汤还具有一定的镇痛、抗炎作用，可提高小鼠的痛阈，明显减少醋酸所致的小鼠扭体次数，镇痛率可达 84.55%，明显优于桂枝附子汤、芍药甘草汤；热板法小鼠痛阈提高百分率以给药后 1 小时为最佳，达 121.5%，之后其效用缓慢减弱；其 20g/kg 的镇痛强度约与阿司匹林 0.2g/kg 相当。

3. 桃花汤的现代研究　桃花汤加味治疗慢性结肠炎、慢性菌痢、慢性阿米巴痢疾，以及肝硬化、慢性肾功能不全、尿毒症等疾病出现顽固性泄泻不止或便脓血者，还用于治疗慢性胃炎、消化性溃疡、肠伤寒及胃癌致消化道出血等疾病具备本证病机者，皆有较好的效果。药理研究发现，本方具有抗菌、抗炎、镇静、镇痛、收敛止血等作用。陈虹羽发现补中益气颗粒合桃花汤能调节溃疡性结肠炎（UC）模型大鼠结肠黏膜 AQP_3、AQP_8 的表达，从实验上推测其可能通过上调结肠黏膜 AQP_3、AQP_8 的表达来发挥治疗作用。白湾湾研究发现：补中益气颗粒联合桃花汤加减方治疗活动期轻、中度 UC 临床疗效确切，复发率低；其虽未能完全使人血清 CRP、TNF-α 值降至正常，却有明显抑制作用，并可调节大鼠结肠黏膜 AQP_8、AQP_9 的表达，推测此方法治疗 UC 的作用机制可能与此有关。

4. 黄连阿胶汤的现代研究　黄连阿胶汤临床主要用于治疗精神方面的病症，如失眠症、狂躁症、忧郁症及神经衰弱等；亦可用于出血病症，如支气管扩张出血、子宫功能性出血等的治疗；还用于治疗甲状腺功能亢进症、心律失常、萎缩性胃炎、溃疡性口腔炎、顽固性失音等。药理研究显示，本方具有抗焦虑、镇静、抗抑郁、活血止血等作用。陈汉裕等观察黄连阿胶汤对小鼠睡眠发生率、睡眠潜伏期、睡眠时间及大脑内 5- 羟色胺（5-HT）、γ- 氨基丁酸（GABA）浓度的影响，发现黄连阿胶汤具有良好的改善睡眠作用，且这种作用呈现一定的量效关系，提高脑内 GABA 浓度及降低 5-HT 浓度可能是它的分子机制之一。

5. 麻黄细辛附子汤的现代研究　麻黄细辛附子汤多用于治疗感冒、支气管炎、急性肾炎等有阳虚表寒现象者，血管神经性浮肿、神经痛、过敏性鼻炎发作期等呈寒证或痰湿表现者，以及病态窦房结综合征、面神经麻痹属阳虚者，均有一定疗效。孙启慧等基于代谢组学方法研究麻黄细辛附子汤治疗肾阳虚外感小鼠的作用机制，发现该方可能是通过改善糖代谢，调节视黄醇代谢及甘油磷脂、鞘脂和花生四烯酸代谢等多靶点、多途径发挥药效。李灿等运用代谢组学方法研究麻黄细辛附子汤干预 H1N1 流感病毒感染小鼠粪便样品中内源性物质的变化，寻找与疾病相关的生物标志物，发现麻黄细辛附子汤干预 H1N1 流感病毒感染的机制可能与其对色氨酸代谢、维生素 B_6 代谢、甘油磷脂代谢和三羧酸循环等代谢紊乱的回调作用有一定相关性。马召田等探索麻黄细辛附子汤对缓慢性心律失常大鼠心功能的影响，发现麻黄细辛附子汤改善缓慢性心律失常大鼠心功能的机制可能是通过提高心率、增加心肌细胞收缩力、扩大心脏每搏输出量实现的。

6. 其他　猪肤汤现代临床多用于治疗慢性咽炎、扁桃体炎、肺肾阴虚之声音嘶哑、失音、原发性血小板减少性紫癜、再生障碍性贫血等病症。甘草汤现代多用于风热咽痛、口唇溃疡、肺痿涎沫多、溃疡病等。桔梗汤临床常用于肺部疾患和喉部病症，包括急性肺脓肿及急性扁桃体炎、扁桃体周围炎、急性咽喉肿痛等。杨瑞等采用基于 UHPLC-Q-Exactive Orbitrap/MS 的脂质组学方法，分析脂多糖（LPS）诱导的急性肺损伤（ALI）模型小鼠的肺组织磷脂代谢的变化，发现桔梗汤对代谢紊乱的磷脂具有调控作用。单进军等在文献挖掘、多个数据库联用检索与痰多咳嗽相关靶蛋白的基础上，利用分子计算结合网络特征分析获得桔梗汤的主要活性成分和潜在的靶点蛋白，并构建分子－蛋白调控网络，发现桔梗汤主要通过其所含的皂苷、黄酮类化合物与 TLR4、MMP9、IKK2 等多个靶蛋白的作用，起到调控呼吸道过度炎症反应、改善肺功能、抑制黏蛋白过表达、降低咳嗽中枢对刺激反应等作用，最终实现止咳祛痰功效。苦酒汤临床上主要治疗咽喉部红肿溃烂、扁桃体炎、溃疡病等。半夏汤及散主要治疗咽喉疾患，如喉痹、急慢性扁桃体炎等。

六、厥阴病

"厥阴"指阴阳之间互为交通，具有阴尽阳生、相互转化的特性，所谓"厥者，尽也"。厥阴病系邪犯厥阴，木郁克土，上热下寒，寒热错杂；主症见消渴、气上撞心、心中疼热、饥而不欲食、食则吐蛔、下利等。厥阴病本证主要有三类：上热下寒证、厥阴病寒证、厥阴病热证。厥阴病疑似证最多，围绕厥阴本证的上热下寒、厥、利、呕四大本证，其对应的疑似证需予以鉴别。厥热胜复证为厥阴病所独有。此外，尚有阳回欲愈诸证和阳亡不治诸证。

厥阴本证之上热下寒证，因病位不同，又有蛔厥证、格拒证和阳郁证。蛔厥证为胃热肠寒，主症见时静时烦、呕吐、腹痛，时作时止，与进食有关，痛剧时手足厥冷，有呕吐蛔虫病史；治宜清上温下、安蛔止痛，方用乌梅丸。寒热格拒证，系胃热脾寒，主症见食入口即吐、下利便溏；治宜苦寒泄降、辛温通阳，方用干姜黄芩黄连人参汤。阳气内郁证为肺热脾寒，主症见咽喉不利、唾脓血、泄利不止、手足厥逆、寸脉沉迟、下部脉不至；治宜发越郁阳、清肺温脾，方用麻黄升麻汤。

厥阴寒证之血虚寒凝致厥者，主症见手足厥寒、脉细欲绝，或四肢关节疼痛、身痛腰痛，或月经延期、量少色暗、痛经等；治宜养血通脉、温经散寒，方用当归四逆汤。

若在前证基础上内有久寒者，主症除上述表现外，兼有脘腹冷痛、呕吐涎沫、寒疝囊缩等；治宜养血温经、暖肝温胃，方用当归四逆加吴茱萸生姜汤。若甘寒犯胃，浊阴上逆者，主症见头痛、呕吐或干呕吐涎沫、舌淡苔白或白腻、脉沉细弦紧等；治宜暖肝温胃、散寒降浊，方用吴茱萸汤。

厥阴热证，主症见下利便脓血，血色鲜艳，里急后重，肛门灼热，伴发热、口渴、舌红、苔黄等热象；治宜清热燥湿、凉肝止利，方用白头翁汤。

厥逆之证之热厥者，主症见四肢厥冷、胸腹灼热、口渴舌燥、心烦尿赤、脉滑；治宜清热回厥，方用白虎汤。寒厥者，主症见恶寒、下利、四肢厥冷疼痛、腹中拘挛急迫；治宜急救回阳，方用四逆汤。阳郁厥者，主症见四肢厥逆、泄利下重、咳嗽、心下悸、小便不利，或见腹痛等；治宜舒畅气机、透达郁阳，方用四逆散。痰厥者，主症见四肢厥冷、心下满而烦、饥不能食、脉乍紧；治宜涌吐停痰宿食，方用瓜蒂散。水厥者，主症见四肢厥而心下悸、口不渴；治宜温中阳、化水饮，方用茯苓甘草汤。

又有呕哕下利诸证。阳虚阴盛呕逆者，主症见身微热、呕吐、小便利、脉弱；治宜温阳散寒，方用四逆汤。厥阴转出少阳而呕者，主症见往来寒热，心烦喜呕，伴口苦、咽干、纳差；治宜和解少阳，方用小柴胡汤。误治伤阳，胃寒致哕者，治宜温中散寒、和胃降逆，方可选用理中汤、吴茱萸汤或四逆汤。哕而腹满，属湿邪内阻，膀胱气化不利者，症见小便不利，治宜利水化湿，方可用五苓散；属肠中燥屎内结者，症见大便不通，治当通腑行滞，方可用承气辈。下利有寒热虚实之分。实热下利，属燥屎内结者，症见下利谵语，治宜通便泄热，方用小承气汤；下利愈后，热扰胸膈者，症见心烦甚，按之心下濡，治宜清宣郁热，方用栀子豉汤。虚寒下利，属阴盛格阳者，症见下利清谷、汗出、四肢厥冷等，治宜破阴回阳、通达内外，方用通脉四逆汤；兼表证者，症见腹胀满、身体疼痛，先温里用四逆汤，再解表用桂枝汤。

（一）病因病机

厥阴病的形成，其因有三：一是由三阳病失治误治，邪气内陷，传入厥阴。如少阳病邪可陷入厥阴。少阳与厥阴为表里，少阳病失治误治，最易陷入厥阴；反之，厥阴阳复太过，亦可转为少阳病。此属表里传。二是由于太阴、少阴误治，使邪气进一步传入厥阴。如少阴寒极变为厥阴。此属循经传。三为本经发病，主要由于先天不足或后天失养，使脏气虚衰，邪气直中厥阴。

（二）辨证要点

1. 辨脏厥蛔厥　脏厥与蛔厥均可出现手足厥冷，不同的是：脏厥周身肌肤寒冷，且"其人躁无暂安时"；蛔厥无周身肌肤冷，且时静时烦、时作时止，与进食有关。脏厥证属阳衰阴盛、脏气衰败之寒证，故脉微肢厥，周身肤冷，躁扰无片刻之安宁，病情十分危险，预后不良。蛔厥证因蛔虫内扰而成，患者素有蛔虫史，故有"其人常自吐蛔"之表现，又因患者胃中有热，脾虚肠寒，蛔虫不安于下而上扰，症见心烦、呕吐，甚则伴有剧烈的腹痛。如果蛔虫安静，则心烦、疼痛等症可自行缓解，进食则因饮食之气味引发蛔虫扰动，致心烦、呕吐等症复出，故其病时发时止。

2. 辨上热下寒 厥阴病上热下寒证包括蛔厥证、格拒证和阳郁证，当辨清寒热部位之差异。蛔厥证为胃热肠寒，蛔虫避寒就温，不安于肠而上窜于胃，故见心烦，甚则腹痛剧烈、呕吐。若蛔虫内伏不扰，其症可缓或消失。当进食后，蛔虫闻味而动，其症又作，甚者可因胃气上逆而吐蛔。寒热格拒证系胃热脾寒，患者素有虚寒下利之症，复感外邪，误用吐下之法，使脾阳更虚，下利更甚，且外邪内陷，化热入里，邪热被下寒格拒于上，故胃气上逆，或呕吐或是入口即吐。阳气内郁证属于肺热脾寒，"手足厥逆"本为最能反映厥阴病气化特点的症状之一；"唾脓血"，厥阴肝脏本为血脏，其为病最容易发生出血的症状；但是"寸脉沉而迟"与"喉咽不利"证明热郁上焦肺脏，而非中焦肝脏；且没有"消渴"这一反映厥阴"两阴交尽"特点的症状。

3. 辨厥证之异 厥是厥阴病常见的症状之一，不是独立的疾病，而是出现在不同疾病发展过程中的一个症状。厥的特征是手足逆冷。导致手足逆冷的病因很多，但其总的病机不外乎阴阳气不能互相贯通。因病因各异，其证候有别：热邪亢盛，阳气被遏，不能通达于四末，则成热厥，主症见四肢厥冷、胸腹灼热、口渴舌燥、心烦尿赤、脉滑；寒邪内盛，阳气衰微，阳气不能畅达四末，则成寒厥，主症见恶寒、下利、四肢厥冷疼痛、腹中拘挛急迫；肝胃气滞，阳郁于里，不能通达四末所致阳郁厥者，症见四肢厥逆、泄利下重、咳嗽、心下悸、小便不利，或见腹痛等；痰食阻滞胸中，阳郁不达四末，而成痰厥，主症见四肢厥冷、心下满而烦、饥不能食、脉乍紧。水饮内停，阳气被遏，不达四末，称为水厥，主症见四肢厥而心下悸、口不渴。

4. 辨厥热胜复 厥热胜复是厥阴病在发展过程中正邪进退的具体反映，为厥与热证交替出现的病机概括。厥为阴胜，主症见四肢逆冷；热为阳复，主症见发热。在厥热胜复中，由于厥与热反映了阴阳消长、邪正相争、病势进退的病理机转，据厥热时间的长短来判断病势的进退。一般说来，但厥无热，为阳气不复，病情危重；厥而见热，为阳气来复，病有好转；厥多热少，为阳复不及，病仍发展；厥与热相等，为阳复适中，其病向愈；厥少热多，阳气回复，其病当愈；若厥回热不止，为阳复太过，则邪从热化。

5. 辨手足发凉 《伤寒论》中关于手足发凉的论述：手足冷（148条），手足寒（305条），微厥（366条，339条），包括351条的"手足厥寒"，其病机要么属于阳郁，要么属于阳虚，很少属于亡阳"脏厥"的。凡论述"手足厥逆""四肢厥逆""四逆"者则不然，基本属于亡阳"脏厥"。由此可知，351条所论述的"手足厥寒"，但从证候语言描述上分析，应该是阳虚之厥。所以其治疗不用大辛大热的附子、干姜组成的四逆汤回阳救逆，而是用气味辛温的桂枝、细辛组成的当归四逆汤温经通阳。"脉细欲绝"之"细"主血虚，说明手足厥寒的病机与经脉血分有关。五脏之中，手厥阴心包络主血脉，足厥阴肝脏主藏血，这又说明厥阴为病往往与血脉关系密切。结合"欲绝"主阳虚，可以判定此厥的病机是寒中厥阴、凝滞经脉、血虚失养、阳虚失温。同时证明"手足厥寒"之厥不但与阳气有关，也与血分有关。

6. 辨吴茱萸汤证 《伤寒论》吴茱萸汤证共有三条，分载于三篇：一为阳明病篇"食谷欲呕"（243条），论阳明中寒之"欲呕"；一为少阴病篇"吐利，手足逆冷，烦躁欲死"（309条），提出少阴寒化证的鉴别诊断，为少阴病之类似证；一为厥阴病篇378条"干呕，吐涎沫，头痛"，寒浊之邪循足厥阴经上扰，故还见颠顶痛。此三条虽然见症有别，但病机同为肝寒犯胃，浊阴不得温化而上逆，故三者均有呕吐，皆可用吴茱萸汤异病同治。

7. 辨下利脓血 桃花汤证与白头翁汤证都可见下利、便脓血，但病机有寒热之别，病性有虚实之分。桃花汤证为脾肾阳虚之寒证，症见脓血杂下，白多红少，或纯下白冻，气腥而不臭，伴腹痛绵绵、喜温喜按、里急后重不甚、口不渴、舌淡苔白、脉迟无力等症；治以温中祛寒、涩肠止利。白头翁汤证为厥阴肝经湿热，气滞壅塞之实证，症见血色鲜艳、里急后重、肛门灼热，伴发热、口渴、舌红、苔黄等热象；治以清热燥湿、凉肝止利。

8. 辨厥利能食 《伤寒论》332条在厥、利中出现反能食时，尤应谨慎明辨是阳气来复的佳兆，还是胃气垂绝的危候。故用试探法，"食以索饼"以辨其疑似。若"不发热"，是胃气来复，病必自愈；若"暴热来出而复去"，即食后突然发热，且瞬间自逝而热降，则是胃气垂绝之除中危证，为将绝之胃气完全显现于外，即为"残灯复明""回光返照"之象。亦有食后无暴热而现微热者，发热平稳，且持续三日，则可断定不是除中证候，而是阳气来复，即可预期其病在次日夜半自行缓解，因夜半少阳之气起，人体得自然之天阳相助，故有获愈之机。

（三）治疗特点

厥阴病的治疗，宜随证治之，寒者宜温，热者宜清，寒热错杂，则寒温并用。如上热下寒，宜清上温下，寒温并投；厥阴寒证，则温经散寒养血；厥阴热证，则凉肝解毒。

1. 上热下寒，分而治之 胃热肠寒之蛔厥证用乌梅丸。该方酸苦甘辛兼备，被后世奉为治蛔厥之祖方。方中以乌梅为君，量大并以醋渍之，以增强其酸性，安蛔止痛；配伍细辛、蜀椒、干姜、附子、桂枝之辛，温下伏蛔，其中细辛、蜀椒味辛麻辣，通阳疏肝，又能杀虫；配伍黄连、黄柏之苦，功为清上热而下蛔；佐人参培土以御木侮；当归养血而滋肝阴；以米饭、白蜜为丸，意在和胃缓急。

胃热脾寒之寒热格拒证，用干姜黄芩黄连人参汤苦寒泄降，辛温通阳。

肺热脾寒之阳气内郁证，治宜发越郁阳、清肺温脾，方用麻黄升麻汤。该方以麻黄、升麻为君，配以桂枝，以增发越之力；麻黄配石膏、炙甘草，发郁阳而清肺热，有越婢汤之意；升麻不仅能发散，以助麻黄之力，且擅解毒之功，并可引黄芩、知母等苦寒之品上行以清肺热，配白术、干姜、茯苓更有举中气下陷之用，一药而多用；当归补血养阴、通行血脉，所以重用以补阴血，配芍药、天冬、葳蕤量小以佐之。该方由14味药组成，为《伤寒论》方中药味数最多，但配伍有序，主次分明，清上、温下、补血和中，清温并用，补泻并投，侧重清上热之功，轻其温脾之力。纵观全方，法度严谨。

2. 寒热错杂，寒温异功 厥阴本证之上热下寒证与三泻心汤证均为寒热错杂，用药均寒温并用。但上热下寒证，治为清上温下，寒温异位；寒热错杂之痞证，治宜辛开苦降消痞，寒温同位。其中干姜黄芩黄连人参汤的组成与三泻心汤比较接近，但因所致病机不同，除组方有差异外，煎服法亦不同。干姜黄芩黄连人参汤，重用芩连苦寒以清上热，以除呕吐；干姜辛温以祛下寒，寒去则腹痛自止；人参补气健脾，以扶正，防苦寒之药伤中。同为芩连干姜并用，但半夏泻心汤取芩连之苦、干姜之辛，攻于一处，故去滓再煎；干姜黄芩黄连人参汤取芩连之寒、干姜之热，寒热异气，分走上下，而清上温下，取气不取味，故只煎一次，不必去滓再煎。

3. 厥阴寒热，温清有别　血虚寒凝致厥者，用当归四逆汤养血通脉、温经散寒。该方即桂枝汤去生姜，倍用大枣，加当归、细辛、通草而成。方中当归补养肝血，又能行血，为君药；配芍药以养血和营；配桂枝温经通阳、细辛温经散陈寒痼冷；甘草、大枣补益中气和营血；通草通利血脉。诸药合用，养血脉、通阳气、散寒邪，为治疗血虚寒凝首选方剂。内有久寒者，在当归四逆汤之基础上加吴茱萸、生姜。吴茱萸温中止痛、理气燥湿，重在降久寒之气逆；生姜辛散化饮，重在宣通。两者合用，暖肝散寒、温胃化饮、降逆止呕，散久滞之陈寒。

当归四逆汤证与四逆汤证皆有寒邪为患，症见手足厥寒。然病位有别，厥有轻重，脉分微细。四逆汤证病在少阴，为阳气衰微，故手足厥冷而脉微欲绝，少阴主肾，为寒水之脏，非干姜、附子回阳不能振水中之火。当归四逆汤证病在厥阴，为血虚寒凝，故手足厥寒而脉细欲绝，肝主藏血而内寄相火，虽有沉寒，不可妄用干姜、附子等辛热之品，恐其扰动风火，耗伤阴气，但加吴茱萸、生姜宣泄苦降，直达厥阴。

肝经湿热之厥阴热利证，用白头翁汤清热燥湿、凉肝止利。方中白头翁味苦性寒，归大肠与肝经，入血分，善清肠热，解毒凉血而止利，为治热毒赤痢之要药，是为君药；黄连、黄柏苦寒，清热燥湿，坚阴厚肠止利；秦皮苦寒偏涩，归大肠经，主热利下重。四味合用，清热燥湿、凉血解毒、涩肠止利，为治疗湿热或热毒下利的主要方剂。同样治疗热利的葛根黄连黄芩汤，则为纯清气分之热。

（四）现代研究

1. 乌梅丸的现代研究　乌梅丸主要用于治疗胆道系统疾病和胃肠疾病。马清林等运用网络药理学方法分析乌梅丸治疗溃疡性结肠炎（UC）的潜在作用机制，发现从乌梅丸中共筛选出 508 个化学成分，对应的 6178 个靶点中与 UC 相关的有 26 个，其中 PTGS2、NOS3、NOS2、TNF、Bcl-2、MMP9、IL-6、IL-10、IL-2、ICMA1 等 10 个靶点可能为乌梅丸治疗 UC 的重要靶点；乌梅丸可能影响与 UC 相关的 Fc-RI、胞质 DNA、HIF-1、Toll-样受体、TNF、T 细胞受体、Jak-STAT、NF-κB、IL-17 等多个信号通路，调控免疫炎症反应、细胞增殖和凋亡、活性氧代谢、趋化因子生物合成、内皮屏障建立、血管内皮生长因子产生，对病毒防御反应、干扰素产生、异型细胞与细胞黏附正调控，寄主共生体生长负调控等多个生物过程，从而发挥干预 UC 的作用。丁晓洁等研究发现，乌梅丸对腹泻型肠易激综合征具有显著的治疗作用，其作用机制可能与调节肠道菌群和降低血清 TNF-α、IL-6 含量有关。陈志彪等观察乌梅丸对胃肠感染模型小鼠的疗效，同时探讨其对小鼠血浆辅助性 T 细胞 1（Th1）、辅助性 T 细胞 2（Th2）

淋巴细胞因子和胃肠传输功能的影响，发现乌梅丸可有效改善胃肠感染模型小鼠的胃肠传输功能，其作用机制可能与介导机体的体液免疫有关。李斌研究了乌梅丸及其拆方对溃疡性结肠炎大鼠 TLR9/myD88/NF-κBp65 信号通路的影响，发现乌梅丸的疗效机制与抑制该通路有关。

2. 干姜黄芩黄连人参汤的现代研究　干姜黄芩黄连人参汤主要用于治疗消化性溃疡、急慢性胃肠炎等。现代研究发现本方具有镇吐、止利、抗炎、抑菌、抗溃疡、增强免疫功能的作用。麻黄升麻汤用于治疗外感温热病后期邪陷于里，阳郁不伸，上热下寒之证。如邢锡波用此方治疗猩红热垂危患者，热毒郁闭不能外达，表现为咽喉糜烂肿痛，高热，身陷隐约之瘀疹等证候，取得良好效果。周晓玲等研究发现，麻黄升麻汤可明显改善肝硬化腹水并感染大鼠肝功能，降低血清炎症细胞因子水平，抑制局部炎性反应，其作用机制可能与抑制 PI3K/AKT1 信号通路的激活有关。

3. 当归四逆汤和当归四逆加吴茱萸生姜汤的现代研究　当归四逆汤和当归四逆加吴茱萸生姜汤化裁，临床治疗多种神经痛、关节痛和妇科疾病。

向庆伟等研究发现，血瘀证糖尿病周围神经病变大鼠水通道蛋白 1（AQP1）过度表达与坐骨神经组织水停密切相关，当归四逆汤可能通过抑制 AQP1 的表达干预血瘀水停。张玉红等发现，当归四逆汤能够有效缩小脑缺血再灌注后的梗死面积，显著改善白细胞介素 -1β、黏附因子等炎性因子的表达，保护心脑血管。郑华等通过研究当归四逆汤抗凝血机制的动物实验，得出了当归四逆汤确实具有调节脂代谢、调节血小板聚集功能和调控纤维蛋白酶的表达来发挥抗凝作用的结论。这一结论，也为临床应用中药复方治疗血栓性疾病提供了可靠依据。

来庆勤等研究发现，当归四逆加吴茱萸生姜汤可明显抑制大鼠离体子宫肌条收缩幅度和频率，降低缩宫素引起的痉挛子宫肌条的收缩幅度和频率，抑制痛经小鼠的扭体反应次数，说明本方治疗痛经可能是通过降低子宫收缩力和频率实现的。奥田圭子采用结扎雄性 SD 大鼠坐骨神经的方法制作疼痛模型，观察当归四逆加吴茱萸生姜汤的镇痛作用，发现该方对慢性疼痛有效。

4. 白头翁汤的现代研究　白头翁汤化裁治疗溃疡性结肠炎、细菌性痢疾、阿米巴痢疾、急性肠炎和慢性非特异性结肠炎等，还可治疗泌尿系感染、盆腔炎、崩漏等。钟宇等研究发现，白头翁汤可能通过抑制 TLR4/NF-κB 信号通路，下调 P- 选择素、MPO、MIF、TXB$_2$ 的水平，促进肠道黏膜的修复，减轻结肠炎症反应。刘建军等研究表明，白头翁汤治疗溃疡性结肠炎可明显降低 IL-8 水平、提高 IL-13 水平，同时使大鼠的体质量增加，结肠组织损伤评分减轻。李薇研究发现，白头翁汤可显著降低 IL-2 水平，并能对 TNF-α 的异常升高进行下调；此外，白头翁汤还有助于减少 LPO 水平、提高 SOD 水平。

第二节　内科其他病证

一、结胸证

结胸是一个古老的证候名。《伤寒论》描述为"按之痛，寸脉浮，关脉沉，名曰结胸也。"其中"结"为邪气结聚之意。结胸是指有形之邪结于胸膈，以胸脘部疼痛而硬为主症的疾病。水热互结于心下胸胁者，主症为心下硬痛拒按，甚则从心下至少腹硬满而痛不可触碰，脉沉紧；治宜泄热逐水、峻下破结，方用大陷胸汤。水热互结，病位偏上者，主症为胸膈心下硬满疼痛，颈项强；治宜泄热逐水、破结缓下，方用大陷胸丸。痰热互结，正在心下者，主症为心下硬满，按之疼痛，脉浮滑；治宜清热涤痰开结，方用小陷胸汤。寒水痰实，结于胸膈者，主症为胸胁心下硬满疼痛，无热证，脉沉实；治宜温下寒实、涤痰破结，方用三物小白散。

（一）病因病机

结胸证多因误下邪热内陷，或未经误下，邪热入里与水饮相互搏结而形成。

（二）辨证要点

1. 辨病位　结胸证的病位主要在心下。大陷胸汤证范围较大，不仅局限于胃脘，甚至可以到达"心下至少腹"；大陷胸丸证病位相对偏上，可见颈项强；小陷胸汤证病位正在心下；三物小白散病位在胸膈。

2. 辨病性

（1）辨虚实　结胸证均为实证，邪实故多见胸胁心下硬满疼痛，甚则范围扩大到心下至少腹。

（2）辨寒热　热证者可见发热、心烦、口渴、头汗出、苔黄腻、脉浮滑；寒证者，无热证，脉沉实。

（三）治疗特点

张仲景治疗结胸证不离水热互结心下，故以逐水涤痰为基本治法。《伤寒论》太阳病篇有峻下破结法、破结缓下法、清热涤痰法、温下寒实法等多种治法逐水涤痰。仲景治疗结胸证的方剂多用苦寒剂，旨在开水热之结。

1. 水热互结于心下胸胁，治以峻下逐水　水热互结于心下胸胁，则"脉沉而紧，心下痛，按之石硬"，此为本方证特点，后世称为"结胸三证"。治用大陷胸汤。方中甘遂泻水逐饮，尤长于攻逐胸腹积水；大黄泄热导下，荡涤实邪；芒硝软坚散结。三药合用，共奏泄热逐水散结之功。

2. 病位偏上，破结缓下　热实结胸病位偏上，故见胸膈心下硬满疼痛、颈项强，其中"项亦强，如柔痉状"为本方证特点。病位偏上，故用药宜缓不宜速。丸者，缓也，故当用丸剂，治以大陷胸丸。方中大黄、芒硝泄热破结，甘遂攻逐水饮，治与大陷胸汤同；葶苈子、杏仁泻肺行水，使肺气宣达，水之上源通畅，则凝结高位之邪能随之而下。

3. 痰热互结，清热涤痰　邪热内陷，与痰互结，故见心下胃脘部痞硬胀满。本病位痰热互结，病位较局限，心下压痛，不按则无显著疼痛。脉浮主热，滑主痰。治之当清热化痰开结，方用小陷胸汤。方中黄连苦寒，清泄热结；半夏辛温化痰，消痞散结；栝楼实甘寒清润，润便导下。三药配合，辛开苦降，痰热分消，以祛结滞。

4. 寒实结胸，温下寒实　寒实结胸是结胸证的一个证型，是与热实结胸相对而言的。寒为寒痰水饮，实为有形之邪。寒实结胸同样可见心下硬满疼痛或膈下拒按。与热实结胸的不同点是：热实者，常见发热、口渴、面赤、舌红、苔黄等热证；寒实者，则多见畏寒、口不渴、苔白滑、脉沉弦等寒证。故针对寒水痰饮内结，应当温下寒实、攻逐水饮，方用三物小白散。方中巴豆辛热峻下，长于泻下寒积；桔梗载药上行，祛痰开结；贝母则以化痰开结见长。药性峻猛，故以白饮（米汤）和服。

（四）现代研究

尚丽等发现，加减大陷胸汤保留灌肠对急性胰腺炎患者疗效显著，能够有效增加抑炎因子的水平，同时对促炎因子产生抑制作用。

王明武等发现，加减大陷胸丸具有明显抑制油酸型 ARDS 大鼠血清中的炎症因子 TNF-α、IL-8 的作用。

张利民等发现，小陷胸汤对糖尿病前期痰湿蕴热质患者的干预，能明显改善患者的胰岛素抵抗指数，保护 β 细胞功能，进而有效地控制血糖，达到逆转和阻止疾病发展的作用。

濮文渊等发现，三物小白散能有效抑制肿瘤细胞增殖，下调肿瘤细胞释放相关免疫抑制因子，拮抗肿瘤细胞多药耐药，防止肿瘤的复发转移，从不同层次阐明了该方"祛邪"的科学内涵。同时，该方在一定浓度范围及作用时限内还能直接诱导胸腺细胞、T 淋巴细胞、巨噬细胞等的活化增殖，释放相关细胞免疫正相调节因子，证实了该方体现的以"祛邪"之体实现"扶正"之用的治则。

二、痞证

痞证的基本病机是气机壅滞，其临床主要表现为患者自觉胃脘部胀闷不舒，按之柔软不痛。无形邪热痞塞心下者，主症为心下痞、按之濡、心烦、口渴、舌红、苔黄，治宜泄热消痞，方用大黄黄连泻心汤；兼卫阳不足者，主症为恶寒汗出，治宜泄热消痞、扶阳固表，方用附子泻心汤。寒热错杂，中焦痞塞者，主症为心下痞满、呕恶、肠鸣下利、舌红苔腻，治宜和中降逆、消痞散结，方用半夏泻心汤；兼水饮食滞者，主症为心下痞硬、干噫食臭、胁下有水气、腹中雷鸣、下利，治宜消食和胃、散水消痞，方用生姜泻心汤；脾胃虚甚者，主症为下利日数十行、谷不化，治宜补中和胃消痞，方用甘草泻心汤；胃虚、痰阻、气逆者，主症为心下痞硬、噫气不除，治宜和胃降逆、化痰下气，方用旋覆代赭汤；水气内停，逆阻中焦者，主症为烦渴、小便不利、口干舌燥，治宜化气行水，方用五苓散；脾胃虚甚者，主症为下利日数十行，谷不化，治宜补中和胃消痞，方用甘草泻心汤。

（一）病因病机

根据《伤寒论》151条"脉浮而紧，而复下之，紧反入里，则作痞，按之自濡，但气痞耳"及131条"病发于阴，而反下之，因作痞也"的描述，说明素体中气不足，误下导致脾胃损伤，邪气内陷，是导致痞证的主要原因。此外，饮食不节、肝气不舒等原因造成脾胃气机升降失和，中焦气机壅滞，皆可导致心下痞证。

（二）辨证要点

1. 辨病位 痞证的病位主要在心下，即胃脘部。

2. 辨病性

（1）辨虚实 大黄黄连泻心汤证、附子泻心汤证、半夏泻心汤证、生姜泻心汤证与甘草泻心汤证等"五泻心"证，虽胃脘痞满，但按之柔软，因此属于无形邪气壅滞之虚邪，非痰水结聚之实邪；旋覆代赭汤证脾胃气伤，运化失职，痰饮内生，属于实证；五苓散主治的水痞证膀胱气化不利，水饮内停，亦属于实证。

（2）辨寒热 热证者，可见心烦、口渴、舌红苔黄、关脉浮；寒热错杂证者，恶寒与发热并见，临证中多见上热下寒之主诉。

（三）治疗特点

张仲景治疗痞证不离气机壅滞，故以消痞散结为基本治法。《伤寒论》太阳病篇有泄热消痞法、降逆消痞法、消食消痞法、补中消痞法、化痰消痞法、行水消痞法等多种治法消痞散结。仲景治疗痞证的方剂寒热并用，尤以辛开苦降为典型特点。

1. 无形邪热痞塞心下，治以泄热消痞 无形邪热痞塞心下，胃脘部虽有不适，但按之柔软，并不坚硬疼痛。本证病机为邪热内聚，因此可见心烦口渴、小便短赤、舌红苔黄、脉数，甚则吐衄血。治用大黄黄连泻心汤。方中大黄泄热和胃，黄连泻心胃之火。两药合用，共奏泄热之功。林亿注与《千金翼方》均认为该方中有黄芩，当从。

另外，本方之煎煮法尤为特别，不取煎煮，以麻沸汤浸渍须臾，绞去滓。旨在取其气之轻扬，使之偏于泄热而非泻实。附子泻心汤证虽强调扶阳固表，然三黄之用法依然准此。

2. 寒热错杂，中焦痞塞，治以消痞散结 误下脾胃损伤，邪气内陷，以致寒热错杂，脾胃升降失常，症以胃气上逆为主，治当辛开苦降、消痞散结，方用半夏泻心汤。半夏、干姜化痰降逆，温中消痞；黄连、黄芩苦寒降泄，清热和胃；人参、甘草、大枣补脾胃，复升降。本方煎煮法与柴胡类方相同，要求"去滓再煎"，使药性调和，寒热和解。

3. 水饮食滞，治以消食消痞 心下痞硬兼干噫食臭者，除无形之气痞塞之外，还夹杂有水饮、食滞的有形之邪。治之当消食和胃、散水消痞，方用生姜泻心汤。本方组成在半夏泻心汤的基础上加生姜四两，暗合《神农本草经》对生姜的相关记载，即"久服去臭气，通神明"。

4. 脾胃虚甚，治以补中消痞　脾胃虚弱较甚，以致"下利日数十行，谷不化"，兼见干呕、心烦不得安，治当以补中消痞，方用甘草泻心汤。方中重用甘草，一方面佐人参、大枣以补中州健脾胃，另一方面甘能缓急，缓解下利。

5. 胃虚痰阻气逆，治以化痰消痞　脾胃气伤，以致运化失职，痰饮内生。痰阻胃虚，则必气上逆，以致噫气频作，是本证最大的特征。治之当和胃降逆、化痰下气，方用旋覆代赭汤。方中旋覆花消痰结软痞，治噫气；代赭石色赤，治反胃，除五脏血脉中热，健脾；佐以生姜之辛，可以开结；半夏逐饮，人参补正，甘草、大枣益胃。

6. 水气内停，治以化气行水　误下邪陷，以致膀胱气化不利，治当化气行水，方用五苓散。

（四）现代研究

施岚尔等发现，大黄黄连泻心汤治疗 2 型糖尿病是多成分、多靶点、多通路的复杂过程，主要通过参与氧化应激、细胞凋亡、蛋白结合、炎症反应等发挥治疗 2 型糖尿病的作用。

于凯洋发现，附子泻心汤治疗肾阳虚型扩心病可提高临床疗效，改善患者心功能。

杨维波等发现，半夏泻心汤可以有效改善 T2DM 模型大鼠血糖、血脂代谢紊乱，调节 TNF-α、IL-6、ADPN 水平，改善胰岛素抵抗（IR）。

王俊丽等发现，生姜泻心汤可明显降低 UC 大鼠模型血清和结肠组织内炎性因子含量，抑制血小板活化。

谢丹丹等发现，小儿 ROU 应用甘草泻心汤联合维生素 B_{12} 治疗能有效纠正患儿血中 T 淋巴细胞亚群失衡，促进口腔溃疡愈合，正性调控口腔微生态环境，疗效确切，患儿耐受性良好。

肖琨珉等发现，旋覆代赭汤加减治疗反流性食管炎在临床综合疗效、胃镜下疗效方面优于单纯西药治疗。但由于纳入研究文献数量及质量有限，上述结论仍需开展大样本、高质量、多中心、双盲的 RCT 研究进一步验证。

三、蓄水证

蓄水者，蓄为停蓄之意，水为水饮。蓄水证在《伤寒论》中的主要表现为"小便不利"，其中主要病机为水饮停蓄，以小便不利、少腹硬满等症状为主要表现。水蓄膀胱，气化不利，兼有表证者，主症为小便不利，少腹硬满，渴欲饮水，饮不解渴，甚则饮入即吐，苔白滑；治宜通阳化气行水，兼以解表，方用五苓散。胃阳不足，水停中焦者，主症为心下胃脘部悸动不宁，推按可闻水声；治宜温胃阳、散水饮，方用茯苓甘草汤。

（一）病因病机

蓄水证的成因可由太阳表邪不解，循经入腑，影响膀胱气化功能，水蓄下焦所致；也可因外感病过程中，患者饮水过多，造成水停中焦而形成。

（二）辨证要点

1. 辨病位　蓄水证的病位分别为下焦之膀胱与中焦之胃。五苓散证为太阳之气被伤，膀胱气化不利，水蓄下焦；茯苓甘草汤证为汗后胃阳被伤，胃失腐熟之权，以致水停中焦。其鉴别要点有三个方面：一为口渴与不渴，渴为水停下焦，不渴为水停中焦；二为相对的小便不利与小便利，小便偏于不利为水停下焦，小便偏利者为水停中焦；三为疾病部位，症在小腹为水停下焦，症在心下为水停中焦。

2. 辨病性

（1）辨虚实　蓄水证均为实证，邪实故多见小便不利、少腹硬满，或兼有表证不解。

（2）辨寒热　蓄水证之属性均为阳虚寒化。五苓散证病机为膀胱气化不利，足太阳膀胱经之本气为寒水，标为太阳。标阳故见表热，本寒故见恶寒、苔白滑、小便不利，故治以通阳化气行水。茯苓甘草汤证属胃阳虚，《伤寒论》356条中有"伤寒，厥而心下悸，宜先治水，当服茯苓甘草汤"，症见手足厥逆、四肢不温，兼有心阳不足悸动之表现，临床中常见上腹部之"震水音"。

（三）治疗特点

张仲景治疗蓄水证不离水饮，故以利水为基本治法。《伤寒论》太阳病篇有通阳化气行水法、温胃散水法等治法利水散饮。仲景治疗蓄水证的方剂多用温热剂，旨在使阳气通达，水饮气化。

1. 水蓄膀胱，气化不利，兼有表证，治以通阳化气行水　水蓄膀胱，气化不利，兼有表证，证见《伤寒论》71条之"脉浮，小便不利，微热消渴"。其中"小便不利"有两重含义，一为小便排泄困难，二为小便频数而短；"微热"代表表证之发热，因病位在膀胱腑，故相对于太阳经证之发热不甚；"消渴"之原因为气化不利，津液不能布达，故饮水而口渴不解，此偏于论渴，非后世之消渴。

治用五苓散，方中用茯苓、猪苓、泽泻味淡而渗湿利水，白术助脾气之转输，桂枝温阳达表，外窍通而内窍自利。方用散剂，取意四散水饮。服法须以"白饮"和服，"白饮"即米汤，主旨与"啜粥"之理相近，并须"多饮暖水"，以"汗出"为度。清代医家徐灵胎总结为"服散取其停留胸中，多饮暖水取其气散荣卫，此乃散方"。

2. 胃阳不足，水停中焦，治以温胃散水　胃阳不足，水停中焦，故见小便自利而口不渴。《伤寒论》73条曰："伤寒，汗出而渴者，五苓散主之；不渴者，茯苓甘草汤主之。"外感病中水停中焦，而下焦膀胱气化功能无碍，津液能上承于口，故口不渴；水停病位偏上，迫近心阳，故易见心下悸动不安，治以茯苓甘草汤。方中茯苓渗湿安神；

桂枝、生姜性温而开解腠理，逐水气从毛窍而出；甘草补土和中，以助水邪之气化。

（四）现代研究

王慧丽等发现，五苓散治疗痰湿内阻型非酒精性脂肪性肝病疗效确切，可改善患者的肝功能及临床症状。陈珊珊发现，五苓散加味治疗盐敏感性高血压具有良好疗效。周小毛等发现，五苓散治疗脑水肿具有一定疗效，且不良反应少，安全性较高；五苓散治疗脑水肿的疗效与其使用疗程的长短有关。

曹峰等发现，茯苓甘草汤可能通过对大鼠胃黏膜组织中 AQP3、Ghrelin、Claudin-1、Occludin 蛋白表达的上调和 Substance P、VIP 蛋白表达的下调，从而改善 FD 模型大鼠水液潴留症状。王贺等发现，茯苓甘草汤治疗肺动脉高压气虚血瘀证效果显著，可明显改善患者肺功能和肺部血液循环，疗效优于硝苯地平，值得临床推广应用。

四、蓄血证

蓄血证与前述之蓄水证理通，血为瘀血，即瘀血停蓄之意。蓄血证的病机是瘀血与热邪互结于下焦，是以少腹疼痛硬满、神志发狂、小便自利、脉沉涩、舌见瘀斑为主症的疾病。血热互结于下焦者，主症为少腹急结，小便自利，其人如狂，或发热，午后夜间尤甚，舌红苔黄间有瘀斑，脉沉涩；治宜泻下瘀热，方用桃核承气汤。瘀热互结下焦者，主症为少腹硬满、其人如狂，小便自利，脉沉涩或沉结，舌质紫或有瘀斑；治宜破血逐瘀、泄热除实，方用抵当汤。瘀热内结，病势较缓者，主症为少腹满，小便自利，或见发热，舌紫暗，脉沉涩；治宜泄热逐瘀、峻药缓图，方用抵当丸。

（一）病因病机

蓄血证，多因表证不解，邪气内陷化热，与血相结，停蓄于下焦而形成。即《伤寒论》125 条中所说的"所以然者，以太阳随经，瘀热在里故也"。

（二）辨证要点

1. 辨病位 蓄血证的病位主要在下焦。其中桃核承气汤证表现为"热结膀胱"，抵当汤证条文中有"热在下焦，少腹当硬满"，抵当丸条文见"少腹满"。

2. 辨病性

（1）辨虚实 蓄血证均为实证，邪实故多见其人发狂，少腹急结硬满。

（2）辨寒热 蓄血证之寒热属性偏于热，即"热结膀胱""热在下焦"；热在血分，扰动心神，故见发狂的症状；兼见舌红苔黄等临床表现。

（三）治疗特点

张仲景治疗蓄血证不离血热互结，故以泄热逐瘀为基本治法。《伤寒论》太阳病篇中有泻下瘀热法、破血逐瘀法、峻药缓图法等多种治法泄热逐瘀。仲景治疗蓄血证的方剂多用咸苦寒之剂，旨在使开血热之结。

1. 血热互结于下焦，治以泻下瘀热　血热互结于下焦，热入血扰神则"其人如狂"，血热结于下焦故可见"少腹急结"，此为本方证的特点；同时小便自利，可见午后、夜间发热；舌红苔黄间有瘀斑，脉沉涩。治用桃核承气汤，其方药组成以桃仁、桂枝合调胃承气汤。其中桃仁、大黄在《神农本草经》中皆为主治瘀血、血闭之要药；甘草顾护脾胃中土；芒硝软坚泄热并举；桂枝之用最为精妙，外能解表邪，其色赤性温，善能温通血脉，使诸药直入血分，泻与血互结之邪热而不伤正。

2. 瘀热互结于下焦，治以破血逐瘀　瘀热互结于下焦，血瘀于里，络脉闭阻，故见"脉微而沉"，甚则"脉沉结"；热入血分，瘀热上攻心神而见"其人发狂"，神志狂躁的症状较桃核承气汤证更甚。瘀热互结下焦以致"少腹当硬满"，"硬"为临床触诊之客观体征，"满"则为患者主观感受。相对蓄水证之"小便不利"，"小便自利"为本方证的特点。治以抵当汤。方用飞潜之虻虫、水蛭引桃仁专攻在络脉凝结之瘀血；大黄酒洗，导死血由大肠腑而通泻，共奏破血逐瘀之功。

3. 瘀热内结，病势较缓，治以峻药缓图　外感伤寒发热后，症见少腹满，若小便通利，则知为蓄血之证，非蓄水也；未见少腹急结、硬满等症，亦未有发狂等神志证候，故知虽蓄血而病势较缓。治之当泄热逐瘀，仍以峻下之药，用丸剂缓图。方用抵当丸，其方药组成与抵当汤无异，入蜜化裁为丸。喻嘉言总结为"盖汤者，荡也，阳邪入阴一荡涤之即散；丸者，缓也，阴邪入阴恐荡涤而不尽。故缓而攻之，所以求功于必胜也"。可见仲景立法制方缓急有别，各有妙用。

（四）现代研究

张喜奎等发现，桃核承气汤可以延缓肾组织纤维化进程，该方治疗慢性肾衰竭（CRF）的机制可能是调节 Wnt 系列因子抑制 Wnt3a、Wnt5a、β-catenin 蛋白和促进 Wnt5b、E-cadherin 蛋白的表达而实现。陈从从发现，桃核承气汤能够有效改善子宫内膜异位症患者的性激素、血管内皮生长因子水平及卵巢功能，效果显著。刘丽等发现，桃核承气汤对 SAP 大鼠的肝肾功能有良好的改善作用，能护肝肾细胞，减轻炎症反应并对机体起到保护作用，抑制 SAP 病情的发展。

安震等发现，Th1/Th2 信号漂移与深静脉血栓形成的发生密切相关，抵当汤呈剂量依赖性地升高 Th2 细胞因子的分泌，抑制 Th1 细胞因子表达，进而调节 Th1/Th2 信号平衡，达到治疗深静脉血栓形成的目的。刘伟等发现，抵当汤加减可有效治疗痰瘀互结证糖尿病下肢动脉血管病变，其作用机制可能与降低 CD40/CD40L 及升高 IL-10 表达有关。

戴宏伟等发现，脑出血后血肿周围组织 MMP-9、TIMP-1、Glu 的表达明显增高，MMP-9、Glu 在脑出血后血肿周围组织继发损伤中具有重要作用；抵当丸能显著减少脑出血后血肿周围组织 MMP-9、Glu 的表达，从而减轻血肿周围组织继发损伤，改善神经功能。

五、厥逆证

厥逆证不是单独的疾病，而是出现在多种疾病中的一种症状，主要表现为手足四肢逆冷。《伤寒论》337条描述为"厥者，手足逆冷者是也"。热盛于内，阳气不达四末者，主症为四肢厥逆、胸腹灼热、口渴舌燥、心烦尿赤、脉滑；治宜辛寒清热，方用白虎汤。阳虚阴盛寒厥者，主症为四肢厥逆、身踡恶寒、自利而渴、小便色白、脉微细、但欲寐；治宜温肾回阳，方用四逆汤。痰食阻滞胸中，阳郁不达四末者，主症为四肢厥逆、心下烦满、饥不能食、脉乍紧；治宜涌吐痰实，方用瓜蒂散。胃阳不足，水停中焦者，主症为四肢厥逆、心下悸、口不渴；治宜温中阳、化水饮，方用茯苓甘草汤。

（一）病因病机

厥逆证的致病因素常见热、寒、痰、水等邪气或病理产物，病机则无外乎"阴阳气不相顺接"。阴经与阳经交接之处皆在手足四末，成无己《注解伤寒论》谓之"手之三阴三阳，相接于手十指；足之三阴三阳，相接于足十趾。阳气内陷，阳不与阴相顺接，故手足为之厥冷也"。

（二）辨证要点

1. 辨病位 厥逆证的病位主要在肝、脾胃和胸中。

2. 辨病性

（1）辨虚实 厥逆证的虚实病性兼有。邪实者，热、痰、水致厥为主。热厥见胸腹灼热，口渴舌燥，甚则口舌溃烂，小便赤，甚者便血；痰厥见胃脘痞满，心烦，饥不能食，脉时而见紧象；水厥主要表现为心下悸等水饮内停的症状，又因水饮邪气内停，故口不渴。虚证者以阳虚寒盛为主，症见四肢疼痛、下利恶寒，并可见小腹满、压痛等症。

（2）辨寒热 热证者，可见发热、小便赤、心烦口渴、苔黄腻、脉浮滑；寒证者，症见下利恶寒、心下悸、舌淡苔白、脉沉，或见脉缓之象。

（三）治疗特点

张仲景治疗厥逆证没有固定的治法，以"观其脉证，知犯何逆，随证治之"为基本思路。《伤寒论》厥阴病篇有辛寒清热法、急救回阳法、涌吐痰实法、温中化饮法等多种治法治疗厥逆。仲景治疗厥逆的方剂可见其圆机活法，随病机而变化。

1. 热盛于内，阳气不达四末，治以辛寒清热 四肢厥逆者兼见胸腹灼热、口燥咽干、心烦小便赤等热证，同时脉滑而数，则证明其"里有热"，此为因热郁于内，阳气不达而致厥。治用白虎汤。方中石膏辛寒，外走而能解肌热；知母苦润，滋燥泻火；甘草、粳米调和中土以养脾胃。四味药开在内之热结，使阳气通达于四末。

2. 阳虚寒盛，治以急救回阳 阳虚者，见四肢疼痛、下利不止、恶寒较甚、脉沉无力，治以四逆汤；或小腹满、压痛者，后世医家多认为治以当归四逆加吴茱萸生姜汤。

四逆汤中生附子配合干姜善回阳救逆，破除阴寒之邪，使阳气布达四末而厥逆得解。

3. 痰食阻滞，治以涌吐痰实 痰食阻滞者，因病位在胸腹，尤以胸为甚，故临床中常见胸腹满闷、心烦较甚。因肺朝百脉，胸被邪阻，故脉率失常，为该证之特点。治之当用涌吐之法，《内经》云"其高者，因而越之"，此之谓也。方用瓜蒂散。方中瓜蒂能提胃中阳气以除胸中之邪，为仲景吐法之魁首；赤小豆益心气，豆豉蒸腾肾气。三药配合，使肾精上交于心，浊气外涌于口，痰食邪气得去。此外，对于体质虚弱者，可以用朱丹溪之参芦饮缓图之。

4. 水停中焦，治以温中化饮 水停中焦之厥逆证的显著症状有两个：一为心下悸，《金匮要略·痰饮咳嗽病脉证并治》曰："水停心下，甚者则悸"；二为口不渴，原因在于内有水饮停蓄。凡见此二证之厥逆病患则为水厥，治以温中化饮，方用茯苓甘草汤（见蓄水证）。

（四）现代研究

王三虎认为，《伤寒论》166 条言："病如桂枝证，头不痛，项不强，寸脉微浮，胸中痞硬，气上冲咽喉，不得息者，此为胸有寒也。当吐之，宜瓜蒂散。"说明病因是风寒入胸中；证候是寸脉微浮，胸中痞硬，气上冲咽喉，不得息；证系胸中寒痰阻滞，病位在上，有上冲之势；法宜吐，方选瓜蒂散。这一条是描述肿瘤，尤其是胸腺瘤的。《伤寒论》下篇主要是论述肿瘤的，首先 128～142 条论恶性肿瘤胸腹部转移，其次讲热入血室作为对比，再其次《伤寒论》147 条就是癌前病变的柴胡桂枝汤证，接着又论述癌前病变的五泻心汤证，紧接着是 167 条"病胁下素有痞，连在脐旁，痛引少腹，入阴筋者，此名脏结，死。"仲景条文排列的意义昭然若揭。《内经》云："病在上者，因而越之。"瓜蒂散以瓜蒂和赤小豆为散，香豉作稀粥顿服催吐，就是代表方，也是不多的肿瘤用方。

高凤成等发现，用复方瓜蒂散可使胆红素在短时间内迅速下降，用药 1 周后，总胆红素可下降 50% 左右，与对照组比较差异非常显著；且结果不反弹，副作用极小，是临床上利胆退黄效果很好的措施之一。

刘小河等认为，由于瓜蒂有较强的涌吐痰涎作用，近年来多用于治疗痰涎引发的多种疾病，如哮喘、乳房结块、黄疸型传染性肝炎、重症肝炎，以及精神神经性疾病如神经衰弱、癔症、癫痫、精神分裂症等，凡属痰涎壅盛，阻于上焦者，多可用之；其病变已不单纯局限于胸中，也可涉及肝胆、脾胃等。

六、咳嗽上气

咳嗽上气是外邪内饮、肾不纳气等原因引起的以咳嗽、气逆作喘、不能平卧或伴有喉中痰鸣为主症的疾病。寒饮郁肺，与上逆之气搏击气道、咽喉者，主症为咳逆上气、喉中如水鸡声；治宜散寒宣肺、降逆化饮，方用射干麻黄汤。痰浊壅肺者，主症见咳逆上气、时时吐浊唾、但坐不得眠；治宜涤痰开闭，方用皂荚丸。饮热迫肺者，主症为肺气胀满、咳嗽上气、目如脱状、脉浮大；治宜宣肺泄热、化饮降逆，方用越婢加石膏汤。寒饮夹热咳喘，外寒内饮而加热者，主症为肺气胀满、咳嗽上气、烦躁而喘、脉浮，治宜解表化饮、清热除烦，方用小青龙加石膏汤；饮热偏上而近于表者，主症为咳喘胸满、脉浮，治宜散饮清热、止咳平喘，方用厚朴麻黄汤；饮结胸胁而偏于里者，主症为咳喘、胸胁引痛、脉沉，治宜逐水消饮止咳，方用泽漆汤。

（一）病因病机

《金匮要略·肺痿肺痈咳嗽上气病脉证并治》所论咳嗽上气病多因外邪犯表，内停水饮，邪实气闭，肺气上逆而发，或因水饮与热互结，或因痰浊壅肺，或因肾气衰竭，气不归元所致，且与体质因素和邪气内伏密切相关。篇中明确提出其发病与"伏饮"有关。

（二）辨证要点

1. 辨病位　咳嗽上气的病位主要在肺，与肾有密切关系。病位在肺者，以实证居多，病因不同，则见症也有所不同。肾虚者见上气，面目浮肿，肩息，脉浮大无力，按之无根。

2. 辨病性

（1）辨虚实　实证、虚证均可见气逆而喘，邪实者多见于病程较短者，多见声高息粗、烦躁不宁；正虚者多见于久病，其脉浮大无力，按之无根，并伴肩息、声低息微、神疲体倦、气怯。

（2）辨寒热饮痰　寒饮者见胸膈满闷、不能平卧、喉中如水鸡声、舌苔白滑、脉浮弦或浮紧；饮热者见胸满气促、目胀如脱、脉浮大有力；痰浊者见时时吐浊唾、但坐不得眠。

（三）治疗特点

张仲景治疗咳嗽上气，病不离肺，故以理肺为基本治法。《金匮要略·肺痿肺痈咳嗽上气病脉证并治》有散寒宣肺法、清热泻肺法、降逆润肺法、宣壅导滞等多种治法调理肺气。仲景治疗咳嗽上气病的多首方剂寒温并用、宣中有降、寓收于散，旨在使肺气宣中有降、开合有度。

1. 寒饮郁肺，宣温并举　寒饮郁肺，肺失宣降，气机上逆所致的咳嗽上气，因饮气搏击于气道咽喉，则喉间出现痰鸣声，即"喉中水鸡声"，此为本方证特点，常见于后世所称"冷哮"。治用射干麻黄汤。方中射干散结降逆、祛痰利咽；麻黄宣肺平喘；生姜、细辛温肺散寒；半夏、紫菀、款冬花祛痰饮、降逆气、止咳平喘；五味子敛肺，以防辛散太过而伤肺气；大枣安中，与生姜同用能和胃气。诸药合用，共奏散结降逆、温肺化饮、止咳平喘之功。

2. 寒温并用，相得益彰　肺胀多为素有伏饮，复加外感，内外合邪而为病。《金匮要略·肺痿肺痈咳嗽上气病脉证并治》中第13条所述为饮热迫肺，气逆不降的肺胀，热重于饮，主症为咳嗽气喘较重，尤以喘症突出，并见目如脱状，脉来浮大有力。尤怡曰:"以脉浮且大,病属阳热,故利辛寒,不利辛热也。"治用越婢加半夏汤宣肺泄热、降气平喘。篇中14条所述为外寒内饮夹热的肺胀,饮重于热,主症见肺气胀满、咳喘、烦躁,脉浮,治用小青龙加石膏汤解表化饮、清热除烦。尤怡曰:"麻桂药中必用石膏,如大青龙之例也。又此条见证与上条颇同,而心下寒饮,则非温药不能开而去也,故不用越婢加半夏,而用小青龙加石膏,温寒并用,水热俱捐。"对寒饮郁肺久而化热者,仲景皆以寒热并用为法,常择麻黄、石膏配伍应用。因饮为阴邪,治当温化,切忌寒凝,所以清饮郁之热,最宜选用既能清热而无寒凝之弊的药物,而石膏辛寒,寒能清热,辛可宣肺,不但可使热邪外泄,尚可助宣肺之品以发越水气,清肺热而无寒凝之弊。

3. 因势利导,顺而调之　因势利导是指按病邪所在部位不同,因势而就近引导,使邪排出体外,以避免损伤正气或产生各种变证。《金匮要略·肺痿肺痈咳嗽上气病脉证并治》云:"咳而脉浮者,厚朴麻黄汤主之……脉沉者,泽漆汤主之。"

"咳而脉浮"指病位在肺,病势趋于表而盛于上;结合方药作用,故推测病性为热证,其病机为饮热郁肺,肺失宣降,主症为咳嗽喘逆、胸满、烦躁等;治当散饮降逆、止咳平喘。《备急千金要方》中"咳而大逆上气,胸满,喉中不利,如水鸡声,其脉浮者,厚朴麻黄汤方"的论述,可补本条之未备。厚朴麻黄汤以厚朴泻满下气为主药,辅以麻黄、杏仁宣肺降逆,又佐以细辛、干姜、半夏温化寒饮,石膏清解郁热,更有五味子酸敛肺气,以防麻黄、细辛、干姜过于耗散肺气,小麦养正安中护胃,共同顾护正气。合而用之,具有降逆化饮、宣肺平喘,兼清郁热之功,使上逆之势平,寒饮得化,肺气宣降复常,则咳逆上气自愈。

咳而"脉沉"指病位在肺,病势趋于里而盛于下,则为水饮内盛,壅遏肺气,并具有邪实兼正虚、水饮夹郁热的特点;临床除见咳喘外,还可见水肿、小便不利等表现。《脉经》曰:"寸口脉沉,胸中引胁痛,胸中有水气,宜服泽漆汤。"治用泽漆汤逐水通阳、止咳平喘。方中泽漆消痰逐水,紫参利大小便,桂枝通阳化气,生姜、半夏、白前等化饮降气,还有人参、甘草益气扶正,黄芩清热。用能荡涤邪秽的东流水先煎泽漆,意在取其气味浓厚,从而领诸药直达病所,共奏消痰行水之功。该方服法使药力持续,以攻邪无余,并防止水饮复聚。

4. 重视脾胃,顾护正气　顾护脾胃无论在内伤还是在外感疾病中均有至关重要的作用。《金匮要略·肺痿肺痈咳嗽上气病脉证并治》中第7条言:"咳逆上气,时时吐浊,但坐不得眠,皂荚丸主之。"本证痰浊壅盛、肺气壅闭较甚,以咳喘痰多、稠黏如胶难咯为其特点。一般祛痰药难以除其胶痰,若不速治,可有气闭之虞,故用祛痰峻剂皂荚丸。皂荚味辛入肺,涤痰开闭,除痰之力最猛,由于药性剽悍,为破积攻坚之峻药,又有微毒,故用酥炙,不仅使之酥脆易于研末,也可减少其毒性。再用蜜丸,亦可缓其燥烈之势。并用枣膏调开水送服,意在和胃护脾,顾护正气。此外,射干麻黄汤中的大枣,越婢加半夏汤中的大枣,厚朴麻黄汤中的小麦,泽漆汤中的人参、甘草,均为甘温安中、顾护胃气而防止伤正之品。

5. 结合辨证，灵活选药

（1）平喘巧用麻黄　麻黄辛温，具有发汗解表、宣肺平喘作用。外邪袭肺咳喘，无论寒热，只要病证属实皆可使用麻黄，而阴虚或阳虚者则不宜用。若风寒外袭，表证明显，常与桂枝相伍，增强祛风散寒解表之力，如小青龙加石膏汤；若表证不明显，可单用麻黄不用桂枝，如射干麻黄汤、厚朴麻黄汤；若风寒化热或风热袭肺，常与石膏相配，以奏宣肺清热之效，并根据热邪的轻重，调整麻黄与石膏的用药比例。如小青龙加石膏汤因热邪较轻，麻黄、石膏药量之比为 3：2；越婢加半夏汤热邪较重，麻黄、石膏药量之比为 3：4。另外，麻杏石甘汤证热邪最重，麻黄、石膏药量之比为 1：2。仲景用麻黄，常规剂量为 3～4 两，如小青龙加石膏汤、射干麻黄汤、厚朴麻黄汤；若喘甚可用至 6 两，如越婢加半夏汤。另外，寒证者，常伍细辛、干（生）姜，如射干麻黄汤、厚朴麻黄汤、小青龙加石膏汤等。

（2）清肺必用石膏　石膏辛、甘、大寒，具有很好的清泄肺热作用，与麻黄相伍还可以发越水气，无论是无形之邪热壅肺，或有形之饮热郁肺，皆可用石膏清宣肺热、发越水气，如小青龙加石膏汤、厚朴麻黄汤，以及在其他篇章中的麻杏石甘汤、木防己汤。

（3）敛肺多用五味子　五味子酸温，归肺、肾、心经，功能敛肺止咳、生津益阴，多将其用于辛温、辛热之品为主药的温肺化饮方剂之中治疗寒饮咳喘。其酸收之性虽不利于饮邪，但在温肺化饮方中却为不可缺少之辅佐药，既可敛肺止咳、缓和病势、标本同治，又能兼制辛热之品化燥伤阴、耗散肺气。如射干麻黄汤、厚朴麻黄汤、小青龙加石膏汤，方中均以五味子收敛肺气而止咳，并制约麻黄、桂枝、干姜、细辛等辛温之品伤阴耗气。

（4）温肺化饮重用姜辛夏　饮邪是引起咳喘的重要病邪，且饮为阴邪，得寒则凝，得温则行。故张仲景云："病痰饮者，当以温药和之。"干（生）姜、细辛、半夏三味皆辛温之品，辛以散饮，温以散寒，三药组合具有很好的温肺化饮作用，是治疗寒饮郁肺咳喘的重要组合；同时，半夏兼具降肺气的功效。射干麻黄汤、厚朴麻黄汤、小青龙加石膏汤均采用这种配伍，以达到温肺化饮降逆的目的。为避免辛散太过，耗伤肺气，张仲景常伍以酸收之五味子、白芍等。

（5）胸满常用厚朴　厚朴苦、辛、温，具有行气燥湿、降气平喘作用。从张仲景《伤寒论》和《金匮要略》记载看，厚朴不仅是治疗阳明腑实所致腹满腹痛的要药，亦是治疗寒邪、痰饮所致胸满气喘的要药。凡气逆较甚、气喘较重、胸满突出者，仲景善用厚朴行气除满、降逆平喘，如厚朴麻黄汤、桂枝加厚朴杏子汤。

此外，痰饮结实，化饮之品不能胜任者，必用攻逐之品，可依据证情选用葶苈子、皂荚、泽漆、紫参等。不过峻逐之品极易伤正，在使用上述药物时需配伍扶正之品，常用扶正药有大枣、白蜜、人参、甘草等，如葶苈大枣泻肺汤、皂荚丸、泽漆汤。

（四）现代研究

陈华侨等发现，射干麻黄汤治疗小儿咳嗽变异性哮喘可有效降低患儿血清炎症因子

IgE、IL-4 及 TNF-α 水平，促进临床症状的缓解，提高临床疗效。洪慧等发现，射干麻黄汤能通过促进哮喘豚鼠 IL-10 的分泌、抑制 IL-5 的分泌来发挥抑制气道炎症的作用。刘鑫等发现，射干麻黄汤可减少 HIF-1α 及 VEGF 的含量，抑制气道血管和平滑肌的增生，进而抑制气道重塑的发生。赵红等观察了射干麻黄汤对哮喘大鼠外周血 Th1/Th2 平衡的影响，发现其可显著降低 Th2 型细胞因子 IL-4 的水平，提高 IFN-γ/IL-4 比率，扭转 Th1/Th2 失衡。

皂荚的化学成分主要为萜类、黄酮类、酚酸类、甾体类等。曹学锋等发现，皂荚刺总黄酮对 ICR 小鼠腹腔巨噬细胞释放肿瘤坏死因子（TNF）有明显的抑制作用，对 TNF 的抑制作用随皂荚刺中总黄酮浓度的增加而增强。DaiY 等发现，皂荚果实的乙醇提取物具有很好的抗炎活性，其作用机制可能是减少了组胺释放。胡慧娟等发现，皂荚刺水煎液能明显延长凝血时间和血浆复钙凝血时间，说明皂荚刺提取物具有抗凝血作用；同时能明显延长白陶土部分凝血活酶时间，推测其凝血机制可能是作用于内源性凝血途径。

刘秀剑发现，厚朴麻黄汤可降低支气管哮喘大鼠血液中 NO、ET-1 水平和腹腔肥大细胞脱颗粒百分率，明显改善支气管哮喘大鼠的整体状态、减少支气管和肺组织中炎症浸润及气道痉挛，从组织结构上减轻支气管哮喘的程度。

胥孜杭等用泽漆汤干预肺癌原位模型小鼠以观其抑瘤功效，并探索潜在作用机制，发现泽漆汤可能通过上调小鼠体内 NK 细胞数量，增强其脱颗粒能力，从而达到抑制小鼠体内肿瘤生长、延长其生存期的作用；泽漆汤 HPLC 指纹图谱相似度评价可反映泽漆汤质量的稳定性，为后续研究提供用药基础。

任佳羽等发现，越婢加半夏汤能降低过敏性哮喘小鼠血清中 IgE 含量，升高小鼠肺组织 SOD 活力与抑制率水平，提高肺组织抗氧化能力，可能为越婢加半夏汤治疗过敏性哮喘的作用机制之一。

七、肺痿

肺痿是指肺气痿弱不振，以吐浊唾涎沫为主症，为肺脏的慢性虚损性疾病。张仲景首立肺痿之名，其在《金匮要略》中将其与肺痈、咳嗽上气同篇而论，自此，肺痿作为一个独立病种被认识。虚热肺痿，主症为咳嗽、吐浊唾涎沫、脉虚数；治宜益气养阴、清虚热，方用麦门冬汤。虚寒肺痿，症见吐涎沫、遗尿、小便数、头眩不渴；治宜温肺复气，方用甘草干姜汤。

（一）病因病机

肺痿病因多种多样，然不外乎外感、内伤两端，久则伤肺，肺失濡养而致肺叶痿弱不用，终成肺痿。

《金匮要略·肺痿肺痈咳嗽上气病脉证并治》云："热在上焦者，因咳为肺痿。肺痿之病，从何得之？师曰：或从汗出，或从呕吐，或从消渴，小便利数，或从便难，又被快药下利，重亡津液，故得之。"可见肺痿之成因，主要源由上焦肺热咳嗽，经治不当，久咳不已，耗伤肺脏之津液而致；亦有继发于其他疾病，因津液一再受损而致肺痿。总之，因肺为娇脏，喜润勿燥，阴虚燥热，津液耗损，肺失濡润，渐致枯萎不荣。由此可见，肺燥津伤是肺痿发生的重要病机。

《金匮要略·肺痿肺痈咳嗽上气病脉证并治》曰："肺痿吐涎沫而不咳者，其人不渴，必遗尿，小便数，所以然者，以上虚不能制下故也。此为肺中冷，必眩，多涎唾，甘草干姜汤以温之"指出肺中冷而致肺痿。魏念庭说："肺痿为虚热之证矣，然又有肺痿而属之寒者，则不可不辨也。乃吐涎沫而不咳，其人既不渴，又遗尿，小便数者，以上虚不能制下故也。肺气既虚，而无收摄之力，但趋脱泄之势。膀胱之阳气下脱，而肺金益清冷，干燥以成痿也。"指出虚寒肺痿之病机在于肺金清冷干燥。总之，肺气虚冷，气不化津为肺痿另一重要病机。

（二）辨证要点

1. 辨病位 肺痿初期病变多以肺为主，病久则由肺及肾、由气及血。

2. 辨病性

（1）辨寒热 肺痿有虚热和虚寒之分，虚热言其常，虚寒言其变。虚热肺痿由于热在上焦和重亡津液，虚火灼肺，致肺气痿弱不振，以咳嗽、吐浊唾涎沫、脉虚数为特点；虚寒肺痿由于虚热肺痿日久不愈，阴损及阳而成，或素体阳虚，肺气虚冷而致，以吐涎沫、头眩、口淡不渴、小便数为特点。

（2）辨虚实 从仲景原文来看，肺痿无论寒热，皆属虚损之证。但从临床来看，肺痿以吐涎沫为主症，而此涎沫又可视为痰饮之作。

（三）治疗特点

肺痿的病机关键在于"肺叶枯萎"，因而治疗当以补肺、养肺为主。虚热者，治以养阴清热以润其燥；虚寒者，治当温肺益气而化其津。在调摄上，则应注意饮食清淡，起居有常，适寒温，防外感。

1. 舍性取用，养阴清热以润其燥 治疗虚热肺痿，提倡养、清并举，以治肺叶枯萎不用之机。麦门冬汤养阴清热，止火逆，降肺气，是历代治疗虚热肺痿的经典名方。该方配伍之妙在于大量麦门冬配少量半夏。麦门冬养阴润肺，清虚热。《神农本草经》云："主心腹结气，伤中伤饥，胃脉绝，羸瘦短气。"半夏辛温，一则化痰湿，二则降逆气，三则开胃行津，使阴津布散而达治燥之功，体现"舍性取用"之妙配。除此之外，仲景方"舍性取用"还见射干麻黄汤、白散方、竹叶石膏汤、柏叶汤等。仲景选药用药匠心独具，详识其药性、专治之能，通过合理配伍，取性或取用，值得后世学习。

另外，本方还合参人参、甘草、大枣、粳米养胃益气，使胃得养，津液充沛，则虚火自敛，咳逆亦平。正如唐容川《血证论》云："土之生金，金在津液以滋之。"

2. 培土生金，温肺益气而化其津 治疗虚寒肺痿之甘草干姜汤中甘草（炙）、干姜（炮），辛甘化合为阳，为温肺复气之剂。同时也是理中汤之半，旨在温养肺卫之时温补脾土，使中阳得运、气能化津、肺复濡养，这就是"扶土即所以保肺，土能生金也"。

后世《张氏医通》则曰："凡肺病有胃气则生，无胃气则死。胃气者，肺之母气也。"

（四）现代研究

刘翔观察了加减麦门冬汤治疗 20 例特发性肺纤维化气阴两虚证患者的临床疗效及安全性，结果表明：加减麦门冬汤可以改善特发性肺纤维化气阴两虚证患者总的临床症状及体征，提高总体有效率；可以改善患者肺功能（FEV1%、DLCO）水平，且疗效优于单纯西医常规治疗；能够有效提高 SF-36 量表各维度评分，提高日常工作能力及生活质量。

刘豹等观察了麦门冬汤对特发性肺间质纤维化小鼠肺组织 PPARγ 表达和可溶性胶原蛋白含量的影响，发现麦门冬汤能提高特发性肺间质纤维化小鼠 PIF、PEF 及 MV 水平，升高肺组织中 PPARγmRNA 及蛋白表达水平，可溶性蛋白显著降低。申萌萌等发现，麦门冬汤能够明显改善大鼠肺功能，减少肺间质胶原沉积，可能与调节纤维化肺组织实变区内 AEC Ⅱ s 的 GRP78 和 CHOP 蛋白表达，缓解内质网应激压力，恢复 AEC Ⅱ s 的正常功能有关。

甘草干姜汤的实验研究较少。陆国辉等发现，甘草干姜汤能够减轻博莱霉素导致的大鼠肺纤维化程度，并通过增加抗氧化防御系统和调控 SIRT1 和 TGF-β1 发挥作用。

八、心悸

心悸是指患者自觉心中悸动，惊惕不安，甚则不能自主的一种病证。临床一般多呈发作性，每因情志波动或劳累过度而发作，且常伴胸闷、气短、耳鸣、失眠、健忘、眩晕等。

误汗损伤心阳，症见患者叉手自冒心、心下悸、欲得按者，治宜温补心阳，方用桂枝甘草汤；心脾阳虚，水饮冲逆，症见脐下悸、欲作奔豚者，治宜温振心阳、健脾利水，方用苓桂草枣汤；若重者，症见心下逆满、气上冲胸、起则头眩，又当以苓桂术甘汤温补心脾、化饮平冲；脾阳亏虚，兼有水饮冲逆，症见腹泻、心悸者，治宜温补脾阳、利水宁心，方用理中丸加茯苓；胃阳不足，饮停中焦，症见厥而心下悸，治宜温通胃阳、散饮定悸，方用茯苓甘草汤；脾肾阳虚，水饮凌心，症见心下悸、头眩身眴动、振振欲擗地，治宜温肾健脾、化气利水以定悸，方用真武汤；心脾两虚，症见心中悸而烦，甚则见虚劳、里急、悸、衄、腹中痛、梦失精者，治宜建中补虚、养心定悸，方用小建中汤；心阴阳俱虚，症见脉结代、心动悸者，治宜阴阳双补、养心定悸，方用炙甘草汤；邪犯少阳，枢机不利，水饮内结，症见胸胁苦满、小便不利、心下悸，治宜和解少阳、利水散饮，方用小柴胡汤加茯苓，甚则以柴胡加龙骨牡蛎汤；饮停于胃，郁肺凌心，症见心下悸，或兼见咳喘、呕逆者，治宜和胃降逆、宣肺化饮以定悸，方用半夏麻黄丸。此外，对肾阳亏虚之心动过缓，后世多治宜麻黄附子甘草汤或麻黄细辛附子汤，温振心肾阳气。

（一）病因病机

《伤寒论》与《金匮要略》二书所论之心悸病机有虚实两端，而以虚为本。虚者，可见心阳亏虚、心阴阳俱虚，或心脾两虚，实者则往往在心脾阳虚或心肾阳虚的基础上，发生水饮冲逆，寒水凌心而病；亦可见少阳枢机不利，三焦水道不调，水饮停蓄而见病悸者。

（二）辨证要点

1. 辨虚实　心悸一病以虚为本，但又有纯虚无实和虚实夹杂之别。虚者强调脏腑气血阴阳的亏虚，实者强调痰、饮、水、瘀等邪气的侵袭。辨证时，要四诊合参，首辨虚实的多寡，以确定治疗原则。

2. 辨病位　单纯心阳虚者，多见心动悸、脉虚数、舌淡嫩；兼脾阳虚者，常兼见大便溏泻、纳呆、舌淡胖或水滑、苔白；兼肾阳虚者，常兼见畏寒肢厥、舌淡红苔白、脉沉细或微细；气血两虚者，多见形消瘦、身倦怠、舌淡红苔薄少、脉沉细数等。

（三）治疗特点

心悸一病，病位在心，仲景治疗心悸亦以治心为主，并根据具体情况，兼顾其他脏腑，采取温振脾阳、温肾利水、和解少阳、温胃散饮、开宣肺气等诸多治法。在遣方用药上，仲景强调以温为主，虚者治以温阳益气、养血滋阴，饮者治以温阳化气行水之法。

1. 阳虚为本，首重温通　心为君主之官，为阳中之太阳，心阳在心主血脉和心主神明的功能中是占据主导地位的。阳主动，阴主静，阴阳和合，则心动如常；若心阳虚弱，则心失温阳，心动乏力，而见脉迟缓无力，亦可由于心阳不足，推动无力，而致心动代偿性增快，而见患者叉手自冒心之症；心阳虚弱，复为水饮所乘，虽心动如数，但必按之无力。

因此，在治疗上，仲景强调温通心阳之法，如其桂枝甘草汤、茯苓甘草汤、小建中汤、炙甘草汤、四逆散加桂枝等方中都以桂枝之辛温宣通，配甘草之甘温补中，辛甘化阳，则能速入胸中温壮心阳，通达四肢九窍而不外泄。

2. 水饮为标，强调治水　在心悸的发病中，水饮冲逆是重要的发病机制。气化则饮化，饮邪所生，总因肺、脾、肾及三焦气化功能失调而津液运行失常所致。三焦气化则与心阳的盛衰密切相关，心阳不振，气化失利，则水饮停于心下，上逆为患。饮邪既生，饮为阴邪，阻滞气机，易伤阳气。阳气愈弱，则饮邪愈盛。正如成无己在《伤寒明理论》中所说："心悸之由，不越两种，一者气虚也，二者停饮也……其气虚者，由阳气内弱，心下空虚，正气内动而为悸也；其停饮者，由水停心下，心为火而恶水，水既内停，心不自安，则为悸也。"

因此，对于心悸属虚实夹杂者，仲景皆以温阳利水为基本治法，代表方如苓桂草枣汤、茯苓甘草汤、真武汤和半夏麻黄丸等，四方虽都是治饮，然又有所不同。苓桂草枣汤以苓、桂为基本构建，强调温通心阳、健脾化饮；茯苓甘草汤则重用生姜，强调温胃散饮以定悸；真武汤水饮泛滥，病在脾肾，故以术、附健脾温肾而利水定悸；半夏麻黄丸所治水饮则在肺胃之间，故取麻黄宣肺通阳，半夏降逆化饮，而饮邪渐化。

3. 阴阳两虚，补之以甘　除心阳不足外，在《伤寒论》与《金匮要略》中，仲景还强调了阴阳两虚所致心悸的治疗，如"伤寒二三日，心中悸而烦者，小建中汤主之""心动悸、脉结代，炙甘草汤主之"等《伤寒论》条文，所论述之心悸，皆为阴阳不足，而致心神失养所致。此类心悸，往往患者多伴有全身的虚损状态，峻补、呆补之法非但不能治疗疾病，反而会进一步损伤患者的中焦。因而，对于此种心悸，仲景多遵循《灵枢·终始》"阴阳俱不足，补阳则阴竭，泻阴则阳脱。如是者，可将以甘药，不可饮以至剂"之训，采用阴阳并济，而重用甘药以调之的手法，或以桂枝温阳，芍药济阴，而调以饴糖；或以桂枝通阳，地黄滋阴，而调以炙甘草等手法，使阴平阳秘，而心悸得安。

4. 遣方用药，配伍精妙

（1）温阳定悸首选桂枝　对于心阳不足所致心悸的治疗，桂枝为仲景必用之品。桂枝辛温入心，能温心阳，平冲降逆，凡心悸见心阳虚者皆可用之。如桂枝甘草汤、苓桂草枣汤、茯苓甘草汤、小建中汤、炙甘草汤等，均以桂枝处理心阳虚之病机，以温心阳、定心悸。

（2）利水定悸重用茯苓　茯苓利水，又可宁心，也是仲景治疗心悸多用之药，凡见水饮偏盛之病机，茯苓均为必用之品。如胃虚饮盛之茯苓甘草汤，脾虚饮停之苓桂草枣汤，脾肾阳虚、水饮泛滥之真武汤，三焦不调、水饮内停之小柴胡汤去黄芩加茯苓及柴胡加龙骨牡蛎汤等。

（3）滋阴养血多伍阳药　对于阴阳两虚，或以阴血亏虚为主之心悸，仲景在治疗之时，往往配伍阳药，以使动静结合、阴阳并济。如炙甘草汤，仲景重用生地黄一斤，大枣三十枚，并配以阿胶、麦冬等滋阴养血之品，但在其中又配伍了三两桂枝、生姜，并在煎药时加入清酒，来缓和滋阴养血药物呆钝滋腻之性。

（四）现代研究

陈兰英等通过研究炙甘草汤不同成分及部位对大鼠离体心肌生理特性的影响，发现甘草酸、人参总皂苷和麦冬总皂苷合用能明显降低大鼠离体右心房肌自律性和左心房肌兴奋性，明显延长大鼠离体左心房肌功能不应期，明显抑制肾上腺素诱发大鼠离体乳头状肌自律性和心律失常，而缺少这3种成分的炙甘草汤作用明显低于炙甘草汤全方。

武文婷等通过研究炙甘草汤含药血清对表达在 HEK293 细胞中 hERG 钾通道的作用，发现炙甘草汤含药血清抑制 L- 型钙电流和瞬时外向钾电流（I_{to}）的综合结果导致了心肌细胞动作电位时程（APD）的延长来对抗快速性心律失常，并发现这一作用与含药血清浓度成依赖关系；同时发现，炙甘草汤含药血清通过加速 hERG 通道失活，减慢 hERG 通道激活、去活和复活来降低 hERG 电流，进而对抗快速性心律失常。

高卫平等研究发现，麻黄细辛附子汤对胆碱能神经递质乙酰胆碱与 β 受体阻断剂普萘洛尔所致的心动过缓均有很明显的抑制作用，其中大剂量组的抑制作用最好，且麻黄细辛附子汤大剂量组抗心动过缓的作用优于阳性对照药阿托品，因而指出本方抗缓慢性心律失常的作用主要是通过抑制迷走神经和兴奋交感神经而实现的；同时发现本方可以明显提高血清 SOD 的活性，降低血清 MDA 的含量，减轻氧自由基对心肌的损伤，对心肌有一定的保护作用，这也可能是本方抗心动过缓的重要途径。

九、胸痹

胸痹，是以胸部痞闷胀满或胸膺部疼痛为主症的一类疾病。痹者，闭也。凡阴寒邪气上干阳位，邪气闭阻清阳，致胸阳痞塞不通，不通则痛。胸痹即是病名，也是对该病病位与病机的基本概括。

胸阳不足，痰浊痹阻者，主症见胸背痞闷而痛、短气、喘息咳唾；治当通阳散结、豁痰下气，方用栝楼薤白白酒汤。胸阳不足，寒饮阻滞者，主症见胸闷短气、胸背疼痛、胁下逆抢心；治当通阳散结、降逆除满，方用枳实薤白桂枝汤。胸阳不振，痰饮上逆者，主症见胸闷不得卧，甚至胸痛彻背；治宜通阳散结、豁痰宣痹，方用栝楼薤白半夏汤。饮阻气滞，胸阳不振者，主症见胸闷短气、胸中气塞；治宜疏利肺胃、降逆散饮，方用橘枳姜汤或茯苓杏仁甘草汤。胸阳不振，邪陷胸中者，主症见胸闷短气、心悸，治当温振胸阳，方用桂枝去芍药汤；若兼有阳虚而见畏寒者，治宜桂枝去芍药加附子汤。中阳不足，阳虚寒滞者，主症见胸闷短气、胸中闷痛或隐痛、倦怠少气、大便溏泻；治宜温中散寒、益气补虚，方用理中汤。胸痹急性发作，寒湿内盛、猝然胸痛者，治宜散寒除湿、通阳止痛，方用薏苡附子散；阴寒痼结、阳气衰微者，主症见胸痛彻背、背痛彻心，治宜峻逐阴邪、温阳止痛，方用乌头赤石脂丸。

（一）病因病机

《金匮要略》中，仲景将胸痹心痛病的基本病机概括为"阳微阴弦"，亦即胸阳不足，痰浊、寒饮、水气等阴邪上乘阳位而致，其病性为本虚标实。

（二）辨证要点

1. 辨痰浊、寒饮、水气、气滞的偏盛　若胸中痞闷而痛，咳吐涎沫，苔白腻，脉弦滑，则偏于痰浊；若疼痛较剧，甚或手足逆冷，苔白滑，脉沉迟或沉弦，则偏于寒饮；若胸中痞闷，自觉心中憋闷疼痛，或伴有气上冲感，舌质淡苔水滑，脉沉弦或沉滑，则偏于水气；若胸中胀闷疼痛，自觉呼吸窒塞不畅，舌苔白，脉沉弦，则偏于气滞。

2. 辨虚实缓急主次　本病发生的根本病机为"本虚"，即胸阳不足，故虚为其本；痰浊、寒饮、水气等属实邪，为其标。故在治疗中，应先辨清虚实，分其主次。同时，根据病情缓急，当急性疼痛发作时，急则治标，以温经缓急止痛为主；待病情缓解，再据其虚实，辨证治疗。

3. 辨疼痛的性质、程度和部位　如胸部胀闷，痛无定处，则属气滞；如左胸或心前区疼痛，并放射至左肩、臂者，为真心痛，即西医学之心绞痛、心肌梗死等；如胸骨下段疼痛，并伴有吞咽梗阻者，多为噎膈；如心下疼痛为主，并伴嗳气、反酸者，多为胃脘痛；若胸胁疼痛，阵发性加剧，并向右肩部放射者，则多为肝胆疾患。

（三）治疗特点

仲景对胸痹心痛病的治疗，紧扣"阳微阴弦"之病机，治疗始终着眼于"通阳逐阴"之法。但根据邪之偏虚偏实，证之轻重缓急，正气之强弱不同，以扶正祛邪、急则治标、缓则治本为原则；并强调，对于急性发作的胸痹心痛，当以急救为先。

1. 通阳为本，逐阴为标 首先在于阳气的亏虚，其次才是心脉的痹损，故其遣方用药旨在恢复胸阳，而对各种病理产物，如痰浊、寒饮、水气的治疗，往往亦在温通胸阳的基础上进行。因此，在仲景治疗胸痹诸方中，仲景多用栝楼实、薤白、枳实、桂枝、干姜、附子、人参、甘草、生姜之类复阳药，以达到振复胸阳的作用。在此基础上，根据疾病的具体情况，进行具体化裁。如心阳不足者，虚者补之，损者益之，予人参、甘草健脾温中、益气温阳；痰饮者，予生姜、茯苓、桂枝等药温阳利水化痰；寒凝者，予干姜、附子等药温里散寒止痛等。

2. 标本缓急，治有先后 在具体治疗上，仲景强调先治其标，后治其本，标本同治，待邪去之后，再行培补正气。由于胸痹有急性发作而成真心痛之危证，故仲景在此篇特立两首急救之方，薏苡附子散和乌头赤石脂丸，强调对于胸痹而以疼痛为甚之时，当先行通阳宣痹以急救止痛。待急症缓解，或病情相对稳定时，则可单独使用理气化痰、通阳扶正之法缓缓图之。如《金匮要略·胸痹心痛短气病脉证治》第6条曰："胸痹，胸中气塞，短气，茯苓杏仁甘草汤主之，橘枳姜汤亦主之。"胸痹不言痛，但言气塞、短气，可知胸痛极轻，或者不痛，为胸痹轻证，此时但以轻缓之药缓缓收功即可。

3. 五脏相关，整体论治 胸痹之基本病机为阳微阴弦，本虚标实。病位在心，涉及肝、脾、肾、肺等脏。五脏气血阴阳不足，心脉失养，不荣则痛；气滞、血瘀、寒凝、痰湿诸邪痹阻心脉，不通则痛。故仲景认为，胸痹治疗需五脏相关，并非一脏一法一方可单治，当从整体论治，根据标本缓急，随症治之。如其在治疗"胸痹胸中痞，留气结在胸，胸闷，胁下逆抢心"时就指出"人参汤亦主之"，强调脾胃阳虚在胸痹病发病中的病机意义，并提出了从脾胃论治胸痹的思路。其他痰饮、阳虚、气滞兼症亦多从脾、胃、肺等角度思考，而立和胃化痰、温阳散饮、宣肺调气等治法。

4. 灵活用药，随症加减 在具体用药上，仲景常根据主症与病机的变化，灵活选药。如以胸阳不足为主者，治以桂枝温通心阳；兼见痰浊阻滞者，治以栝楼实、薤白涤痰通阳；痰饮加重以致不能平卧，则加半夏着力祛痰；胸中痞闷，则加枳实开通降气；逆气抢心、心悬痛，则加桂枝以振心阳；胃中停水，则加生姜温胃化饮；若心阳暴脱而见真心痛者，急以附子、乌头之类急救回阳。

（四）现代研究

郭建恩等发现，栝楼薤白半夏汤通过调节血脂代谢、抗氧化应激发挥抗动脉粥样硬化的作用，证明该方除用于保护缺血心肌外，尚具有抗动脉粥样硬化之作用，从而可用于冠心病的防治；动物实验发现，其可显著降低动脉粥样硬化模型小鼠的 TG、TC、LDL，升高其 HDL 水平，抑制其血管内皮炎症反应，降低小鼠 CRP、IL-6、TNF-α 等炎性介质水平，并可抑制主动脉组织 VCAM-1、ICAM-1 蛋白的表达。

李建锋等研究发现，栝楼薤白半夏汤的正丁醇部位、水溶性部位、药渣水煎液部位能够显著维持心肌细胞的形态，提高心肌细胞的存活率，减少心肌细胞 CK、CK-MB 的外漏，对缺血缺氧损伤的心肌细胞发挥保护作用；同时指出，栝楼薤白半夏汤保护心肌细胞缺血缺氧的机制之一可能与激活了心肌内源性保护介质 BK 的释放有关。

谢芳萍等研究发现，枳实薤白桂枝汤对 ET-1 诱发致急性心肌缺血模型家兔 ECG 及心室内压有明显的改善作用，使心肌酶学水平回降，抗氧化能力增强，心肌组织含水量减少。其作用机制主要是枳实薤白桂枝汤能提高抗氧自由基酶系统活性，改善心肌内皮细胞及内皮素功能障碍，调节心室内压，促进心功能恢复。

十、不寐

不寐是以经常不能获得正常睡眠为特征的一类疾病。临床主要表现为睡眠时间、深度的不足。轻者入睡困难，或寐而不酣，时寐时醒，或醒后不能再寐；重则彻夜不寐。

无形邪热留扰胸膈，热扰心神者，主症为反复颠倒、心中懊恼、虚烦不得眠；治宜清宣郁热，方用栀子豉汤。若热壅气滞，热扰心神，兼见胃气不和、腑气不利，症见心烦腹满、卧起不安；又当治宜清热除烦、行气消满，方用栀子厚朴汤。湿热郁蒸，上扰心神者，主症见默默欲眠、目不得闭、卧起不安，兼有不欲饮食、口腔溃疡等；治宜清热利湿、解毒和中，方用甘草泻心汤。阴虚内热，虚热扰神者，主症见虚劳、心烦、入睡难；治宜养阴清热、宁心安神，方用酸枣仁汤。心阴不足，心神不安者，主症见欲卧不能卧、口苦、小便赤、常默然；治宜滋养心阴、宁心安神，方用百合地黄汤。肾阴虚，心火亢，心肾不交者，主症见心烦、失眠、舌红少苔；治宜清心滋肾、交通心肾，方用黄连阿胶汤。阴虚有热，水热互结，上扰心神者，主症见小便不利、心烦不得眠，或伴有下利、口渴、呕吐等；治宜清热育阴、利水安神，方用猪苓汤。肾阳虚阴盛，心神浮越于外者，主症见昼日烦躁不得眠，夜而安静；治宜回阳救逆，方用干姜附子汤。心阳亏虚，痰浊扰神者，主症见卧起不安，甚则惊狂；治宜温振心阳、涤痰安神，方用桂枝去芍药加蜀漆牡蛎龙骨救逆汤。少阳郁热，上扰心神者，主症见胸满烦惊、小便不利；治宜和解少阳、重镇安神，方用柴胡加龙骨牡蛎汤。

（一）病因病机

《伤寒论》与《金匮要略》对不寐病因的认识，主要分虚实两端。虚者如心肝血虚、肾阳亏虚、肾阴亏虚等，实者常见上焦郁热扰心、少阳郁热内扰、阳明腑气不和、湿热郁蒸上扰，以及虚实夹杂如肾水亏、心火亢、心肾失交等。

（二）辨证要点

1. 辨虚实 不寐虚证，多属各种原因导致的阴血不足，心失所养，临床特点为体质瘦弱、面色无华、神疲懒言、心悸健忘等，多因心肝血虚；若兼有阴虚火旺者，又可见心烦、舌红少苔、脉细数等症；若为少阴阳虚，则常见手足不温、昼日烦躁，或但欲寐而寐不深。实证为各种原因所致之火盛扰心，临床特点为心烦易怒、口苦咽干、便秘溲赤等。

2. 辨病位　不寐的主要病位在心，由于心神失养或外邪扰心，神不守舍而失眠，但与其他脏腑密切相关。若兼见心中烦躁或胸中懊憹者，为热郁上焦胸膈；若见脘腹胀满，或心下痞闷，则多与阳明腑气不和相关；若兼见畏寒、手足冷、神志淡漠，则多与肾阳亏虚密切相关。

（三）治疗特点

仲景对不寐的治疗，大体分为补虚与泻实两个方面，补虚以养心肝阴血、温心肾阳气为主，泻实则以清泄脏腑热邪、通降阳明腑气为主。

1. 病关多脏，不独治心　不寐一病，虽病位在心，然又与多脏密切相关。对于其他脏腑功能异常，而影响心神，导致不寐者，仲景往往不独治心，而以相关脏腑为主。例如少阳郁热扰心所致之失眠，仲景使用柴胡加龙骨牡蛎汤和解少阳，清泄郁火以安神；再如中焦湿热偏盛，上扰心神而见目不得闭、卧起不安者，仲景使用甘草泻心汤清利中焦湿热以安神等。这些治疗方法充分体现了仲景辨证论治的灵活性。

2. 另辟蹊径，温阳安神　"肝藏血，血舍魂。"传统治疗失眠，往往从滋养阴血入手。而仲景则在阴虚失眠之外，创立阳虚失眠的治疗理论，强调阳虚心神失养亦可导致失眠，治疗宜以温阳为主。如《伤寒论》38条大青龙汤方后注"汗多亡阳遂虚，恶风，烦躁，不得眠也"，112条"亡阳必惊狂，卧起不安者"，均强调误治伤阳之后可造成失眠之变证，并在61条指出治疗阳虚失眠的主方干姜附子汤。

需要指出的是，与阴虚或实热失眠常见的入睡困难、心烦、多梦等症状不同，阳虚失眠往往表现出精神委顿、神情淡漠的症状，如《伤寒论》281条所述"少阴之为病，脉微细，但欲寐"，然虽"但欲寐"，却往往无法安睡。

3. 用药精巧，融汇多法　仲景在《伤寒论》与《金匮要略》中，虽未专立不寐一门，但多处论及失眠一类病证，并创制多张方剂治疗。在具体用药中，除养血安神，用于治疗虚劳不得眠的酸枣仁汤之外，仲景很少使用安神类药物，往往将对失眠的治疗寓于辨证论治的整体治疗中，如滋阴降火、交通心肾之黄连阿胶汤，清宣郁热之栀子豉汤，清利中焦湿热之甘草泻心汤，养阴清热利水之猪苓汤，急救回阳之干姜附子汤等。

（四）现代研究

邵晓红等对酸枣仁汤镇静催眠作用的有效部位群进行了筛选，指出酸枣仁汤中具有镇静催眠作用的活性组分主要包括酸枣仁脂肪油、川芎挥发油、生物碱、酚酸、皂苷，发现总多糖对有效部位群的镇静催眠功能具有增强作用，能提高有效部位群的免疫调节功能及小鼠血清NO、NOS水平，是起辅助作用的功能组分，其与有效部位群共同构成酸枣仁汤镇静催眠的有效物质系统；并初步阐明了上调中枢神经系统内重要神经介质

NO、NOS 的水平是酸枣仁汤发挥作用的机制之一。

肖迪等通过研究酸枣仁汤对睡眠剥夺大鼠自主活动时间及海马中 5-HT 受体的影响，发现酸枣仁汤调节睡眠剥夺大鼠自主活动，能不同程度减少其自主活动时间，其作用机制主要是通过调节大鼠海马中 $5\text{-HT}_{1A}R$ 和 $5\text{-HT}_{2A}R$ 的表达，从而改善睡眠剥夺大鼠的睡眠状态，并发现其效果与舒乐安定相当。

十一、中风

中风是以猝然昏仆、不省人事、半身不遂、口眼㖞斜、语言不利为主症的病证。在《金匮要略》中，仲景对中风的认识以外风为主，因而书中仲景所述亦多从外风侵袭的角度立论。其对中风病的认识与治法虽与后世中医内科学"内风"学说不尽相同，然其理法则可作为对"内风"学说的补充，指导我们的临床实践。

气血亏虚，风邪侵袭经络者，主症为四肢烦重、心中恶寒不足；治宜填补气血、祛风散邪，方用侯氏黑散。热盛动风，风动经络者，主症为热瘫痫，或小儿惊痫抽搐；治宜清热息风、重镇潜阳，方用风引汤。阴血亏虚，风邪内侵者，主症为病如狂状、妄行、独语不休、脉浮；治宜清热祛风、养血安神，方用防己地黄汤。若风邪侵袭阳位，而但见头痛者，治宜温经散寒止痛，方用头风摩散。气血亏虚，外风侵袭经络脏腑，主症见身体不能自收、口不能言、冒昧不知痛处，或拘急不得转侧；治宜益气养血、祛风散邪，方用续命汤。

（一）病因病机

《金匮要略·中风历节病脉证并治》指出，中风一病的病机为气血不足，感受风邪，阻滞经脉，或直中脏腑，影响脏腑的生理功能；在发病过程中，有中经、中络、中腑、中脏的不同；在病邪性质上，有风邪为主和风热炽盛之别。

（二）辨证要点

1. 辨病位　仲景将中风按照经、络、脏、腑的病位来分。中于络者，以肌肤麻痹不仁为主症；中于经者，以肢体沉重为主症；中于腑，则神志昏愦，不识人；中于脏，则不能言语，口吐涎沫。

2. 辨邪正盛衰　中风病机多为虚实夹杂，因而在治疗时须详辨邪正盛衰，以确定具体治法。一般新病多实，以疏散邪气为主；久病多虚，以填补脏虚为主。

（三）治疗特点

仲景对"中风"一病的认识以"外风"为主，因而其治疗也以疏散外风为基本治略。在具体的治疗上，结合中风病本虚标实的病机，往往配以扶正的药物标本同治。同时，仲景尤其强调阴血在中风病发病中的重要性，主张治风先治血，疏散外风时常配以养血药物。此外，若热盛动风，仲景又善用矿石、介壳类以潜阳息风。

1. 疏风扶正，标本同治　仲景强调"外风"作为中风病的基本病因，因而在治疗中强调扶正固表，祛邪于外。故仲景将侯氏黑散列为中风第一方，"治大风，四肢烦重"，强调了风邪由表入里，中络、中经在表的病理过程；同时又指出"心中恶寒不足"，指出了中风患者血虚气少、正气亏虚的体质状态。在组方上，仲景不仅重用菊花、防风、细辛以解表祛风，又以人参、白术、当归、川芎以益气养血，标本同治。

2. 治风治血，血行风灭 同时，由于中风病又有在里之正气不足、气血亏虚之机，若阴血亏虚，则外来风邪易乘虚入心而出现相关神志症状。因而在中风病的治疗中，又须注意滋养阴血。防己地黄汤即为阴血不足，风邪入侵而见神志如狂所设。方中重用生地黄二斤蒸绞浓汁，意在滋养阴血，同时以防己、防风宣散风邪。将祛风药置于养血药之中，则体现了养血为主，兼以祛风的治略，以明示治疗中风病应注意阴血，对于阴血亏虚之中风，治当养血息风。这一思想也为后世内风学说阴虚风动、养阴息风的理论奠定了基础。

3. 热盛动风，重镇潜阳 对于风热偏盛，侵袭人体，影响心神之热瘫痫，仲景则创立清热潜镇的治略，以风引汤治疗。本方以桂枝甘草龙骨牡蛎汤为核心加减而成。"风邪内并，则火热内生，五脏亢甚，迸归入心"，强调了心阳的重要性。"瘫""痫"之病常有心神不得安养之症。桂枝、甘草辛甘化阳，温振心阳；合用干姜，温振中阳；龙骨、牡蛎重镇潜敛，安神定悸。五药合用，使全身阳气得振，进而邪闭得散，风象自然而解。在此基础上，配以赤石脂、白石脂、紫石英、生石膏、寒水石等重镇药物清热、息风、潜阳，可谓是开创了介类潜阳、咸寒养阴、育阴潜阳之先河。此外，这一治法深刻影响了后世内风学说的发展，后世医家多将此法应用于阳化内风、热盛动风的治疗，如张锡纯治疗"脑充血"之建瓴汤即宗此方义化裁而成。

4. 局部症状，重视外治 若中风表现出以局部症状为主症时，仲景又倡导局部用药的外治法。如外风侵袭头面之头风病，病在头面经络，仅以头痛为主症，仲景则立法以头风摩散外搽治疗。这一治法以附子外用，大辛大热以驱散头面风寒邪气，配盐软坚入血，引附子入经络而达血脉，祛风通络。这一治法使药物更为直接地作用在局部，一方面作用直接，使取效更为便捷；另一方面，与内服相比，对于局部症状，部分峻烈或有毒药物外用也更为安全。

（四）现代研究

程笑等通过离体实验发现，小续命汤提取物可显著降低 LPS 诱导的 BV2 细胞上清液中 NO、IL-1β、IL-6 和 TNF-α 的水平增高，抑制 LPS 诱导的 BV2 细胞中炎症蛋白 TLR4 和 MyD88 的表达。在小鼠脑皮层组织中，小续命汤提取物显著抑制 LPS 诱导的小胶质细胞活化，降低 LPS 诱导的炎症因子和趋化因子 IL-1β、IL-6、TNF-α 和 MCP-1 的水平增高，抑制 LPS 诱导的 TLR4 和 MyD88 蛋白的表达。结果表明：小续命汤可通过下调 TLR4/MyD88 信号通路来减轻 LPS 诱导的神经炎症反应。

陈茜睿等利用超高效液相色谱串联四级杆飞行时间质谱联用技术（UPLC/Q-TOF-MSE）对小续命汤有效成分组进行了分析和成分鉴定，发现方中防己、防风、黄芩、芍药、甘草五味药物的化学贡献较大。并指出其中黄芩素抑制黑质上星形胶质细胞的生成，并能增加多巴胺能神经元的数量，同时其对谷氨酸引起的神经元损伤具有保护作用；芍药苷有抑制胶质细胞激活、保护神经元免受损伤的作用；千层纸素 A 具有促神经发生作用。这些化合物可能通过协同或互补，在小续命汤中发挥治疗脑缺血、阿尔茨海默病、高血脂等疾病的作用。

常佳慧等利用大脑中动脉线栓法建立大鼠永久性中动脉栓塞模型，研究侯氏黑散对脑缺血后大鼠神经血管单元损伤的保护作用，发现侯氏黑散及其拆方明显减轻脑缺血后脑组织病理学损伤。缺血坏死组织范围缩小，神经细胞数目增多，形态结构相对完整，血管管周间隙增大、炎细胞浸润及胶质细胞增生程度减轻，缺血脑区梗死灶周围皮层存活神经元细胞数明显增加。电镜下，侯氏黑散及其拆方明显减轻了脑缺血引起的超微结构损伤。神经元、血管、星形胶质细胞结构基本保持完整，水肿明显减轻，细胞核稍有固缩，空泡明显减少，线粒体形态结构基本完整，肿胀及空泡状改变减轻，内嵴数目和形态趋于正常，基质密度增高，高电子密度中毒颗粒和空泡减少。通过对侯氏黑散的拆方研究，发现侯氏黑散全方疗效最佳，高于风药组和补虚药组。

十二、腹满

腹满是以腹部胀满为主要症状，常兼有腹痛的一类病证。

属于实热证的腹满多与胃肠相关。实热性腹满兼有表证，积滞壅滞于肠，主症为腹满、便秘，兼发热、脉浮者，治以表里双解，当用厚朴七物汤；兼少阳证，主症见心下满痛者，治宜攻里和表，方用大柴胡汤。实热郁积，气机壅滞，胀甚于积者，治宜行气除满，方用厚朴三物汤；燥屎内结，气机壅滞，胀积并重者，治宜荡涤肠腑、行气除满，方用大承气汤。

属于虚寒证的腹满与脾肾关系密切。虚寒性腹满属寒饮逆满证，主症为雷鸣切痛、呕吐者，治宜温中化饮，方用附子粳米汤；寒饮腹痛证，主症见四肢厥逆者，治宜温寒化饮降逆，方用赤丸；脾虚寒盛证，主症见心胸中大寒痛，呕不能饮食，上冲皮起，出见有头足，不可触近者，治宜温阳散寒、大建中气，方用大建中汤；寒实积滞证，主症见胁下偏痛、脉紧弦者，治宜温下寒积，方用大黄附子汤。

（一）病因病机

《金匮要略·腹满寒疝宿食病脉证治》所论腹满病病因病机相对复杂，属于实热证的腹满病多与胃肠相关，属于虚寒证的腹满则与脾肾关系密切。可因太阳表邪未解，阳明之腑邪热已炽，肠腑积滞而发为腹满；亦可因脾肾阳虚，阴寒凝滞或寒饮攻冲而发；若虚实夹杂，寒实积滞，亦可发为腹满。

（二）辨证要点

1. 辨病性

辨寒热虚实。遵《素问·太阴阳明论》"阳道实，阴道虚"经旨，结合《伤寒论》将腹满多归入阳明、太阴病范畴论治，可从"实则阳明，虚则太阴"对腹满病进行病性虚实的分析。且阳明多实热，太阴多虚寒，故寒热虚实是对腹满病病性辨别的四大纲领。腹满病按之不痛为虚，痛者为实；同时在缓解的方式上，"腹满不减，减不足言"为实热证，可见舌红苔黄（"舌黄未下者，下之黄自去"），便秘，腹满为持续性，胀满不减，按之疼痛，脉沉实有力。"腹满时减，复如故"为虚寒证，腹满病多兼腹痛，腹满虚寒证以游走性疼痛为特点，"胸胁逆满""上冲皮起，出见有头足"为其特征性描述，兼见舌淡苔白，脉微弦。

2. 辨病位

（1）辨表里　遵循先表后里、表里兼顾的原则。腹满病因外感病所致者，需重视表证有无，若见发热、脉浮，当考虑表证未解；若见往来寒热，为少阳枢机不利。

（2）辨部位　仲景辨别腹满注意高下部位差异。满痛部位在心下者，考虑病兼少阳；满痛以脐周为主、拒按者，为肠腑燥结，病属阳明无疑；腹满而饮食如故，病在肠而不在胃。胁下偏痛、脉紧弦、苔白润者，为寒实结滞。

（三）治疗特点

仲景治疗腹满病，以寒热虚实为辨证纲领，以寒下和温补为常法，辨别气滞和积滞的微甚；同时创立了温下寒实的治疗大法；注意通腑泄下法与其他治法的联合使用，如考查表里轻重关系，是否少阳、阳明合病等情况，采取治法联合策略。最终的治疗目的，是恢复肠腑以通为用、以降为顺的气机。

1. 通腑泄热，明辨表里上下　腹满以实热壅结者居多。若肠腑热结气滞，传导失常，症见腹满且痛、便秘、舌红苔黄、脉实有力，当用寒下法，以大黄剂泄热通腑。大承气汤为经典经方。方中大黄通腑泄热，枳实、厚朴行气除满，芒硝软坚泻下。诸药并用，相得益彰，峻下热结。腹满可在外感病证过程中出现，如太阳病转属阳明即是。需注意辨别是否太阳表证未罢，阳明里实已成。若以腹满、便秘为主，兼见发热、脉浮，则可明确表证仍在，需兼顾表里。"病腹满，发热十日，脉浮而数，饮食如故，厚朴七物汤主之。"厚朴七物汤中厚朴量大至八两，当是以厚朴三物汤行气除满，桂枝汤解表和营。若症见往来寒热、心烦喜呕、胸胁胀满，当有少阳之邪，心下满痛则位置偏高，与阳明病但热不寒、绕脐疼痛的特征不符，不可纯用寒下。"按之心下满痛者，此为实也，当下之，宜大柴胡汤。"大柴胡汤系小柴胡汤去人参、甘草，加枳实、芍药、大黄，重用生姜而成。方中柴胡、黄芩清解少阳邪热，半夏、生姜降逆和胃，大黄泄热通腑，枳实行气除满，芍药缓急止痛。仲景在此选用枳实，不用厚朴，关键在于心下满痛而非脐周疼痛，据唐容川总结，仲景胸满必用枳实，腹满必用厚朴，为用药思路之一，值得重视。

2. 峻药泻下，细分胀积轻重　腹满症见胀满为主，兼有便秘，舌红苔黄，脉沉实有力者，为肠腑积滞，胀甚于积，当治以厚朴三物汤。"痛而闭者，厚朴三物汤主之。"方中厚朴八两，枳实五枚，大黄四两，药味虽与小承气汤相同，但剂量关系上，厚朴、枳实剂量明显偏大，尤其重用厚朴，功专行气，主治胃肠间胀重于积之证。若症见腹满痛，绕脐疼痛，兼见潮热、谵语，舌红苔黄，脉沉实有力，证属胀积并重者，当用大承

第八章 内科病辨治思想 → 161

气汤通腑泄热、行气除满。"腹满不减，减不足言，当须下之，宜大承气汤。"方中大黄、枳实、厚朴三味药物剂量均与厚朴三物汤相同，加芒硝三合，清热软坚泻下，增强了通腑泄热之功，四味合用，攻积除满，并行不悖。

3. 治分寒热，首创温下治法 腹满症见胁下偏痛、便秘、舌淡苔白、脉紧弦，或有发热者，病属寒实积滞，当用大黄附子汤。"胁下偏痛，发热，其脉紧弦，此寒也，以温药下之，宜大黄附子汤。"紧弦脉主寒主痛。发热而脉无浮、滑之象，则非外感或阴盛阳浮，更非阳明腑实，而是阴寒内盛，阳气被遏，营卫失调的表现，发热非必见证候。本证大便不通，胁下偏痛，与《金匮要略·腹满寒疝宿食病脉证治》第1条"不满者必便难，两胠疼痛"不同，此为虚寒，当温补。但本证为寒实积滞，当温下。方中大黄泻下通便，附子、细辛温阳散寒止痛，监制大黄苦寒之性。三药并用，共奏温下寒实之效，为后世温下法的祖方。

4. 温中散寒，辛散缓中并施 腹满属中焦虚寒者，常可致阴寒内盛。寒性收引而致腹痛，失于和降则呕吐；同时中焦阳虚，不能温化，则寒饮内生，攻冲为患；阳气不达四末，则生厥逆。如症见雷鸣切痛、胸胁逆满、呕吐、苔白滑、脉沉迟，方用附子粳米汤。方中附子大辛大热、温中散寒，半夏化饮降逆，粳米、大枣、甘草缓急止痛。若症见腹部冷痛剧烈、不可触近，呕吐剧烈，兼手足逆冷、苔白、脉沉者，证属脾胃阳虚、中焦寒甚，当用大建中汤治疗。"心胸中大寒痛，呕不能饮食，腹中寒，上冲皮起，出见有头足，上下痛而不可触近，大建中汤主之。"方中蜀椒、干姜辛热散寒，人参补中，饴糖缓急止痛。四药合用，大建中气，温阳助运，则阴寒自散。本方证虽腹痛拒按但游走不定，仍符合"腹满时减复如故"的特征，为"至虚有盛候"，不可误判，当急用大建中汤建立中气，温中散寒。至于赤丸证，属寒饮并发厥逆的腹痛。以方测证，当见腹满痛、厥逆、呕吐、舌淡苔滑、脉沉细而迟等证候，为中焦虚寒、水饮内生、寒饮为患，治当散寒止痛、化饮降逆，方用赤丸。方中乌头、细辛辛热散寒，祛除腹中陈寒痼冷；茯苓、半夏化饮降逆，并止呕；朱砂重镇；蜂蜜缓和药性，并缓急止痛。注意用药有度，"以知为度"。

5. 立足辨证，紧扣药证选药 仲景用方中很重要的辨析方法之一为主症辨证。通过辨别主症，选用针对性的药物和方剂，体现了药证相对。如厚朴七物汤证，腹满之余，强调发热和脉浮，为表证要点，则以桂枝汤解肌和营；大柴胡汤证，腹满痛位置强调在"心下"，与《伤寒论》所论"心下急"相呼应，则以枳实而不选厚朴，此用法与水气病篇枳术汤证"心下坚，大如盘"重用枳实之意同，重在行气散结。相较厚朴三物汤证及大承气汤证，均为热结肠腑，但胀甚还是胀积并重，在具体证候上仍可以做详细分析。以腹部满胀为主者，重用厚朴，兼以通腑；若绕脐疼痛，兼烦躁、潮热、谵语，则病势急迫，胀积并重，则行气、通腑不可偏颇，以大黄配伍芒硝，泻下之力陡然增强。凡便秘病性属实，仲景必用大黄。实热燥结或寒实结滞，皆用大黄通腑。若中气虚寒，失于温煦而腹痛，仲景立建中之法，皆用饴糖补益并缓急止痛，可谓无饴糖不建中。虚寒型腹痛，症见四肢厥逆者，属陈寒痼冷，必用乌头、细辛温通阳气。

（四）现代研究

陈立等研究了小承气汤、厚朴三物汤和厚朴大黄汤中有效组分的含量，发现小承气汤中蒽醌类和黄酮类成分含量最多，厚朴三物汤中木脂素类成分最多。厚朴酚与和厚朴酚是厚朴中最主要的两个活性成分，厚朴酚、和厚朴酚能通过清除自由基和抑制 NF-κB 等通路发挥抗炎和抗氧化的作用。

赵佳芬等研究指出，大承气汤及其制剂除了具有调节胃肠激素分泌，促进胃肠运动，泻下、通便的作用外，还有显著的抑制血清内毒素、降低炎性细胞因子、解热、抗感染、抗炎、提高机体免疫力的作用，对脑、肺等重要脏器有明显的保护作用；另外，还能促进胃肠道平滑肌蠕动，调控胃肠运动，有助于各种毒性物质的排出。李颖等研究发现，大承气汤通过调节正常大鼠和里实热证模型大鼠胃肠激素胃动素（MTL）和血管活性肽（VIP）的分泌，从而调节胃肠运动。闫云云等研究发现，大承气汤能够降低不完全性肠梗阻大鼠血清 ET 及 TNF-α 含量，保护不完全性肠梗阻小肠上皮细胞，具有肠屏障保护功能。

余水平等研究大柴胡汤的药理作用，认为大柴胡汤可有效调节改善肝硬化大鼠的多药耐药相关蛋白 ß-2 的表达，并对肝脏纤维化起到一定的延缓作用，从而减轻对肝脏的损伤。安新等研究大柴胡汤大鼠模型胆石形成的机制，发现大柴胡汤能明显提高体内胆汁的含量，既能有效预防胆结石的生成，且有效抑制体内胆结石性病理胆汁的含量，可加速胆结石从体内排出。徐迎涛等研究发现，加味大柴胡汤具有增加胆囊炎动物胆汁量，降低血浆中白细胞含量、胆囊组织中 TNF-α 含量及 TNF-α mRNA 表达的作用，对胆囊炎有一定的治疗作用。

陈继婷等研究发现，附子粳米汤能明显降低其血清中 IL-1β、TNF-β 的含量，并存在量效关系，这可能是治疗脾阳虚腹痛的作用机制之一。何海军等研究发现，大建中汤可能通过降低 Cox-2、NF-κB 的含量从而改善脾阳虚胃癌大鼠的症状。霍黎生等研究表明，大黄附子汤对脾肾阳虚型慢传输型便秘作用确切，且附子剂量大于大黄剂量时效果最佳，其机制可能与大黄附子汤纠正脾肾阳虚证候，改善小肠推进率，增加结肠间质细胞的数量有关。

十三、呕吐

呕吐包括呕与吐。有声有物为呕，有物无声为吐，二者常同时发生，故呕吐并称。呕吐的病机总属运化失职，升降失常。

病性属实邪者，症见呕吐、往来寒热、口苦咽干、胸胁苦满，证属少阳郁热、肝胃不和，治宜疏解少阳、和胃降逆，方用小柴胡汤；干呕伴下利臭秽、腹痛，或发热者，证属肠热内迫、胃气上逆，治宜清肠止利、和胃降逆，方用黄芩加生姜半夏汤；症见呕吐急迫、口臭便秘、舌红苔黄、脉滑实者，证属胃肠实热积滞，治宜泄热通便、和中缓急，方用大黄甘草汤。

病属虚寒，症见干呕、吐涎沫、颠顶痛者，证属胃寒兼夹肝气上逆，治宜温胃降逆止呕，方用吴茱萸汤；症见呕吐、身微热、厥逆、小便利、脉沉细无力者，证属脾胃虚寒、阴盛格阳，治宜回阳救逆，方用四逆汤；症见朝食暮吐、暮食朝吐，证属胃虚气逆、肠燥津亏，治宜补虚润燥降逆，方用大半夏汤。

证属寒热错杂，中焦升降失和，症见呕而肠鸣、心下痞者，治宜辛开苦降、寒温并用，方用半夏泻心汤；水饮停蓄中焦者，症见呕吐而思饮水，治宜利水化饮、建中和胃，方用猪苓散；症见胃反、呕吐、渴欲饮水，证属饮阻气逆、呕渴并见，治宜和胃止呕、化饮利水，方用茯苓泽泻汤；症见干呕、吐逆、吐涎沫，证属中阳不足、寒饮内盛，治宜温中散寒、降逆止呕，方用半夏干姜散；症见胸胃烦闷、似喘不喘、似呕不呕、似哕不哕，证属寒饮搏结胸胃者，治宜辛散寒饮、舒达阳气，方用生姜半夏汤。

仲景还提出"呕家有痈脓，不可止呕""病人欲吐者，不可下之"的治禁，提示了审证求因、治病求本、因势利导的重要性。

（一）病因病机

《金匮要略》所论述的呕吐病因较为复杂，故需辨证求因。其总体病机，总属胃失和降，胃气上逆。《圣济总录·呕吐》曰："呕吐者，胃气上逆而不下也。"呕吐病位在胃，病变涉及脏腑，除胃以外，与肝、脾、肠、胆、肾、膀胱、胸膈等脏腑相关。条分缕析，则有胃有痈脓者，有饮邪致呕者，有脾胃虚寒者，有肝寒犯胃者，有热郁少阳者，有胃肠实热者，有寒热错杂者，有饮阻胸膈者，有湿热内扰者，有误治致呕者。

（二）辨证要点

1. 辨病性 呕吐病性涉及寒热虚实，且与水饮内停关系密切。"实则阳明，虚则太阴。"实证、热证，多责之阳明；虚证、寒证，则多责之太阴。《金匮要略·呕吐哕下利病脉证治》第8条"呕而胸满"属胃阳不足，第9条"干呕，吐涎沫，头痛"属肝寒犯胃，第14条"呕而脉弱，小便复利，身有微热，见厥"属脾肾阳衰，第3、4、5、16条论述胃反病属虚寒，第20条"干呕，吐逆，吐涎沫"属中阳不足、胃寒气逆，以上皆是虚寒证；第15条"呕而发热"属邪郁少阳证，第17条"食已即吐"属胃肠实热，第11条"干呕而利"属热利兼呕，均属于实热证；第10条"呕而肠鸣，心下痞"，属寒热错杂证；第2条明确指出停饮致呕，第12条"诸呕吐，谷不得下"属胃寒停饮，第20条是中阳不足、寒饮停胃，第18条"胃反，吐而渴欲饮水"为脾虚停饮，第21条"胸中似喘不喘，似呕不呕，似哕不哕，彻心中愦愦然无奈"为寒饮搏结胸胃，均为寒饮内停所致呕吐。

2. 辨病位 呕吐涉及病位，除中焦脾胃外，与肝胆、胸膈、肾等均相关联。总体不外胃腑自病和兼及他脏两端。

（1）胃腑自病 《金匮要略·呕吐哕下利病脉证治》第1条指出，胃中有痈脓，呕吐为机体祛邪外出，脓尽自愈。胃阳不足停饮者，则呕而胸满，或见干呕、吐逆、吐涎沫；或呕吐，谷不得下；或吐而渴欲饮水。中焦寒热错杂，则吐利并见而心下痞。

（2）兼及他脏 脾胃虚寒，则可致胃反病，朝食暮吐、暮食朝吐；寒饮搏结胸胃，或逆于膈，则呕吐兼烦闷莫可名状；脾肾阳衰，则吐而脉弱，四肢厥逆。热郁少阳，则呕而发热、胸胁苦满、口苦咽干；病位在肠，胃失和降，胃肠实热，则呕势急迫而便结不通；胃肠湿热，则呕而下利。

（三）治疗特点

1. 和胃止呕，详辨寒热虚实　仲景治疗呕吐病，以寒热虚实为辨证纲领，以和胃降逆止呕为根本治法。实证重在祛邪，施以排脓、清热、和解、蠲饮、理气、通腑，配合和胃降逆，以期邪去正安呕止；虚证则重在扶正，施以益气、温阳、润燥，佐以降逆和胃之药，正气复，胃气和，呕吐止；寒热虚实错杂者，则注重辛开苦降、寒温并用、攻补兼施。

2. 治病求本，注重祛饮为要　仲景重视停饮导致呕吐的辨治。在病因方面，《金匮要略·呕吐哕下利病脉证治》第2条即明确指出，"水停心下""心下有支饮"，均可致呕。病机方面，多从脾胃虚寒，水饮内停着眼。饮邪致呕需注意辨"渴"。先呕后渴者，为饮去阳复，欲解之征；先渴后呕，为水停心下，病属饮家；吐后贪饮，为吐后伤阴；吐而渴欲饮水，为脾虚不化，反复呕吐的胃反证，治以健脾利水、化气散饮，方用茯苓泽泻汤，方中茯苓、桂枝通阳化气利水，泽泻、白术利水，生姜温中化饮，甘草补中益气，共奏健脾利水、化气散饮之功；呕吐而病在膈上，后思水者，治以健脾利水，方用猪苓散。

3. 善用姜夏，细化配伍煎法　仲景治疗呕吐诸方中，大多配伍有生姜、干姜、半夏。如小半夏汤、半夏干姜散、生姜半夏汤、吴茱萸汤、小柴胡汤、黄芩加半夏生姜汤、半夏泻心汤等，均以温中化饮、和胃止呕为主要治则。姜、夏配伍，温中散寒、和胃止呕，为止呕基本药对，经辨证配伍，可治疗胃阳不足、肝寒犯胃、脾肾阳衰、虚寒胃反、阳虚停饮、寒热错杂、热郁少阳等多种呕吐。

在临证时，需重视姜夏剂煎服法。生姜半夏汤，以生姜汁与半夏配伍，生者气清升散，重在舒达阳气、辛开散结。且需"小冷服"，并"分四服"，意在反佐，避免药物格拒，分多次口服使药力持续。半夏干姜散则以浆水煎服，和中止呕，顿服法可集中药力，迅速散寒降逆。

4. 立足辨证，活用止呕诸法

（1）散寒化饮　适用于停饮呕吐证的治疗。症见呕吐不能饮食，属胃中停饮、升降失常致呕，以小半夏汤散寒化饮，被称为"止呕祖方"。症见胸中烦闷，证属寒饮搏结胸膈，气机阻滞，治宜温阳散饮、畅达气机，方用生姜半夏汤。反复呕吐的胃反证，呕而渴欲饮水，以茯苓泽泻汤健脾利水、化气散饮。半夏干姜散治疗中阳不足，胃寒停饮所致干呕、吐逆、吐涎沫，亦以温中散寒、降逆止呕为关键治则。

（2）辛开苦降　症见呕吐、肠鸣、下利、心下痞满不痛，为寒热错杂、气机痞结所致。治用半夏泻心汤辛开苦降、寒温并用。方中半夏、干姜辛温散邪，黄芩、黄连苦降清热，兼以人参、甘草、大枣益气和中。诸药合用，攻补兼施，共奏散结除痞、和胃降逆之功。

（3）暖肝温胃 症见干呕、吐涎沫、头痛，证属胃虚停饮，肝气上逆者，当治以暖肝温胃、温中化饮，方用吴茱萸汤。方中吴茱萸、生姜温胃散寒，降逆止呕；人参、大枣补中益气。

（4）回阳救逆 脾肾阳衰，阴寒内盛之证，呕吐仅为阴盛格阳、阳气欲脱的危重证的一个证候，当以四逆辈回阳救逆，但见四肢厥冷者，仲景明言"难治"。

（5）补虚润燥 脾胃亏虚，胃中无火，不能腐熟，则可见朝食暮吐、暮食朝吐、面色无华、舌淡脉虚的胃反证。胃肠不能顺降，则可见便如羊屎。当治以补虚润燥、和胃降逆，方用大半夏汤。方中重用半夏开结降逆，人参、白蜜补虚润燥。

（6）和解少阳 热郁少阳证，症见呕吐、往来寒热、胸胁苦满、口苦咽干者，从少阳论治，必选小柴胡汤以和解少阳、清胆和胃。

（7）清热泻火 《金匮要略·呕吐哕下利病脉证治》第 17 条大黄甘草汤证非常灵活地反映了仲景的辨证思想。仲景有"病人欲吐者，不可下之"的治禁，因与病势相悖。但大黄甘草汤证，症见呕吐、口气臭秽、便秘、舌红苔黄、脉实有力，显系胃肠实热，不能顺降所致；本着治病求本的原则，仍用大黄通腑泄热，甘草缓急和中，攻下而不伤胃气。

另外，若胃肠湿热呕利者，以黄芩汤清热燥湿止利，加半夏、生姜和胃降逆止呕，紧扣病机，丝丝入扣。

（四）现代研究

刘洪珍等基于热敏通道 TRPV1 探讨了吴茱萸汤对醋酸内脏痛模型小鼠的止痛作用，发现吴茱萸碱既是 TRPV1 的激动剂，又是抑制剂。吴茱萸所发挥的抑制作用能够大大提升通道的活化阈值，发挥通道保护作用，降低对疼痛的敏感度。

郁保生等通过动物实验发现，小柴胡汤能够明显升高胃动素和胃泌素，与多潘立酮组无差别。

麻春杰等研究发现，半夏泻心汤对大鼠胃运动具有双向调节作用，在胃运动受抑制时具有促进胃动力作用，其作用强于多潘立酮；而在胃运动增强时具有抑制胃运动的作用，而多潘立酮则无此作用。从药理学分析，柴胡、枳实、苏梗具有显著调节胃肠运动、促进平滑肌收缩、加速胃和食管排空的作用，其中柴胡和枳实合用，能增加幽门括约肌紧张度，防止十二指肠液反流入胃，进一步减少胃酸在食管内的滞留时间和反流次数。从整体组方看，半夏泻心汤具有修复胃黏膜、有效对抗幽门螺杆菌、双向调节胃肠功能、均衡胃动力和调节免疫的药理作用。

谭万初等通过对胃起搏区电生理活动的观察，来探讨大半夏汤抗化疗药所致恶心呕吐的作用机制，发现大半夏汤高、中、低剂量组均能减慢慢波频率，降低异常节律指数，且与剂量呈正相关。大半夏汤的止呕机制应与其纠正胃肌电慢波频率及节律有关，推测其机制可能与大半夏汤对 Cajal 间质细胞的调控有关。

十四、下利

下利包括泄泻和痢疾。其关键病机为大肠传导失职，有寒、热、虚、实之分。泄泻有虚寒、实热、气利之分，痢疾有热利、虚寒之别。症见下利臭秽、脘腹胀满、按之坚硬、脉无虚象者，治宜攻下里实，可用大、小承气汤；下利气者，证属脾虚不运、湿滞气阻，当利其小便；下利滑脱不禁，证属气虚不固者，治宜涩肠止泻固脱，方用诃黎勒散；属于热利下重，主症为里急后重、下痢脓血，治宜清热燥湿、凉血止痢，方用白头翁汤；下利后心烦，属无形邪热扰膈者，当治以透邪泄热、解郁除烦，方用栀子豉汤；证属虚寒下利，症见久利脓血、肢倦乏力、舌淡脉虚者，治宜温中涩肠固脱，方用桃花汤。

（一）病因病机

《金匮要略·呕吐哕下利病脉证治》所论下利为仲景对"泄泻""痢疾"的合称。下利一年四季皆可发病，尤以夏秋季节为多，发病率较高。泄泻发病的原因为感受外邪，或饮食不洁，或多种伤损因素导致脾胃虚弱，脾胃升清降浊功能失常所致。痢疾主要病因为感受湿热疫毒之邪，蕴结肠腑，化生脓血浊毒。总之，下利之病因，在外为感受邪气，在内与脏气虚寒、寒湿或湿热内阻、清浊不分、肠道积滞、中气下陷有关。

（二）辨证要点

1. 辨病性 下利可概括为虚寒和湿热两种类型。虚寒型下利，《金匮要略·呕吐哕下利病脉证治》第36条所载，症见下利、腹胀满、身体疼痛，为脾肾阳虚，虚寒下利，兼有表证；第45条，症见"下利清谷，里寒外热，汗出而厥"，证属阴盛格阳；第47条，若为"气利"，即下利、滑脱不禁、大便随矢气而出，为中气下陷，气虚不固之证；第42条"下利便脓血者"，是久利不止，脏气虚寒，气虚不固，滑脱不禁之证。病属实热的下利，如第37～41条所载，若症见下利、脉平、按之心下坚满者，下利、脉迟而滑者，下利复发者，下利谵语者，均为肠道实热积滞；若主症为下利，里急后重，则为湿热蕴结，传导失常，气血失和。

2. 辨病位

首先辨表里。表证可见下利，如葛根汤证。《金匮要略》所论下利，亦有兼表证者。如下利、腹胀满、身体疼痛、四肢逆冷、脉沉细无力，证属脾肾阳虚，阴寒内盛，兼有表证。里证为急为重，当先里后表，回阳救逆，再治表证。下利辨表里，需全面辨证，考查机体阳气情况，再定治疗策略。

下利与脾、肾、肠腑相关，并关乎气血，涉及胸膈。下利清谷，手足厥逆，为脾、肾阳气不足；气利滑脱不禁，提示脾胃虚寒；下利，心下坚，脉实有力，舌红苔黄者，病在肠腑结滞；下利兼下重，为肠腑湿热蕴结，气血失和；下利后心烦，按之心下濡，提示热扰胸膈。

3. 辨病势 仲景指出，根据下利的严重程度可以判断五脏之气是否接续。《金匮要略·呕吐哕下利病脉证治》第 24 条云："五脏气绝于内者，利不禁。"下利为脾肾阳衰的特征性证候，严重者手足不仁，或厥逆，皆是危证。第 25 条云："下利脉沉弦者，下重；脉大者，为未止；脉微弱数者，为欲自止，虽发热，不死。"病邪入里，阻滞气机，肝气不畅，故腹痛、里急后重、脉沉弦；下利脉大，则邪盛病进，为"未止"；下利后脉微弱数者，为脉证相应，故将愈。在此发热非阴盛格阳，毕竟脉非浮大无根。在这个层面，第 26 条论述得十分详尽："下利，手足厥冷，无脉者，灸之不温，若脉不还，反微喘者，死。"脾肾阳气大衰，灸法治疗力量有所不及，故手足"灸之不温"，若持续脉沉欲绝，反而气息急迫微弱，为阴竭于下，阳脱于上，阴阳离决之势已现，故预后不佳。

（三）治疗特点

仲景治疗下利，充分辨别其寒热虚实和脏腑关系，善用温、下、清、消、补、涩等法，针对不同病机，确立治则治法，遣方用药，治病必求于本。阳虚下利者温阳散寒、回阳救逆，肠道湿热者清利湿热，肠腑积滞者祛邪务尽、通因通用，滑脱不禁者温涩止泻，表里同病者急者为先，充分反映了仲景有是证用是方的经方辨证思维。

1. 通利小便，急开支河 脾运不健，湿阻气滞，清浊不分，则下气利。仲景指出"下利气者，当利其小便"，通过渗利小便，助三焦气化，升清降浊，湿从小便而去，使脾升胃降，泻利自止。后世所谓利小便以实大便，"急开支河"之法，适用于气利病性属实者。

2. 表里同病，急者为先 《伤寒杂病论》所确立的表里之法，包括先表后里、表里兼顾的常法，也包括了表里同病、急者为先的变法。《金匮要略·呕吐哕下利病脉证治》第 33 条强调"下利清谷，不可攻其表，汗出必胀满"。脾肾阳虚，下利不止，即使兼有表证未解，考虑下利无度有阴竭阳脱之虞，必先以四逆汤温中散寒、回阳救逆，俟清便自调，里气调和，再图桂枝汤发汗解表以解外邪不迟。事实上汗法之所以能见效，也必须正气充沛，有源作汗，方能营卫调和。

3. 治病求本，通因通用 肠腑积滞常见便秘腹胀，但实热积滞亦可导致泻下，其特点为泻下臭秽异常，兼腹胀满拒按，舌红苔黄腻，脉滑实有力。积滞不去，泻利不止，故需"急下之，宜大承气汤"。其治疗思路为因势利导，通因通用。浊邪得下，清浊自分。

（四）现代研究

张瑞芳等研究发现，白头翁复方灌肠对三硝基苯磺酸（TNBS）复制的大鼠溃疡性结肠炎（UC）模型有治疗作用，可能通过降低促炎因子 IL-6 的表达、升高抑炎因子 IL-10 的表达和上调黏蛋白 MUC-2 表达量，进而增强肠道黏膜免疫屏障和抗炎能力，对溃疡性结肠炎起到治疗作用。王彤等研究了白头翁汤对溃疡性结肠炎模型小鼠结肠黏膜及血清 TNF-α、IL-6 影响，发现血清 TNF-α 与 IL-6 的变化与 UC 病情变化程度呈正相关，与治疗效果呈负相关。溃疡性结肠炎模型小鼠存在某些免疫功能紊乱，白头翁汤可减轻 UC 模型小鼠结肠黏膜的损伤及相关免疫功能的紊乱，白头翁汤对 UC 病情的治疗可能是通过调节机体免疫紊乱达到的。

吴中平研究了含有硅酸盐类矿物中药的经方的肠道吸附作用，重点分析和总结了 4 首含有硅酸盐类矿物中药的经方特点，通过体外实验研究猪苓汤中的滑石、桃花汤中的赤石脂和黄土汤中的灶心土对肝脏（血氨）、肾脏功能衰竭中常见有毒物质（肌酐、尿素氮和血钾）的吸附作用。结果发现体外实验中猪苓汤中的滑石和桃花汤中的赤石脂对肌酐、高血钾有较强的吸附作用，黄土汤中的灶心土对血氨有很强的吸附作用。它们的吸附效果在一定范围内呈现量效递增关系。由此认为此类经方可能有肠道吸附作用，应该是临床治疗肝脏、肾脏疾病行之有效的方法，并且此类药物不被吸收，不进入血液循环，基本没有副作用。

十五、黄疸

黄疸病又称黄病，是以肤色发黄为特征的一类病证。狭义黄疸指身黄、目黄、小便黄为特征的黄疸。黄疸的关键病机为湿热蒸迫，血分瘀滞，即"脾色必黄，瘀热以行"，以及肾虚有热。黄疸的发生，与湿邪关系密切，"诸病黄家，从湿得之"。仲景所论，重点为湿热发黄。根据主症和诱发因素，黄疸分为谷疸、酒疸、女劳疸；迁延不愈，则均可转为黑疸。黄疸症见寒热不食、头眩、心胸不安、腹满、便秘或不爽、小便不利者，证属湿热并重，治宜利湿退黄、通腑泄热，方用茵陈蒿汤；症见心中懊恼或热痛，治宜清热除烦，方用栀子大黄汤；主症腹满里实、自汗出，治宜清热消瘀通腑，方用大黄硝石汤；症见黄色不鲜明、小便不利者，证属湿重于热，治宜利湿退黄，方用茵陈五苓散；主症身黄、额上黑、日晡所发热、恶寒，证属肾虚瘀热夹湿，治宜化湿消瘀，方用硝石矾石散；兼腹痛而呕者，和解少阳，方用柴胡汤；兼哕逆者，胃气上逆，治宜和胃降逆，用小半夏汤；黄疸脉浮，当发汗解肌，方用桂枝加黄芪汤；萎黄、大便干结者，治宜润肠通便，方用猪膏发煎；萎黄、小便自利者，证属脾胃虚寒，治宜建中补脾，方用小建中汤。

（一）病因病机

《金匮要略·黄疸病脉证并治》所论黄疸的致病因素，一由外感湿热，故有阳明发黄、太阴发黄之称；二由饮食不节，故有谷疸、酒疸之别；三由房劳内伤，故有女劳疸之名。其病机，多由胃热脾湿，湿热蕴蒸，侵入血分而发黄。

（二）辨证要点

1. 辨病性　黄疸辨证，重在辨别寒热。湿热发黄为主要病机。湿热内蕴，蒸迫于血分则发为黄疸，症见黄色鲜明、心胸不安、心中懊恼、腹满、便秘或不爽、小便短少。寒湿发黄，症见黄色晦暗、纳差腹胀、小便不利、脉迟无力。黄疸病性辨别的另一个重点则是虚实辨证。湿热黄疸病性属实，寒湿发黄则虚实夹杂，虚劳发黄则病性属虚。

2. 辨病位　黄疸的病位中心在脾。仲景明言"脾色必黄"。谷疸、酒疸的发生与中焦关系密切，女劳疸的病机演变也关乎脾胃。治疗黄疸，关键在于祛湿，中焦气化至关重要。

黄疸发生的关键在于热陷血分。从"瘀热以行"，唐容川云："一个瘀字，便见黄疸皆发于血分。"黑疸"大便正黑，皮肤爪之不仁"，提示瘀血内阻，燥结失濡，亦在血分有瘀，有血结之势，病情复杂笃重；若"腹如水状"，类似鼓胀后期，气、水、血互结，预后不良。黄疸热盛里实、女劳疸夹湿夹瘀，均用硝石，着眼在入血分而消坚逐瘀。

3. 辨预后

（1）十八日为期　强调黄疸病要及早治疗，一般治疗十日左右好转则预后较好，进一步加重者治疗困难，"反剧者为难治"。

（2）口渴与否　黄疸兼渴证，提示湿热化燥，燥热内盛则可扰神、生风动血，病情难治。

（3）脉象　黄疸病脉浮而缓多见。若脉浮弱，则提示精亏阳浮，正不胜邪。

（4）黑疸　为诸黄转归，出现黑疸，病情复杂，治之棘手。

（三）治疗特点

仲景治疗黄疸，无论谷疸、酒疸、女劳疸，均从寒、热、虚、实、气、血出发，善用多种治法，如清、下、吐、汗、和、温、消、补等，可谓八法齐备。重视清热利湿法、前后分消法、消瘀利湿法等的使用。

1. 立足辨证，八法齐备

（1）汗法　症见发黄、发热、恶寒、无汗、身重，治宜发汗解表、利湿退黄，方用麻黄连轺赤小豆汤（《伤寒论》262 条）；若发黄，兼见发热、恶风、自汗、脉浮者，宜用桂枝加黄芪汤解肌和营，益气祛湿。

（2）吐法　酒疸脉浮、心中热、欲呕者，先用吐法，方用瓜蒂散。通过涌吐祛除胸膈间蕴结的湿热邪气，通畅气机，有助于黄疸治疗。

（3）清法　湿热并重，蕴结中焦，弥漫三焦，治当清热利湿退黄，方用茵陈蒿汤，为清法代表方；湿热内蕴，热势渐盛，热重于湿者，热邪扰于胸膈，心中懊恼，或热痛，治宜清心除烦，方用栀子大黄汤。

（4）下法　黄疸腹满、小便短赤、自汗出，为里热盛实，当攻下热结，方用大黄硝石汤。

（5）消法　女劳疸兼瘀血湿浊内阻，治宜活血消瘀、清热利湿，方选硝石矾石散。硝石在《药性论》中"破血、破积，散坚结，治腹胀"；矾石可化湿利水。

（6）和法　症见黄疸、腹痛、呕吐，证属少阳胆胃失和，治宜和解少阳，方选小柴胡汤。

（7）温法　寒湿发黄，或过用苦寒，败伤中焦阳气，均需温里散寒、化气利湿。《伤寒论》259 条指出"于寒湿中求之"。

（8）补法　虚劳萎黄，用小建中汤建立中气，化生气血。

2. 清利有度，有理有节　"黄家所得，从湿得之。"湿蕴中焦与黄疸的发生关系密切，所以"诸病黄家，但利其小便"。湿祛则热无所附，黄疸易退。茵陈蒿汤方后指出，服药后小便当利，尿如皂角汁状，"黄从小便去也"。然仲景用清利法总立足辨证，湿热内蕴者用之，茵陈蒿汤、茵陈五苓散、栀子柏皮汤体现利小便法；但在酒疸，据脉证，需因势利导；在黄疸热盛里实时，并不清利。以上提示非所有黄疸均用利小便法，需紧扣病机而施治，法度严谨。

3. 治气治血，并行不悖 黄疸的关键病机在湿与瘀，可谓气血同病。治疗需注意治气和治血，即多种治法时气机通畅者为治气，祛瘀即为治血，不可偏废。仲景在茵陈蒿汤、栀子大黄汤、大黄硝石汤中均用大黄，大黄通腑泄热、活血化瘀，为湿热黄疸不可或缺之药。女劳疸兼夹湿瘀，方用硝石矾石散，硝石祛瘀，矾石利湿，体现气血两治。

4. 顾护脾胃，谨慎攻下 酒疸"心中懊恼而热，不能食，时欲吐"，若早用下法，则如《金匮要略·黄疸病脉证并治》第7条所言，"酒疸下之，久久为黑疸"。不可片面地认为黄疸病机仅为湿热蕴结血分，而滥用寒下。第20条强调了辨证的重要性："黄疸病，小便色不变，欲自利，腹满而喘，不可除热，除热必哕。"均属误用攻下，阳气伤损，病情迁延，变生坏证。

5. 方证相对，用药精当 仲景立足辨证，强调方证相对。黄疸湿热并重，弥漫三焦，蕴结脾胃，邪无去路，则以茵陈利湿退黄，栀子清利三焦，大黄通腑泄热、活血祛瘀，前后分消，祛邪为当务之急；酒疸热扰胸膈，热重于湿，"心中懊恼或热痛"，则以栀子豉汤清心除烦，大黄、枳实除积泄热，丝丝入扣。黄疸腹满，自汗出，阳明腑实之势已成，仲景弃用茵陈蒿汤，以大黄硝石汤清泄里热、攻下瘀热。上述三方中栀子大黄汤证位置偏上，大黄用一两；茵陈蒿汤证邪阻中焦，大黄用量为二两；大黄硝石汤证阳明腑实，大黄用量与承气汤类相当，用量为四两。从剂量变化显示化燥成实的病机演变，病情进一步加重，则有神昏谵语、生风动血之虞，重手截断，假肠道以快速祛邪，也是治未病之举。

（四）现代研究

隋京利等研究茵陈蒿汤对于急性肝内胆汁淤积（AIC）的干预作用，通过检测不同时相茵陈蒿汤对α的萘异硫氰酸酯（ANIT）制备的 AIC 大鼠血清丙氨酸氨基转移酶、天冬氨酸氨基转移酶、总胆红素、直接胆红素、γ鼠谷氨酰转移酶、碱性磷酸酶、总胆汁酸的影响并观察组织形态，发现上述血清指标均改善，肝细胞、胆管细胞肿胀坏死、炎细胞浸润等明显减轻。蔡小蓉等用代谢组学的方法研究了茵陈五苓散对 ANIT 诱导的大鼠黄疸性肝损伤的作用机制，发现茵陈五苓散对 ANIT 所致的黄疸型肝损伤有一定的干预作用，其机制可能与调节氧化应激、三羧酸循环和氨基酸代谢途径有关。赵嘉晶等研究发现，脂代谢紊乱大鼠血脂指标、炎性因子及相关指标均可见异常升高表达，这种异常升高表达同时提示高脂血症、非酒精性脂肪肝及糖尿病等相关疾病的发生风险有所上升，而应用茵陈蒿汤5周后，大鼠血脂指标包括血清中的 TAG、LDL-C、高密度脂蛋白胆固醇（HDL-C）、CH，炎性因子包括 TNF-α、IL-6，相关指标包括补体3、补体5、酚化刺激蛋白、游离脂肪酸见明显下降，说明茵陈蒿汤具有明确调节血脂及降低相关疾病发生风险的作用。

张晓书等对栀子大黄汤治疗酒精性肝损伤进行了体内外实验。栀子大黄汤高、中剂量组均能不同程度地降低由酒精诱导的血清 ALT、AST 和 TG 水平的升高，高、中、低剂量组与药效间存在一定的量效关系；随剂量增加，栀子大黄汤提高肝脏抗氧化能力，减轻自由基和脂质过氧化物对肝细胞的损伤作用增强。病理组织学显微结构表明，栀子大黄汤高、中剂量组明显改善了模型组肝细胞空泡变性，肝组织坏死面积及炎性细胞浸润的情况。

王付等研究加味硝石矾石散（硝石、矾石、蟅虫、滑石、西洋参）对免疫性肝损伤的影响，实验发现加味硝石矾石散能明显降低模型小鼠血清 ALT、AST 活性，并在其作用效果上存在一定的量效关系；并能抑制细胞因子（IL-6、TNF-α）的水平升高，且其效果与药量呈正相关关系。

十六、水气病

水气病以身体浮肿为主症。其关键病机为气化失司，水液停聚，泛溢肌肤。水气病分为风水、皮水、正水、石水四类。仲景还列出黄汗作为鉴别。风水证治，主症见水肿、恶风、汗出、无大热者，治宜散邪清热、发越水气，方用越婢汤；主症脉浮、身重、汗出、恶风者，治宜益气固表、利水除湿，方用防己黄芪汤；风水脉浮，治宜宣肺利水、畅达气机、通调水道，方用杏子汤；皮水，主症一身浮肿、脉沉、小便不利，治宜发汗散水，兼清郁热，方用越婢加术汤；无热者，治宜发散水气，方用甘草麻黄汤；皮水四肢肿，四肢聂聂动，治宜通阳化气、分消水湿，方用防己茯苓汤；皮水，手足逆冷、舌红苔腻者，治宜清利湿热、通利小便，方用蒲灰散；水气病气分证，症见水肿、心下坚、手足逆冷、腹满肠鸣、骨节疼痛、恶寒身冷，治宜通阳化气、散寒化饮，方用桂枝去芍药加麻黄细辛附子汤；主症心下坚满如盘，治宜健脾化饮、行气散结，方用枳术汤。

（一）病因病机

《金匮要略·水气病脉证并治》所论水气病，其发生机制，在外与外邪侵袭，肺失宣肃关系密切；在内则因阳气虚衰，肺、脾、肾三脏失调有关，二者之间相互影响。在水气病的发生发展过程中，气、血、水紧密关联。

（二）辨证要点

1. 辨病性　辨寒热虚实十分关键。风水、皮水病性多实多热，正水、石水病性多虚多寒。病性属实者多用汗法，病性属虚者多用温化。风水若见汗出、恶风、身重，则属卫阳不足，水湿泛溢。根据是否夹热，确定是否采取清除饮热的治法。

2. 辨病位

（1）辨上下表里　风水、皮水在表，属阳；正水、石水在里属阴。根据兼证，风水恶风兼表证，为表中之表；而皮水不恶风无表证，为表中之里。正水兼喘，为里中之表；石水不喘，为里中之里。此处表里上下具体内涵虽不等同于八纲，但仍可纳入八纲框架。

（2）五脏水　病及五脏而发水肿，病情较严重。从五脏角度辨证水气病，具有临床价值，对后世影响深远。

（3）气分、血分、水分　气分是水气病表里阳气俱虚的特殊类型，水气病血分、水分证则与月经病理有关。仲景亦指出，"大气一转，其气乃散""血不利则为水"。改变认识角度，从气、水、血三个方面认识水气病，更能执简驭繁。

（三）治疗特点

概括仲景治疗水气病思路，以寒热、虚实、上下为辨证纲领，仲景提出"诸有水者，腰以下肿，当利小便；腰以上肿，当发汗乃愈"和"病水腹大，小便不利，其脉沉绝者，有水，可下之"的治疗纲领，与《素问·汤液醪醴论》"开鬼门""洁净府""去宛陈莝"的学术思想呼应。汗法、利小便法、下法本着就近祛邪的原则，因势利导，治疗阳证、实证。阴证、虚证则需辨证施治。

1. 病分虚实，因势利导　因风致水，来势急迫，症见脉浮、恶风、发热、汗出者，证属水饮泛溢、表邪未解、里热郁滞，以越婢汤散邪清热，发越水气。方中重用麻黄、石膏，清除饮热，发越水气；生姜振奋中焦；甘草、大枣和中，以助药力。若肿甚，则可加白术。皮水虽无表证，但遵循"其在皮者，汗而发之"经旨，症见一身悉肿、小便不利、脉沉有力者，用越婢加术汤；风水脉浮无热象，可用杏子汤辛温发散；风水表虚，症见脉浮、身重、汗出、恶风，提示湿邪弥漫，属卫气不足者，当治以益气固表、利水除湿，方用防己黄芪汤。若身重、四肢细颤，为水寒内动、卫气不足，治当通阳化气，方用防己茯苓汤。方中黄芪益气固表，桂枝通阳，与炙甘草温通上焦，与茯苓通阳化气、利水消肿。张家礼教授指出："麻黄主治的病证多为实肿……防己主治的病证多为虚证。"

2. 立足辨证，重视通阳　从病邪属性，水气病仍在痰饮致病范畴。如溢饮、支饮即和水气病关系密切。气不布津、气不化水是水气病的核心病机。在表者卫阳被郁或卫阳虚衰；在里肺脾肾失调，气化失常。病性属实，则以汗法，温通卫阳；病性属虚，则以利小便法通阳化气，即叶天士所云："通阳不在温，而在利小便。"以防己茯苓汤为例，也可以理解为苓桂剂，为通阳化气、温化饮邪的关键组合。黄芪补气实卫，助卫气通达，气行则肌表水湿随营卫流行，化微汗而解。如吉益东洞云黄芪"去皮肤水气，未尝言补虚实表也"。又如桂枝去芍药加麻黄细辛附子汤，仲景以大队辛温之剂振奋机体里外阳气，使气行而水饮得以温化。

3. 治分层次，气血关联　仲景论水气病治法，提及以腰为界限，选用不同治法。实际上反映的病机和治法关键在于分清水气病的层次。对后世从阳水、阴水进行分类影响深远。另外，从气、水、血的关系而言，生理上密切联系，病理上相互影响。在水气病，若系气滞血瘀而导致，则病情笃重。在治疗中，仲景提出"厥而皮水者，蒲灰散主之"。则活血利水的治法值得思考。

4. 条分缕析，用药精当 实证用麻黄。水气病的发生，与肺、脾、肾三脏失调关系密切，但外邪因素仍不可忽视。麻黄被黄竹斋赞誉为"能上宣肺气，下伐肾邪，外发皮毛之汗，内祛五脏之湿，故仲景于水气病用之为主药"。如越婢汤、越婢加术汤里麻黄用六两，甘草麻黄汤用量为四两，麻黄附子甘草汤则用二两。病位较浅，需宣散水湿者，用量在四两以上；麻黄附子细辛汤其治疗目的关键在温阳散寒，麻黄不作主药。

虚证用黄芪。由防己黄芪汤证和防己茯苓汤证可知，水气病的特点表现为水饮邪气弥漫，则需一手化气利水，一手益气固表。

（四）现代研究

陈洪宇研究了单核细胞趋化蛋白 -1（MCP-1）在阿霉素肾病（AIN）大鼠的作用机制及防己黄芪汤加减对其表达的影响，同时观察有无甘草对相关作用的影响。发现抑制 MCP-1 在肾小球内的过度表达，可以减少单核细胞和中性粒细胞与血管内皮细胞的黏附，抑制单核细胞趋化和激活单核细胞释放各种细胞因子，减少系膜增生及细胞外基质沉积，从而减少肾脏损害、降低蛋白尿。防己黄芪汤加减可通过减少肾病大鼠蛋白尿、减轻病理损害及抑制炎症因子 MCP-1 的过度表达，从而发挥临床肾保护作用。崔昊震研究防己黄芪汤对离体家兔心房肌收缩力及心房钠尿肽分泌调节的影响，发现防己黄芪汤显著增加家兔心房每搏输出量和心房搏动压，并呈剂量依赖性，同时可显著抑制心房钠尿肽的分泌；β- 受体阻断剂普萘洛尔或 L- 型钙离子通道阻断剂硝苯地平可部分或完全阻断防己黄芪汤对心房收缩力的增强作用，但均不能改变对心房钠尿肽分泌的抑制效应；认为防己黄芪汤主要通过影响 β- 受体及 L- 型钙离子通道信号传导途径来增强心房收缩力，并对心房钠尿肽的分泌具有抑制作用。

钟连江进行了桂枝去芍药加麻黄附子细辛汤加减联合西药治疗脾肾阳虚型肝硬化腹水 34 例临床观察，发现在西医常规治疗的基础上，合用中药内服外用治疗肝硬化腹水疗效确切，优于单纯西药治疗。郑学宝观察枳术汤对脾虚便秘小鼠胃动素和降钙素基因相关肽含量的影响，探讨枳术汤对上述指标的靶向调控机制，发现枳术汤能使异常改变的胃动素和降钙素基因相关肽的含量恢复至正常水平，表明本方可能是通过对胃肠激素水平的影响而达到有效治疗脾虚滞结便秘的目的。

麻晓慧等研究枳术丸与枳术汤对胃肠运动影响的实验研究，发现枳实白术配伍确有促进小肠推进的作用，作用强度枳术汤大于枳术丸，并呈量效关系；对胃排空的影响不明显。王博龙进行了基于网络药理学的枳术汤活性成分 - 靶点 - 通路研究，发现枳术汤活性成分作用于乙酰胆碱、多巴胺、5- 羟色胺、肾上腺素等神经递质的受体及代谢酶，参与神经递质调节、心肌信号转导、内分泌等信号通路和生物过程，主治胃肠动力障碍性疾病，对心血管、神经系统疾病也具有一定的药理作用。

十七、百合病

百合病是以心血肺阴两虚、阴虚肺热等原因引起的，以"意欲食复不能食，常默默，欲卧不能卧，欲行不能行，欲饮食或有美时，或有不用闻食臭时，如寒无寒，如热无热"为主症的疾病。

百合病的证治,一为正治法:不经吐、下、发汗,病形如初者,主症为"意欲食复不能食,常默默,欲卧不能卧,欲行不能行,欲饮食或有美时,或有不用闻食臭时,如寒无寒,如热无热,口苦,小便赤""脉微数"等症;治宜润养心肺、凉血清热,方用百合地黄汤。二为变治法:百合病,一月不解,变成渴者,主症为除了百合病症状外,出现口渴甚,治宜养阴清热,方用百合洗方;百合病渴不瘥者,治宜清热生津止渴,方用栝蒌牡蛎散;百合病变发热,治宜滋养肺阴、清热利尿,方用百合滑石散。三为误治法:百合病误汗后,治宜养阴清热、益气安神,方用百合地黄汤;百合病误下者,治宜滋阴清热、和胃降逆,方用滑石代赭汤;百合病误吐者,治宜滋养肺胃之阴,方用百合鸡子黄汤。

(一) 病因病机

《金匮要略·百合狐惑阴阳毒病脉证治》所论百合病是因热病之后,余热未尽,或因平素思虑伤心,情志不遂,郁结化火伤阴而致心肺阴虚内热。心主血脉而藏神,肺主气、朝百脉而藏魄,心肺阴虚内热,干扰百脉,气血失和,百脉受累而发病。

(二) 辨证要点

1. 辨病位 百合病的病位主要在心肺。病位在心肺者,以虚证居多,病因不同,则见症也基本相同,都导致心血肺阴虚,阴血内热,则百脉俱受其累,以致百脉不和,症状百出。

2. 辨病性 辨虚实来讲,百合病以虚证居多,症见口苦、小便赤、脉微数。

(三) 治疗特点

张仲景治疗百合病不离心肺,治以清心润肺、养阴清热、安神。《金匮要略·百合狐惑阴阳毒病脉证治》用散寒温阳法、清热养阴法等多种治法来治疗阴虚内热,若患者经过治疗或未经过治疗,余邪未尽,可有正治法、变治法、救治法。仲景治疗百合病当分清寒热虚实,调和阴阳,不要乱投药石,治当平调阴阳,不可妄用汗、下,以免损伤正气。

1. 重视纲领 《金匮要略·百合狐惑阴阳毒病脉证治》第9条曰:"百合病见于阴者,以阳法救之;见于阳者,以阴法救之。"因百合病之病机主要为心肺阴虚内热,治疗之法当补阴,百合地黄汤等方中均为养阴清热之品,就是以此治疗大法为指导原则组成方药,而阴虚之甚时或阴虚日久则亦损伤阳气,兼见畏寒、神疲、懒动等症,此时治疗上当酌量配伍养阳之品,一是为补虚损之阳,二是为阳中求阴。

2. 巧妙组方,以轻去实,轻举缓图 纵观仲景治疗百合病,使用了百合地黄汤、百合知母汤、滑石代赭汤、百合鸡子汤、百合洗方、栝楼牡蛎散、百合滑石散7张方,仅使用了百合、地黄、知母、鸡子黄、栝楼根、牡蛎、代赭石、滑石8味药物。7张方剂中有6张方剂均使用了百合,除滑石代赭汤由3味药物组成,百合洗方仅由1味药物组成，其余5张方均由2味药物组成，其中有4张方还以泉水煎药。栝楼牡蛎散方中虽没有百合，但需配合内服百合地黄汤、外用百合洗方，故言其方中实含百合亦不为过。《神农本草经》载百合"味甘，平。主治邪气腹胀，心痛，利大、小便，补中益气"。可见百合既补虚滋养，又可清利去邪，切合百合病心肺阴虚内热之病机，故为仲景百合病诸方所用。傅坤生等认为"此病（百合病）虚多邪少，身形如和，一般预后较好，不必过虑。但用药不能太杂，可用可不用的均不用，这也体现了经方的特点。如果所用药物过于庞杂，难以直达病所，既浪费了药材，又影响疗效"。

百合病的治疗难点主要是"诸药不能治，得药则剧吐利"，而仲景选百合、地黄之类皆味甘性平之品，汤药之味必刺激性小而易于被患者接受，且去滓再煎，浓缩药量，轻举缓图，故不必顾虑"得药则剧吐利"之弊。仲景治疗百合病之方剂，用药无不精简细致，以泉水煎药，以轻去实，同时结合百合病"诸药不能治，得药则剧吐利"的疾病特征，可知仲景又暗示后辈用药有轻举缓图之法。

3. 慎防误诊、误治 《金匮要略·百合狐蝨阴阳毒病脉证治》指出了百合病之证候表现——"诸药不能治，得药则剧吐利，如有神灵者"，并详述百合病症状的表现多端、变幻无常，药物治疗效果不一定有效；若将百合病"如寒无寒、如热无热"的症状误作为表实证而妄用辛温发汗法治之，则会使得阴液更伤而致燥热更加重；若将其"意欲食复不能食"看作邪热入里的里实证而治疗上误用攻下之法，则不但更助热伤津，且苦寒之品更是伤及胃气；若将患者出现的"欲饮食或有美时，或有不用闻食臭时"属百合病的证候误认为是有痰涎壅滞而妄用吐法，不仅损伤脾胃之阴而致使燥热愈重，更扰乱了肺胃的和降之气。

4. 内外合治 《金匮要略·百合狐蝨阴阳毒病脉证治》第6条详细论述了百合病日久不愈时的情形，其除百合病原有的症状之外，又出现了明显口渴的症状，这说明阴虚内热的情形已日甚，且已致使肺津液不布，胃的津液也已伤，治疗单服百合地黄汤药力不足。仲景此时从重视整体辨证的原则角度出发，加上考虑到脏腑经络和组织器官之间的相互关系，在内服的基础上，加外洗百合洗方。本篇运用百合渍水以洗身来治疗百合病，不仅开创了药浴疗法之先驱，也为后世药浴疗法的发展拓展了新的思路。

5. 知常达变 《金匮要略》中百合病的相关条文还阐述了失治而致使病证日久不愈的情况；也有并没有误治，病情也会发生变化的情况。此时治疗应当随证而转，在确立了百合病的正治后，另在原文第6、7、8条分别列举了百合病变证的治法，其旨在教人知常以达变。

（四）现代研究

周湘乐等人观察百合地黄汤对慢性不可预见性应激（CUMS）抑郁大鼠模型血清炎症因子IL-1β及其海马5-HT表达水平的影响，结果显示：此汤剂能通过下调血清IL-1β含量，提高海马5-HT水平，显著改善CUMS模型大鼠抑郁样行为学表现，这可能是百合地黄汤的抗抑郁作用机理之一。陈钢等人通过实验发现，适当浓度的百合地黄汤能够提高PC12细胞的存活率，改善细胞器和细胞核的形态结构，提高蛋白、ATP含量，并有助于细胞维持较大的细胞膜电位，有助于 PC12 细胞在营养条件不利时维持较大的细胞膜电位；提示该复方可能有助于减少神经细胞的过度兴奋。管家齐等人研究发现，百合地黄汤能显著增加脑组织内单胺类神经递质 DA、5-HT 含量；提示百合地黄汤有很好的抗抑郁作用，其机制可能是通过增加脑内单胺类递质含量来实现。胡霖霖等人研究提出，调节海马 GR/MR 的表达可能是百合地黄汤对 PTSD 大鼠的干预治疗机制之一。

袁丽等人研究发现，百合知母汤能改善抑郁症大鼠的抑郁状态，具有增强海马组织神经元再生和修复的功能，其机制与抑制 HPA 轴亢进，促进 BDNF、TrKBmRNA 的表达有关。曹秋实等人研究发现，百合知母汤的抗抑郁机制可能与上调 CUMS 抑郁症大鼠海马组织中 ERK1/2 信号通路的关键分子 PKC 蛋白、MEKmRNA 及 ERK1/2 蛋白有关。陈惠军等人研究发现，百合知母汤能够降低癫痫幼鼠海马神经元 AMPK 表达，提升海马神经元 mTOR 表达，改善癫痫幼鼠行为学改变及症状。

十八、奔豚气

《金匮要略·奔豚气病脉证治》论述奔豚气病的病因和证治。奔豚气病是一种发作性的病证。病发时患者自觉有气从少腹起，向上冲逆，至胸或达咽，俟冲气下降，发作停止，发时痛苦至极，缓解后却如常人。因病发突然，气冲如豚之奔，故命名为奔豚气病。肝郁化热者，主症为发作时先从少腹起，继而自觉有气从少腹上冲至心胸或咽喉，此时患者极端痛苦，难以忍受，随即冲气平复如常；治宜养血平肝、和胃降逆，方用奔豚汤。阳虚寒逆者，主症为气从少腹上冲，直至心下；治宜解肌散寒、助阳平冲，方用桂枝加桂汤。阳虚饮动者，主症为脐下筑筑动悸，有发生奔豚的趋势；治宜通阳降逆、培土制水，方用茯苓桂枝甘草大枣汤。

（一）病因病机

《金匮要略·奔豚气病脉证治》所论奔豚气病的主要病因有二：一是情志内伤，肝肾之气上逆；二是汗后阳虚或心肾阳虚，寒水上逆。奔豚气病的根本病机是脏虚（血虚、气血两虚），受邪所迫，肾虚不能调节，则引冲脉应急。

（二）辨证要点

1. 辨病位　奔豚病的发病机制，多责之于心、肝、肾之脏腑功能失调。病位在心肾，因心肾阳虚，水湿不得温化，寒气从中内生，引动冲气循经上逆，而致奔豚气发作。病位在肝，则因肝郁化火，肝火引动冲气上逆，而致奔豚。

2. 辨病性

奔豚病须辨别寒热虚实。因平素心肾阳虚，或误治伤阳，使下焦寒水之邪相搏，引动冲气上逆，同时兼有脐下悸动、形寒肢冷者，多属虚属寒；若因肝失疏泄，气郁化火，或暴发于惊恐恚怒之后，伴有往来寒热、惊悸不宁、恶闻人声、口苦咽干者，多属实属热。

（三）治疗特点

《金匮要略·奔豚气病脉证治》的治疗以降逆平冲为主，并针对不同的证候，阳虚者温通扶阳，阴盛则逐寒利水，气郁者理气疏肝，化火又当清热泻火。但水、寒、气、火关系密切，水因寒凝，火因气郁，水寒上逆，或火热炎上，又无不责之于气机逆乱，临证时四者往往难于绝对划分。故其治应不离理气，并参合各法，灵活变通应用。

1. 疏肝清热，降逆平冲 肝郁化热，其势向上，肝肾同居下焦，引动逆乱之气上冲于胸，发为奔豚气病。肝经循胸布胁，肝胆互为表里，其气相通。肝胆之气不利，故见往来寒热之症。大腹属脾，肝旺横逆，克犯脾土，故见腹痛。治以疏肝解郁、降逆平冲之奔豚汤。方中甘草、芍药柔肝缓急，当归、芍药、川芎养血柔肝平肝；黄芩清热降火，有佐金平木之功；葛根升清，生姜、半夏降逆，升降协调，气冲平复；甘李根白皮专下奔豚逆气。诸药合用，共奏疏肝清热、降逆平冲之功。

2. 内外并治，平冲降逆 "发汗后，烧针令其汗，针处被寒"是诱发本条奔豚发作的主要因素。汗为心液，一汗再汗，心阳受损，复又感寒，腠理闭塞，气机升降出入受阻，引动逆乱之气"从少腹上至心"。正虚之处便是邪犯之地。外治以灸其核上各一壮，散其局部寒邪和瘀滞；内服桂枝加桂汤，平冲降逆。其中桂枝汤解表散寒、开泄腠理，恢复气机升降出入。关于加桂，一说加桂枝，增强解表散寒之力，恢复气机升降出入全面有序的状态；一说加肉桂，引逆上之气归元。

3. 阳虚饮动，培土制水 发汗，心阳受损，欲作奔豚。"脐下悸"，病较轻。汗后心阳虚不能下制肾水，下焦水饮妄动，致脐下悸动，出现欲作奔豚之势。治以茯苓桂枝甘草大枣汤通阳降逆、培土制水。方中茯苓、桂枝为主，通阳化水，以防逆气；甘草，大枣培土制水，以防逆气上冲。煎药使用甘澜水，意在"扬之令轻，使不益肾邪也"。

4. 结合辨证，灵活选药 镇静下逆气用甘李根白皮。《名医别录》谓其"李根白皮，大寒无毒，治消渴，止心烦逆，奔豚气"。张石顽《千金方衍义》曰："葛根以通津液，李根以降逆气。"此药有镇静下逆气之功。虽是肝郁奔豚的主药，但现在药房很难见到，后世医家有用桑白皮代替的用法。桑白皮《别录》言其"去肺中水气，唾血，热渴，水肿腹满肿胀，利水道，去寸白"；《药性论》言其"治肺气喘满，水气浮肿"。亦有用大剂量川楝子代之，川楝子苦寒降逆、理气止痛，善引肝火下行。

茯苓，是水饮欲作奔豚中的主药。方中茯苓辅以桂枝通阳化水、交通心肾，以止逆气。《本经》言其"味甘平。主胸胁逆气，忧恚，惊邪，恐悸，心下结痛，寒热烦满，咳逆，口焦舌干，利小便。久服安魂养神，不饥延年。一名茯菟。生山谷"。

桂枝，归心、肺、膀胱经。《金匮要略·奔豚气病脉证治》中，治误汗后阳虚寒逆奔豚之桂枝加桂汤和治误汗后阳虚饮动欲作奔豚之茯苓桂枝甘草大枣汤中皆用到此药。《本经》言其"味辛温。主上气咳逆，结气喉痹，吐吸，利关节，补中益气"。《本草纲目》曰："张仲景治伤寒，无汗用麻黄，有汗用桂枝……津液为汗，汗即血也。在营则为血，在卫则为汗。"在上两方中，前者桂枝原方加桂，取其调和阴阳，以降逆气之意；后者桂枝配以茯苓，通阳化水，以止逆气；同时两方皆构成了桂枝、甘草药对，共奏辛甘化阳之功。

　　苟药,归肝、脾经。《本经》言其"味苦平。主邪气腹痛,除血痹,破坚积,寒热,疝瘕,止痛,利小便,益气。生川谷及丘陵"。生姜,归肺、脾经。性味辛,微温。《别录》言其"主伤寒头痛鼻塞,咳逆上气,止呕吐";《本草纲目》言其"生用发散,熟用和中";《本草拾遗》言其"汁解毒药……破血调中,去冷除痰,开胃"。大枣,归脾、胃经。《本经》言其"味甘平。主心腹邪气,安中养脾,助十二经,平胃气,通九窍,补少气少津液,身中不足,大惊,四肢重,和百药。久服轻身长年。叶覆麻黄,能令出汗。生平泽"。

　　此外,《金匮要略》奔豚汤中的其他药物,葛根、黄芩清火平肝,半夏、生姜和胃降逆,当归、川芎养血调肝,共奏养血平肝、和胃降逆之效。

(四) 现代研究

　　宋伍等研究发现,奔豚汤能通过降低 GAT 蛋白表达、减少 GABA 递质的摄取而增加突触间隙的含量,从而发挥抗焦虑作用,但对束缚应激引起 $GABA_A$ 受体的调节没有显著性作用;提示奔豚汤能够通过改善氨基酸类递质水平,从而改善焦虑行为。夏蕾等发现,奔豚汤全方药物的药理作用对心血管神经症均有一定的作用,能够作用于神经系统,调节内分泌系统,缓解心血管神经症。

　　孙维敏等在研究中发现,苓桂甘枣汤具有明显的利尿作用。苓桂甘枣汤对小鼠利尿作用实验结果显示:在投药后第1、2小时速尿的利尿作用明显优于苓桂甘枣汤,而在第4、5、6小时苓桂甘枣汤的利尿作用明显优于速尿;用药6小时内小白鼠排尿总量,苓桂甘枣汤与速尿均明显优于生理盐水,但苓桂甘枣汤与速尿的6小时排尿总量之间却无显著性差异。从而说明苓桂甘枣汤有类似速尿样的利尿作用,但发挥利尿作用的时间较速尿晚,而持续时间较速尿为长。苓桂甘枣汤的利尿作用可能与组成该方剂的茯苓、桂枝等单味药的利尿作用或者配伍协调作用有关。

十九、血证(吐衄下血)

　　血证是因感受外邪、饮食失节、情志失常、久病之后,劳倦体虚等原因引起的血液不循常道,或上溢于口鼻诸窍,或下泄于前后二阴,或渗出于肌肤所形成的出血性疾患。《金匮要略·惊悸吐衄下血胸满瘀血病脉证治》所论之吐血、衄血、下血皆为血脉之病,均属血证范围。虚寒吐血,主症见吐血日久不止,治宜温中止血,方用柏叶汤;热盛吐衄,与饮酒过度,湿热蕴郁者,主症见心气不足、吐血、衄血,治宜清热、泻火、止血,方用泻心汤;虚寒便血者,主症见下血、先便后血,治宜温阳散寒、健脾摄血,方用黄土汤;湿热便血者,主症为下血,先血后便,治宜清热利湿、活血止血,方用赤小豆当归散。

(一) 病因病机

　　《金匮要略·惊悸吐衄下血胸满瘀血病脉证治》所论虚寒吐衄多因中气虚寒,血不归经，故而吐血日久不止；热盛吐衄多因心火亢盛，扰乱心神于内，迫血妄行于上而致；虚寒便血多因中焦虚寒，脾失统摄而血渗于下所致；湿热便血多因湿热蕴结大肠，灼伤阴络，迫血下行所致。

（二）辨证要点

1. 辨病位　血证中吐衄的病位主要在脾、心。虚寒性吐衄，病位在脾，以虚证为主，症见吐血不止、色暗红，面色苍白或萎黄，舌淡苔白，脉微弱或虚而无力；热盛吐衄，病位心，以实证为主，症见吐血、衄血量多，色鲜红，势急，面红口渴，神烦便秘，舌红苔黄，脉洪数

下血的病位主要在脾、大肠。虚寒便血者，病位在脾，以虚证为主，症见下血暗紫稀薄，腹痛便溏，面色无华，神疲乏力，四肢不温，舌淡脉细；湿热便血者，病位在大肠，以实证为主，症见下血鲜红或有黏液，大便不畅，苔黄腻，脉数。

2. 辨病性

（1）辨虚实　虚寒性吐衄、热盛吐衄均可见吐衄。虚寒性吐衄为虚证，表现为吐血日久不止、面色苍白或萎黄、舌淡苔白、脉微弱或虚而无力等症状；热盛吐衄为实证，表现为吐血衄血量多、色红、势急，以及面红、舌红、脉洪数等症状。虚寒性便血和湿热便血均可见便血。虚寒性便血为虚证，以血色暗紫稀薄、面色无华、神疲乏力、舌淡脉细等虚寒症状为主；湿热便血以血色鲜红或有黏液、大便不畅、苔黄腻、脉数等实证为主。

（2）辨寒热　虚寒性吐衄者有四肢不温、神疲体倦等虚寒症状；热盛吐血衄血有量多、色红、势急，以及面红、舌红、脉洪数等实热症状。虚寒性便血有血色暗紫稀薄、面色无华、神疲乏力、手足不温、舌淡脉细等虚寒症状；湿热便血以血色鲜红或有黏液、大便不畅、苔黄腻、脉数等湿热症状。

3. 辨脉象

（1）太阳阳明衄血　从春至夏衄者，太阳；从秋至冬衄者，阳明。手足太阳、手足阳明4条经脉，皆循行于鼻，故鼻衄多属太阳、阳明为病。从春至夏，阳气生发，若外感风寒，客于肌表，阳气被郁，不能外发，逆而上升，血随气逆而致衄，故春夏衄者多属太阳；从秋至冬，阳气内藏，若里热上蒸，迫血上逆而致衄，多属阳明。

（2）内伤吐衄下血　患者面无色、无寒热、脉沉弦者，衄；浮弱，手按之绝者，下血；烦咳者，必吐血。以上论述的是吐血、衄血、下血的不同脉症。《灵枢·决气》曰："血脱者，色白，夭然不泽。"患者面无血色，是血脱失荣之征。无寒热，即无外感病的恶寒发热症状，说明由内伤所致。内伤出血可有吐、衄、下血几种不同证候，尚需进一步辨证。若脉见沉弦，沉主里候肾，弦为肝脉，肝肾阴虚，水不涵木，阳气亢逆，血随气涌，故见衄血；若脉见浮弱，按之则无，则为虚阳外浮，阳不摄阴而阴血脱于下的下血证；若脉浮弱，又见心烦咳逆者，为阴虚有热，虚热上扰，熏灼心肺，故必吐血。

（3）虚寒亡血　寸口脉弦而大，弦则为减，大则为芤，减则为寒，芤则为虚，寒虚相掣，此名曰革，妇人则半产漏下，男子则亡血。此为下血之脉，脉之弦者，卫气结

也，故减则为寒。脉之大者，气不固也，故芤则为虚，至弦而大，是初按之而弦，弦可以候阳，稍重按之而大，大可以候阴。不问而知其上为邪实，下为正虚，故曰寒虚相搏，此名曰革，谓如皮革之上有下空也。下既虚则无阳以流之，血不循行经络而下漏，男女一体，故曰妇人半产漏下，男子则亡血，血下遗如亡也。

（三）治疗特点

张仲景治疗血证主张根据病因病性灵活用药。《金匮要略·惊悸吐衄下血胸满瘀血病脉证治》治疗虚寒吐血采用温中止血法，热盛吐衄采用清热、泻火、止血法，虚寒便血采用温脾摄血法，湿热便血采用清热利湿、活血止血法。仲景治疗血证采用的多首方剂寒温并用、降泻有度、刚柔相济以达止血之功。

1. 虚寒吐血，辛温并用　吐血日久不止，如为中气虚寒，血不归经所致，治以柏叶汤。方取柏叶之清降，折其逆上之势而止血；干姜辛热，温阳守中；艾叶苦辛温，温经止血；马通微温，引血下行以止血。四味合用，共奏温中止血之效。

2. 热盛吐衄，降泻有度　心藏神，主血脉，心火亢盛，扰乱心神于内，迫血妄行于上，故本证见心烦不安、吐血、衄血。治以泻心汤清热泻火而止血。本方特点是药味少而作用专，方中黄连长于清心火，黄芩泻上焦之火，大黄苦寒降泄，三药合用，直折其热，使火降则血亦自止。

3. 虚寒便血，刚柔相济　虚寒便血之特点为先见大便，便后出血。其出血部位来自直肠以上，距肛门较远，故称为远血。本病由中焦虚寒，脾失统摄而血渗于下所致，治宜黄土汤。方中灶心黄土，又名伏龙肝，温中止血；配以附子、白术、甘草温阳散寒，健脾以摄血；地黄、阿胶滋阴养血以止血；黄芩反佐，苦寒坚阴止血，并制术附，以防温燥动血。诸药刚柔相济，温阳不伤阴，滋阴不损阳，共奏温脾摄血之功。

4. 湿热便血，治宜清热利湿，活血止血　便血在先，大便在后为湿热便血的特点。其出血部位距肛门较近，故称为近血。其病机多因湿热蕴结大肠，灼伤阴络，迫血下行所致。治宜赤小豆当归散清热利湿、活血止血。方中赤小豆渗湿清热，解毒排脓；当归活血，去瘀生新；浆水清凉解毒。全方共奏清热利湿、活血解毒之功。

（四）现代研究

刘茜等在研究中发现，柏叶汤方可提高脾胃虚寒出血大鼠血栓素 B_2（TXB_2），降低 6-酮-前列腺素 $F_{1\alpha}$（6-Keto-PGF$_{1\alpha}$），以此达到凝血的目的。罗苏群等在研究中发现，柏叶汤可缩短凝血时间，增加血小板数量，抑制胃溃疡、十二指肠溃疡等消化道出血。宋健平等在研究中发现，脾胃虚寒胃出血大鼠模型组血清去甲肾上腺素（NE）低于正常对照组，模型组服用柏叶汤（去马通汁后）后血清（NE）及多巴胺（DA）含量上升；提示脾胃虚寒胃出血大鼠模型交感-肾上腺髓质系统功能低下，柏叶汤（去马通汁）可提高此模型交感-肾上腺髓质系统功能，从而可改善脾胃虚寒的病理状态。

张光荣等在研究中发现，三黄泻心汤可抑制重型颅脑损伤大鼠胃组织核因子 NF-κB、IL-6 的表达可能是其防治重型颅脑损伤急性胃黏膜病变保护作用的机制之一。辛颖等在三黄泻心汤中大黄酸在大鼠体内的药代动力学规律的研究中，比较大鼠灌服三黄泻心汤和单味大黄煎剂后大黄酸的药代动力学特征差异，发现三黄泻心汤中大黄酸的 C_{max}、AUC、$T_{1/2\beta}$ 值均显著大于单味大黄，说明方剂的药味配伍可促进大黄酸的吸收利用。

范才波等研究发现，改良黄土汤联合西医治疗可降低老年消化性溃疡出血患者血浆 GAS、IL-6 和 DAO 的水平。胡泽雨等在追溯黄土汤的渊源、概述黄土汤的方证、研究黄土汤的现代临床应用及进展的过程中发现，黄土汤不仅可用于治疗脾不统血所致出血诸证，对于糖尿病性腹泻、慢性结肠炎等症也效如桴鼓，对于产后呕吐、口腔溃疡等症也多有疗效。殷舟等在观察黄土汤对虚寒型溃疡性结肠炎大鼠巨噬细胞移动抑制因子（MIF）、Toll 样受体 4（TLR4）表达的研究中发现，黄土汤可显著降低 CMDI、HS 评分，降低 MIF、TLR4 表达，提高 D- 木糖水平，减少炎症反应，促进结肠黏膜修复，对大鼠虚寒型溃疡性结肠炎有良好的治疗作用。

二十、瘀血

瘀血是指瘀积不行、污秽不洁和已离经脉的血液，以及在久病影响到脉络时所出现的病变，以"胸满、唇痿舌青、口燥、但欲嗽水不欲咽"等为主症。张仲景在《金匮要略·惊悸吐衄下血胸满瘀血病脉证治》中总结前人的经验，首先提出了"瘀血"这个名称，并在治疗蓄血、血痹、虚劳、癥瘕、产后腹痛等疾病中叙述了瘀血的辨证论治及其治疗方剂，开拓了瘀血论治的新篇章。

（一）病因病机

瘀血在《内经》中大都归因于寒，认为"五脏卒痛"的主要原因是寒气入侵经脉，导致气血运行滞涩不畅，不通则痛，故卒然而痛。而仲景则认为"瘀"的产生大多属于热。如《伤寒论》106、124、125、237、257 条指出了太阳病邪热在经不解，而随经入腑与血相搏引起。为清热化瘀或泄热逐瘀提供了依据。然而仲景亦有因寒致瘀的，如《金匮要略》妇人诸病言"瘀"而不明原因的，其方则有寒有热。

1. 气机失调，郁滞血瘀　《素问·调经论》云："五脏之道，皆出于经隧，以行血气，血气不和，百病乃变化而生。"仲景继承了《内经》气机失调、郁滞成瘀思想，比如旋覆花汤"肝着"证，证候病机为"其人常欲蹈其胸上，先未苦时，但欲饮热"，因肝受邪而气机郁结，疏泄失职，其经脉气血滞而不通、着而不行所致。

2. 外感六淫，受邪为瘀　风、寒、暑、湿、燥、火六淫之邪客留于机体血脉，可以导致瘀血病证。仲景在《伤寒论》《金匮要略》中论述了风邪、寒邪侵袭为瘀，热入血室、蕴毒成痈等血热瘀结的瘀血病证。寒邪侵袭，血闭成瘀。《素问·举痛论》曰："经脉流行不止，环周不休，寒气入经而稽迟，泣而不行。"《素问·调经论》曰："寒独留，则血凝泣，凝则脉不通。"在《金匮要略·妇人杂病脉证并治》中云："妇人之病，因虚、积冷、结气，为诸经水断绝，至有历年，血寒积结胞门，寒伤经络。凝坚在上，呕吐涎唾，久成肺痈，形体损分。"

风血相搏成瘀。仲景在《金匮要略·妇人杂病脉证并治》中云："妇人六十二种风，及腹中血气刺痛，红蓝花酒主之。"认为风寒之邪乘机侵入腹中，风血相搏，也可血凝而成瘀血病证。

血热互结成瘀。因热致瘀在《伤寒杂病论》中多有论述。如《伤寒论》106、124、125、237、257 条指出了太阳病邪热在经不解，而随经入腑与血相搏引起。《金匮要略·疮痈肠痈浸淫病脉证并治》中云："肠痈者，少腹肿痞，按之即痛如淋，小便自调，时时发热，自汗出，复恶寒，其脉迟紧者，脓未成，可下之，当有血。脉洪数者，脓已成，不可下也，大黄牡丹汤主之。"

3. 外伤离经之血致瘀 《内经》有云"有所堕坠，恶血留内"，说明外伤常是产生瘀血的重要因素之一。由于金刃、跌仆等外伤，使肌肤经脉断伤，营卫气血不能循经脉而运行，则为瘀滞。在证候特征上表现为局部红肿刺痛。《金匮要略·疮痈肠痈浸淫病脉证并治》载："病金疮者，王不留行散主之。"金疮是刀斧等断伤肌肤经脉，使营卫气血溢于脉外而成离经之血，形成瘀血与出血并见之疮口，仲景用王不留行散化瘀止血治疗。

4. 久病入络，血虚血瘀 由于多种原因导致正气耗伤，气虚不足，正虚邪恋，气之运血无力，血则运行不畅，轻则为气虚血瘀，重则可致阳气虚衰，阴寒内生，不能温运血脉而成瘀。《金匮要略·血痹虚劳病脉证并治》所言"夫尊荣人，骨弱肌肤盛，重困疲劳汗出，卧不时动摇，加被微风，遂得之"，即是瘀血轻证；更有病久缠身，"五劳虚极，羸瘦，腹满不能饮食，食伤、忧伤、饮伤、房事伤、饥伤、劳伤、经络荣卫气伤，内有干血，肌肤甲错，两目黯黑……"是谓干血劳。

（二）辨证要点

1. 辨病位 瘀血可在五脏，表现各不相同；瘀血在肺，肺失宣肃，可见咳嗽、喘息；瘀血在心，心脉失养，可见心悸、胸闷（亦可见心痛）；瘀血在肝，肝失疏泄，可见黄疸、鼓胀（亦可见胁痛）；瘀血在脾，脾失健运，可见"腹满不能饮食"，以及"内有干血"所致的"肌肤甲错，两目黯黑"；瘀血在肾，肾失气化，可见水肿、癃闭等。瘀血证所致的症状复杂，必须全面了解，不可只注重"疼痛"一症。

2. 辨病性

（1）辨虚实 实证、虚证均可见血瘀，气虚无力帅血，血行迟滞而瘀阻，营运不周，肢体失养，故肢体麻木不遂或刺痛拒按；血瘀于脉络，故舌质紫暗或有瘀斑，脉涩。血虚则脑府、心神失养，故头晕眼花、心悸失眠；血虚而兼有血瘀，故舌紫暗或有瘀斑，脉细涩。

（2）辨寒热 《金匮要略·惊悸吐衄下血胸满瘀血病脉证治》第 10 条论述瘀血的脉症。瘀血阻滞，因气机痞塞所致，故胸满闷；瘀血内阻，新血不生，血不能外荣，故唇痿舌青；瘀血内停，阴津不布，津液不能上承，故口燥；但病由瘀血，并非津亏，故虽口燥却只欲漱水而不欲咽；此非外感为患，故无寒热之表证。第 11 条论述瘀血化热的脉症及其治法。病人自觉有热，心烦胸满，口干燥而渴；但诊其脉，并无热象。这说明热不在气分，而伏于血分，为瘀血阻滞日久，郁而化热，伏于阴分所致。

（三）治疗特点

仲景提出了"当下之"的治疗原则，但本篇未出方药，可随证选用其他篇章的攻瘀之剂，如大黄䗪虫丸、下瘀血汤、抵当汤、鳖甲煎丸等。

1. 活血化瘀　活血化瘀方剂在《伤寒杂病论》中约有 25 首，但分布并不均匀。《伤寒论》的瘀血治疗三名方为桃核承气汤方、抵当汤方、抵当丸方。《金匮要略》治疗瘀血的方剂包括赤豆当归散、升麻鳖甲汤、鳖甲煎丸、黄芪桂枝五物汤、大黄䗪虫丸、《千金》苇茎汤、蒲灰散、硝石矾石散、大黄牡丹汤、王不留行散、桂枝茯苓丸、当归芍药散、下瘀血汤方、温经汤、土瓜根散、旋覆花汤、大黄甘遂汤、红蓝花酒、滑石白鱼散、猪膏发煎方、蜘蛛散、枳实芍药散共 22 首　，其中用于妇产科诸病的方多达 9 首，究其原因，为妇人生理病理与血关系密切，月经来潮离不开血，妊娠养胎赖乎血，流产分娩又关乎血。半产漏下、产后恶露等，又常停瘀为患，治瘀方较多用于妇产科，这是符合临床实际的。

2. 剂型特点　《金匮要略》治疗瘀血方剂的另一个特点是丸、散、酒类方剂的比例较大，在 22 方中占有 14 方，而汤剂只有 8 方。瘀血病在血分，较气分深入一层，且病程较长，治疗难取速效，故多用丸、散剂缓缓取效。至于用酒剂，取酒能助血运行，对瘀血有直接治疗作用。

3. 善用虫类药　仲景对虫类药的运用极有特点，绝大多数用于治疗瘀血证。《伤寒论》中有水蛭、虻虫两味虫类药，全为治瘀之用;《金匮要略》中用虫类药 9 味，有 7 味药用于祛瘀，它们是水蛭、虻虫、䗪虫、蛴螬、蜂房、蜣螂和鼠妇。其余两药分别是治疗阴狐疝的蜘蛛和治疗小便不利的白鱼。仲景对虫类药的运用对后世有不少启发，清代叶天士、近人张锡纯及朱良春等均为运用虫类药的佼佼者。如水蛭，张锡纯极为善用，其曰："愚治妇女月闭癥瘕之证，其脉不虚弱者，恒但用水蛭轧细，开水送服一钱，日两次。虽数年瘀血坚结，一月可以尽消"；而且水蛭溶血栓消瘀血的作用，还得到外国医药界的研究证实。

4. 结合辨证，灵活用药　《伤寒杂病论》25 首治瘀方剂中的药物，主方（不包括加减化裁用药）中用药出现频次共有 136 次，其中芍药 10 次，桃仁 9 次，大黄 8 次，当归 7 次，桂枝 6 次，甘草 6 次，牡丹皮 4 次，䗪虫 4 次，川芎 4 次，阿胶 4 次，芒硝 3 次，水蛭 3 次，虻虫 3 次。其中大黄一味，既能化瘀，又能止血，止血而不留瘀；既能入血分，又能入气分；既能清热，又能泻下，不仅是治疗瘀证，也是治疗诸多热证、实证和血证的良药。使用大黄治瘀，一般可配桃仁、芍药，若水血互结可配甘遂；若欲破血逐瘀，或治疗干血顽结，则当配用虫类药䗪虫、水蛭和虻虫；若欲加强温通血脉之功，可配用桂枝等。这是仲景用大黄治疗瘀血的配伍方法。

（四）现代研究

孙海涛等研究表明，鳖甲煎丸能够显著减轻 CCl_4 致大鼠肝纤维化的程度，可能与其抑制 Wnt/β-catenin 信号通路的活化、减少其下游靶基因 TGF-β$_1$、CTGF 等的表达水平有关。安海燕等研究发现，鳖甲煎丸可抑制肝癌细胞 VM 的形成，其作用机制可能与其能抑制三维培养的 Hep G2 细胞中 RhoA/ROCK 通路信号分子及 VE-cadherin、PI3K 的表达有关。

刘津源研究表明，桂枝茯苓丸加味可有效阻断子宫肌瘤增长，改善患者月经情况及症状，对肌瘤直径 < 5cm 的中小肌瘤效果尤其明显。同时可以上调 miR-214 的基因表达，miR-214-PIK3R1-PTEN 途径可能是其阻断肌瘤生长的作用途径之一。雷侠等研究发现，桂枝茯苓丸和达那唑联合治疗子宫内膜异位症能显著提高其临床疗效且安全性高，可能与其有效降低患者血清 VEGF、Flk-1 和炎性因子水平有关。

丁岩等研究发现，当归芍药散对围绝经期模型大鼠子宫腺体萎缩症状的改善作用不明显，但可增加模型大鼠的腺体数量，这可能与提高子宫腔上皮及基质中 ERβ 表达水平有关。张志鹏等采用混合细菌加机械损伤造模法制备慢性盆腔炎大鼠模型，证实了当归芍药散能改善大鼠血清 ICAM-1、SIg-A、TNF-α 和 IL-1 表达水平，通过调节机体免疫功能治疗慢性盆腔炎，明确了当归芍药散抗炎抗粘连及改善免疫功能的作用机制。

二十一、湿病

湿病是因外感湿邪，兼风或夹寒，痹着于筋脉、肌肉、关节等原因引起的以发热、身重、骨节疼痛为主症的疾病。寒湿在表，卫气被郁之表实证者，主症为身疼痛、恶寒发热、无汗、脉浮紧；治宜散寒除湿、温经止痛，方用麻黄加术汤。风湿表实兼化热者，主症见一身尽疼，发热并于日晡所（下午 3～5 时）加剧，脉濡缓；治宜轻清宣化、解表祛湿，方用麻黄杏仁薏苡甘草汤。风湿在表兼气虚卫外不固者，主症为身重，或伴疼痛，汗出恶风，舌淡苔腻，脉浮；治宜益气除湿，方用防己黄芪汤。风湿在表兼表阳虚者，主症为身疼剧而转侧不利、舌淡苔白、脉浮虚而涩，若风邪偏重，治宜温阳散寒、除湿止痛，方用桂枝附子汤；若湿邪偏盛，兼见大便坚、小便不利者，治宜温阳除湿，方用去桂加白术汤。风寒湿盛，表里阳气俱虚者，主症为骨节疼烦，掣痛不得屈伸，近之痛剧，汗出恶风，短气，小便不利，或身微肿；治宜祛风散寒除湿、温助表里阳气，方用甘草附子汤。

（一）病因病机

《金匮要略·痉湿暍病脉证》所论的湿病多因风寒湿邪犯表，经脉痹阻不通所发；或因阳气亏虚，复感风寒湿邪所致。

（二）辨证要点

1. 辨内湿、外湿　湿有内、外之分。因感受外界湿邪而发病者为外湿；脾运不健，湿自内生者为内湿。

2. 辨湿邪之兼夹　外湿为患，常兼他邪，故诊病时须辨清其兼杂之邪。外湿夹寒者，疼痛较著，多伴恶寒等；夹风者，疼痛多具游走性，常伴恶风等。

3. 辨虚实　湿为阴邪，易伤阳气，阻遏气机，故辨湿病时当注意其阳气虚否。若卫气虚，则汗出恶风；若表阳虚，则脉浮虚而涩；表里阳气俱虚，则汗出短气、恶风不欲去衣、小便不利。

（三）治疗特点

《金匮要略·痉湿暍病脉证》所论湿病以感受风寒湿邪为主因，阳气虚者更易招致外湿，故其治以祛风散寒、发汗除湿、益气温阳为主要治法，麻黄、桂枝、附子、白术为主要药物。湿病主治方6首，根据各方功效的侧重点不同，可分为两类：①祛邪为主的祛风散寒方；②发汗除湿和扶正祛邪兼顾的益气温阳、散寒除湿方。

1. 以"微微发汗"为宜　张仲景治疗湿病用微汗法主要体现在：①发汗药与止汗药相配。如麻黄加术汤治疗寒湿在表，虽麻黄汤发汗力强，而白术能止汗。《神农本草经》云："术……主风寒湿痹……止汗。"正如喻嘉言所说："麻黄得术虽发汗而不致多汗，术得麻黄可行表里之湿，下祛水道。"②配甘缓和辛凉药物。如麻黄杏仁薏苡甘草汤，其用药量轻，辛温药麻黄和辛凉药薏苡仁、甘味药甘草相配，不但变成发汗解表之轻剂，而且变辛温为辛凉，使该方变成缓汗之剂。③药后护理时强调微汗，禁大汗。如"覆取微似汗""令微汗"。

2. 内湿为甚，当利小便　对外湿兼有内湿，且里湿甚于外湿的湿痹证，张仲景认为治疗当重利小便，此时若用汗法，不仅内湿难出，还徒伤阳气。而此时利小便不仅能够祛里湿，还有利于内外阳气的通达。故李东垣有"治湿不利小便，非其治也"之说，叶天士亦谓"通阳不在温，而在利小便"。可见，利小便是治内湿的基本方法。

3. 治湿宜顾护阳气　湿病诸多环节皆与阳虚有关。一是发病的内因为阳气不足；二是湿邪为患容易困阻阳气，导致阳气不振，即"湿盛则阳微"；三是祛湿药多辛燥，久用易耗阳气。因此，治疗湿病应顾护阳气。顾护阳气的治法体现在两个方面：一是治表湿强调微汗，如麻黄配白术，麻黄配薏苡仁；二是辨证阳气虚者，予以益气温阳，如防己黄芪汤、桂枝附子汤、白术附子汤、甘草附子汤等。

4. 祛风散寒，发汗除湿　通过微汗法，以祛除在表的风寒湿邪，适宜于风寒湿在表而卫气不虚的表实证，代表方为麻黄加术汤、麻黄杏仁薏苡甘草汤。

麻黄加术汤能发汗解表、散寒除湿，是湿病解表发汗法的具体运用，治疗寒湿在表，经脉痹阻不通证。方中麻黄汤峻汗，加白术一可防麻黄汤过汗，二可祛除肌腠湿邪。

麻黄杏仁薏苡甘草汤轻清宣化、解表祛湿，治疗湿病之风湿在表、有化热趋势者。方中麻黄、甘草相配，且甘草二倍于麻黄，使微发其汗；杏仁宣肺利气；薏苡仁甘寒，祛湿除痹，且能清热，与麻黄合用偏于凉散，意欲轻清宣化在表之风湿，变辛温为辛凉解表之剂。

5. 益气温阳，散寒除湿止痛　气虚或阳虚之人感受风寒湿邪导致湿病，根据风寒湿邪的偏重与正虚的不同，而分别予以益气固表、祛风除湿或温经助阳、祛风散寒除湿。气虚者则黄芪与防己合用，阳虚者常以附子与桂枝或白术或甘草相配。代表方包括防己黄芪汤、桂枝附子汤、白术附子汤、甘草附子汤等。

防己黄芪汤能祛风除湿、益气固表，治疗风湿在表但卫气已虚证。方中黄芪配防己、黄芪配白术、生姜配大枣，均为仲景常用药对。

桂枝附子汤及去桂加白术汤能温经助阳、祛风散寒、除湿止痛，适用于风寒湿邪在表，表阳已虚者。桂枝附子汤重用附子温经化湿止痛，为治风寒湿痹要药，同时重用桂枝，配甘草辛甘化阳；配附子、生姜温经助阳，以祛风散寒、除湿止痛；生姜、大枣调和营卫。去桂加白术汤是桂枝附子汤去桂枝加白术，余药剂量减半。因风邪已去，故去桂枝；寒湿之邪已较前减轻，故余药剂量减半；白术与附子相配，祛除皮间湿邪，温经复阳，正如方后注所言："术、附并走皮中，逐水气"；甘草、生姜、大枣调和营卫。本方仍为助阳逐湿、微微发汗之剂，从皮肤肌腠祛湿散邪、温阳止痛。

甘草附子汤能温阳散寒、祛湿止痛，用于表里阳虚、风寒湿邪俱盛之证。方中重在甘草为君，甘者缓也。一是湿邪深入关节，治宜缓除；二是关节抽掣疼痛，意在缓急。配附子，既可制约附子毒性，延长附子疗效，又缓急止痛；因风湿留着关节，病位更深，难以速去，故附子减量使其缓而渐进。全方附子、桂枝、白术合用，并走表里，收助阳祛风、散寒除湿之功。

（四）现代研究

李艳彦等利用人工气候箱建立寒湿外邪模拟六淫中寒湿致病，以及利用呼吸道合胞病毒滴鼻感染导致小鼠上呼吸道感染，使小鼠脾淋巴细胞的增殖能力降低，而使用麻黄加术汤可以使小鼠脾淋巴细胞增殖能力显著升高，改善小鼠的免疫功能。孙玉信运用麻黄杏仁薏苡甘草汤加健运脾胃药物治疗风湿咳嗽，取得较好的临床效果。华英运用防己黄芪汤治疗类风湿关节炎，患者关节红热消失、肿痛减轻，复查血沉、CRF、RF 均下降。

张晨晨等发现，桂枝附子汤可抑制胶原诱导性关节炎大鼠的滑膜组织中丝裂原活化蛋白激酶信号转导通路的活化，从而缓解炎症症状。王军生发现，白术附子汤加味用于乳腺癌骨转移患者有助于提高临床疗效，改善患者生活质量，毒副反应发生率较低，值得推广。蔡悦等发现，甘草附子汤可以通过下调关节滑膜组织中 VEGF、NF-κB、GATA 蛋白的表达，减少滑膜组织中血管翳的形成，并有效抑制血管新生，从而对佐剂性关节炎模型小鼠发挥防治骨质破坏、保护关节等作用。

二十二、历节

历节是因肝肾气血不足、外邪内饮等原因引起的以关节疼痛、肿胀变形、不能屈伸为主要症状的疾病。风湿历节，主症为肢节疼痛、身体魁羸、脚肿如脱、头眩短气、心中郁郁不舒；治宜温经散寒、宣痹通阳，方用桂枝芍药知母汤。寒湿历节，主症为关节冷痛、屈伸不利；治宜祛风除湿、温经散寒，方用乌头汤。

（一）病因病机

《金匮要略·中风历节病脉证并治》所论历节病，多因肝肾不足，水湿浸渍，或阴血不足，外受风邪，或气虚饮酒，汗出当风，或胃有蕴热，外感风湿，或过食酸咸，内伤肝肾所致。

（二）辨证要点

1. 辨病位 历节病的病位主要在肝肾。肝肾气血不足则关节肿胀变形，疼痛不可屈伸，身体魁羸。

2. 辨病性

（1）风湿历节 由于风湿外浸，痹阻筋脉关节，气血运行不畅，风湿相搏，故诸肢节疼痛而肿大；病久不解，正虚邪盛，营卫气血耗损，消灼肌肉，故身体逐渐消瘦；湿无出路，痹阻下焦，气血不通，故两脚肿胀、麻木不仁，有如与身体相脱离的感觉；风湿上犯，干及阳位，则头昏目眩；湿阻中焦，脾失健运，清气不升，故中气虚而短气；浊邪干胃，胃失和降，故温温欲吐。病由风寒湿邪外浸，痹阻筋脉关节，日久不解，逐渐化热伤阴，筋脉骨节失养，浊邪干及脾胃所致。

（2）寒湿历节 此为寒湿内盛，风邪外侵，痹阻筋脉关节，阳气不通所致。寒性收引凝滞，主痛，湿性重浊，寒湿俱盛，痹阻经脉，留滞关节，故剧烈疼痛而不能屈伸。

2. 辨脉象

（1）肝肾不足，水湿浸渍之脉 寸口脉沉而弱，沉即主骨，弱即主筋，沉为肾，弱为肝；寸口脉沉而弱，沉脉为病在里，弱脉主虚。肾藏精主骨，又主人身元气，肾气不足，阳气虚衰，故曰"沉即主骨""沉即为肾"；肝主筋而藏血，肝血不足，脉气不能充盈，筋脉失养，所以脉弱，故曰"弱即主筋""弱即为肝"。肝肾气血不足，筋骨失养，为历节病的内因。肝肾气血不足，营卫空疏，汗出腠理开泄，更因汗出入于水中，或冒雨涉水，寒湿乘虚内侵，郁而生热而为湿热，伤及血脉，浸淫筋骨，留滞关节，气血运行不畅，关节渐致肿大疼痛，甚或溢出黄汗，则形成历节病。

（2）阴血不足，外受风邪之脉 少阴脉浮而弱，弱者血不足，浮则为风，风血相搏，即疼痛如掣。少阴脉分别主候心与肾，心主血脉，肾主藏精，少阴脉弱，表明心肾阴血不足，故云"弱则血不足"；脉浮为感受风邪，所以说"浮则为风"。由于阴血不足，风邪乘虚侵及血脉，邪正相搏，经脉痹阻，筋骨失养，故关节疼痛如掣，不能屈伸。

（3）气虚饮酒，汗出当风之脉 肥胖之人，脉象滞涩不利、涩小无力。身体肥胖的患者，由于本虚标实，形盛气虚，往往有余于外，不足于内，湿盛阳微，气血运行不畅，故其脉象多滞涩不利、涩小无力；阳气不振，中气不足，故动则气短；中虚而卫阳不固，故时有自汗出；汗出则腠理空虚，风湿之邪乘虚侵入，况且肥胖之人素多湿盛，加之反复饮酒过度，伤脾碍胃，湿从内生，或汗出当风，风与湿内外相搏，痹阻经络关节，阳气不通，血行不畅，因此形成历节疼痛，不可屈伸之病。

（4）胃有蕴热，外感风湿之脉 趺阳脉浮而滑，滑则气实，浮则汗自出。趺阳脉是主候胃气之脉，趺阳脉往来流利，轻取即得，故云趺阳脉"浮而滑"。因素积酒谷湿热而与外感风湿相搏，即谓谷气实，故曰"滑则谷气实"。趺阳脉浮，为里热外越而腠理开，津液外泄而为汗，故曰"浮则汗自出"。假如值此汗出腠理空疏之时，感受风邪或冒雨涉水，则内热与外邪相搏，亦能成为历节病。

（三）治疗特点

张仲景治疗历节病主要从肝肾入手，并注重标本缓急之别。《金匮要略·中风历节病脉证并治》有祛风除湿、温经散寒、止痛等多种方法治疗历节病，仲景在治疗历节病的多首方剂中，阴阳并调、表里并治、寒热并用，以达宣痹、消肿、止痛之功。

1. 风湿历节，治以祛风除湿、温经散寒 风湿流注关节，气血运行失畅，故"肢节疼痛"，久病正气虚衰，故"身体魁羸"；湿性重浊，流注下肢，故"脚肿如脱"；风湿相搏，清阳不升，故"头眩短气"；湿邪阻滞中焦，故"温温欲吐"。治当祛风除湿、温经散寒，佐以滋阴清热，桂枝芍药知母汤主之。方中桂枝、麻黄祛风通阳；附子温经散寒止痛；白术、防风除湿宣痹；知母、芍药养阴清热，柔筋缓急；生姜、甘草降逆止呕，和胃调中。全方阴阳并调、表里并治、寒热并用，汗、温、清、补诸法并施，对风湿历节可起到宣痹、消肿、止痛之功效。

2. 寒湿历节，治以温经散寒、祛湿止痛 寒性收引凝滞，湿性重浊，寒湿俱盛，痹阻经脉，留滞关节，故剧烈疼痛而不能屈伸；治当温经散寒、除湿止痛，方用乌头汤。方中乌头温经散寒，除湿止痛；麻黄祛风发汗，通阳宣痹，以逐寒湿；芍药、甘草酸甘柔筋，缓急止痛；黄芪益气固卫，助麻黄、乌头温经止痛，亦制麻黄过于发散之性，与散寒除湿药同用，具有扶正祛邪之效；蜂蜜甘缓，止疼痛而安脏气，减乌头之毒，并缓诸药之燥。诸药合用，能使风寒湿邪从微汗而解，亦仲景所云"若治风湿者，发其汗，但微微似欲出汗者，风湿俱去也"之义。

（四）现代研究

陈兰英等研究发现，桂枝芍药知母汤可缓解角叉菜胶诱导的大鼠足趾肿胀模型的急性炎症状态，有效时间范围是 1～3 小时，在 1 小时主要抑制花生四烯酸的 COX-2 途径，减少了 PGE_2、NO 和 TNF-α 的释放，在 3 小时则主要抑制 IL-1β、TNF-α、PGE_2 及 MPO 等炎症介质的释放，证明了桂枝芍药知母汤具有良好的抗炎作用。石岩江等在研究中发现，桂枝芍药知母汤可有效降低风寒湿痹型类风湿性关节炎血清炎症因子、RANKL 水平，并提升 OPG 分泌量，有利于患者疾病的预后发展。王芝芩等在研究中发现，桂枝芍药知母汤可通过下调 CIA 大鼠外周血 TNF-α、IL-17 水平，上调 CIA 大鼠外周血 IL-10 水平，调节其免疫状态，以达到治疗类风湿性关节炎的作用。余方流等在研究中发现，桂枝芍药知母汤对免疫性关节炎大鼠有治疗作用，其机制可能与抑制 TNF-α 分泌，降低 Bcl-2 表达有关。

陈俊等在研究中发现，乌头汤可以通过降低血清和关节液中 IL-1β、IL-6、TNF-α 和 MMP-3 的含量抑制炎症反应，降低细胞外基质降解，减缓软骨退变，从而起到治疗膝骨关节炎大鼠模型的目的。郭晴晴等在研究中发现，乌头汤能显著降低胶原诱导关节炎大鼠血清及踝关节中 MCP-1 的含量，同时能够显著降低模型大鼠踝关节中 CCR2

的含量及 ERK1/2 的磷酸化水平，具有下调胶原诱导关节炎大鼠体内 MCP-1-CCR2-ERK1/2 信号的作用。崔翰博等在研究中发现，乌头汤可降低糖尿病周围神经病变大鼠胫神经神经生长因子（NGF）受体、酪氨酸蛋白激酶 A（TrkA）和 p75 神经营养因子受体（p75NTR）表达及血清 NGF 含量，并且可以改善大鼠糖尿病周围神经病变状态。

二十三、痰饮

痰饮作为病名始见于《金匮要略》，是指人体津液代谢失常，导致水液停聚于体内某处而引起的疾病。由于饮邪停聚的部位不同，故有不同表现，如痞满、咳喘、呕吐、眩悸、短气等症状。痰饮有广义与狭义之分，篇名的"痰饮"为总称，属广义，包括痰饮、悬饮、溢饮、支饮四类；四饮之一的"痰饮"则属狭义，仅指饮邪停留于肠胃的病变。在汉唐时期，"痰"字与"淡""澹"相通。据《说文解字》："澹，水动貌"，说明《金匮要略》所论"痰饮"具有清稀流动性。

《金匮要略·痰饮咳嗽病脉证并治》论述诸多痰饮方证。饮停心下，症见心下有痰饮、胸胁支满、目眩；治宜温阳化饮、健脾利水，以苓桂术甘汤主之。下焦阳虚，不能化气行水，可见畏寒足冷、腰酸、少腹拘急、小便不利；治宜温肾化气利水，方用肾气丸。下焦饮逆，见形体消瘦、脐下有悸、吐涎沫而癫眩；治宜温化下焦、通阳利水，方用五苓散。饮逆致呕者，为水停心下；治宜降逆止呕、引水下行，方选小半夏加茯苓汤。留饮内停，阳气不通，症见"脉伏，其人欲自利，利反快，虽利，心下续坚满"；治宜因势利导、攻逐饮邪，方用甘遂半夏汤。饮聚肠间成实，症见腹满、口舌干燥；治宜宣上运中、前后分消，方用己椒苈黄丸。病悬饮者，脉沉而弦，胸胁牵引疼痛；治宜攻逐水饮，方选十枣汤。病溢饮者，感受外邪，或暴饮而肺气闭郁，或内停水饮，或内有郁热，症见无汗出、身疼痛等；治宜发汗兼温化里饮的小青龙汤，或发汗兼清郁热的大青龙汤。膈间支饮，症见喘满、心下痞坚、面色黧黑、其脉沉紧；治宜利水降逆、扶正补虚，方选木防己汤。支饮冒眩者，乃饮停心下、饮阻清阳不升，治宜健脾化饮、降逆止眩，方选泽泻汤；支饮腹满者，乃饮热郁肺、腑气不通，治宜理气逐饮，方选厚朴大黄汤；支饮不得息、呼吸困难者，治宜泻肺逐饮、开闭利气，方选葶苈大枣泻肺汤；支饮呕吐、口不渴者，治宜散寒化饮、降逆止呕，方选小半夏汤。

（一）病因病机

《金匮要略·痰饮咳嗽病脉证并治》第 2 条论："夫病人饮水多，必暴喘满；凡食少饮多，水停心下。"指出痰饮病骤发的原因与饮水过多有关，饮水过多，不及运化，停聚于胃而上逆犯肺，肺失宣降则突然发生气喘胸满等；或素体脾胃不足，饮病渐而得之，脾不健运，胃纳不佳，凡食少饮多，加重脾运负担，致水谷失于正常运化，易停滞而成饮病。

总之，痰饮大多由肺、脾、肾气化失常，三焦通调失职，影响体内水液的运化、敷布和排泄，停于不同部位而形成，尤其以脾胃虚弱，运化水谷无力为主要病机。痰饮不仅是病理产物，同时又作为致病因素，影响相应的脏腑功能，产生诸多不同的症状。

（二）辨证要点

1. 据饮停部位、察症状，知受累脏腑、分四饮 《金匮要略·痰饮咳嗽病脉证并治》第1、2条是据病位、症状测知痰饮影响脏腑及分类的要点。饮停心下胃脘、"水走肠间"，出现眩、悸、冷、短气、呕吐、痞满等症状，可知其病机在于脾不运化，饮留肠胃，形成狭义痰饮；若"水流胁下"，症见咳嗽唾痰、胁下痛引缺盆，乃肝肺气机受阻，形成悬饮；"饮水流行，归于四肢"，症见"当汗出而不汗出，身体疼重"者，乃为肺气不宣，脾不运化，而成溢饮；若饮聚胸膈，症见咳逆倚息、短气不得卧、其形如肿，是饮邪上逆及肺，肺失宣降，而成支饮。

2. 辨饮邪之微甚与久暂 《金匮要略·痰饮咳嗽病脉证并治》第2条论"水停心下，甚者则悸，微者短气"，第17条有"夫短气，有微饮，当从小便去之，苓桂术甘汤主之……肾气丸亦主之"，可知饮邪致病有微甚之别。轻者见短气，是饮邪阻碍呼吸气机；重者，水饮凌心而致心下动悸不安。明辨痰饮的轻重、缓急，对于确立治疗的先后主次、处方用药，以及判断预后等都具有重要意义。此外，本篇第8、9、10、18条论留饮，11条有伏饮，意指饮邪停留日久，深伏于里，表现出背寒冷如手大、胁下痛引缺盆、咳嗽、短气、心下续坚满、脉伏、满喘咳吐等。二者的共性是饮留部位较深，病程较长，病势较重，治疗难除。

（三）治疗特点

《金匮要略·痰饮咳嗽病脉证并治》第15条所提出的痰饮病治疗大法"病痰饮者，当以温药和之"，已成为后世医家治疗痰饮病所遵循的重要原则。这是由饮邪的特性所决定的，因饮为阴邪，最容易损伤阳气，阻滞气机。温药具有振奋阳气、开发腠理、通调水道的作用。所谓"温药和之"，是具有调和之意，一方面能调和肺脾肾，恢复气化功能，以治其本；另一方面能够行消开导，祛除内积饮邪，以治其标。饮邪遇寒则凝，得温始化，得阳则行。在具体治法上，本篇包括温阳化饮、辛温发散、攻逐涤饮、行气利水、开阳散结、通导二便等法。

1. 温阳化饮，以治其本 《金匮要略·痰饮咳嗽病脉证并治》第16条曰："心下有痰饮，胸胁支满，目眩，苓桂术甘汤主之。"其病机核心为脾阳不运，饮停心下即胃脘，除症见胸胁支满、目眩外，从方后注推知，当有小便不利。如此三焦气机受阻，治疗当以温阳化饮、健脾利水，方选苓桂术甘汤。方中桂枝配茯苓，既能辛温通阳，又能淡渗利水，使邪有出路；白术伍甘草健脾燥湿，补土制水。本方集辛温、苦温、甘温于一体，为"温药和之"的代表方。第17条论"微饮"，症见短气，乃饮阻气机升降，当从小便去之，推出肾气丸。以方测知，其病机应为肾气不足，致下焦阳虚，气不行水，尚可见畏寒肢冷、少腹拘急、小便不利等，治宜温肾化气利水。肾气丸为"温药和之"的另一代表方，本方配伍特点有二，一是阴中求阳，以干地黄、山茱萸、薯蓣同用，滋阴之虚以化生肾气；二是少用温热之桂枝、附子，与淡渗之茯苓合泽泻，助阳之弱可以化气行水，使饮从小便而去。牡丹皮能降相火，使诸药配伍，温而不燥。以上两方分别从脾肾论治，均属温阳化饮之方，以治其本。"微饮"示人饮邪不重，用药自当明辨。

2. 下焦饮逆，通阳利水　本篇第 31 条，症见形体消瘦、脐下有悸、吐涎沫而癫眩，尚可见小便不利，乃饮停下焦，气化不利，水饮逆动所致。治宜温化下焦、通阳利水，方用五苓散。方中茯苓、泽泻、猪苓淡渗利水；桂枝外能解肌发汗以散饮，内可通阳化气利膀胱之水，且能平冲降逆，如此使水饮表里分消；白术健脾利水。

3. 留饮欲去，消痰涤饮　本篇第 18 条论及留饮内停，阳气不通，症见"病者脉伏，其人欲自利，利反快，虽利，心下续坚满"，是留饮有欲去之势，人体正气尚可；治宜因势利导、攻逐饮邪，方用甘遂半夏汤。药用甘遂、半夏、芍药、甘草、白蜜，其中甘遂攻逐水饮，半夏散结去水，芍药、甘草、白蜜酸收甘缓以安中。甘草与甘遂相反而同用者，取其相反相成，俾激发留饮得以尽去。

4. 疏导胃肠，分消水饮　本篇第 29 条论及痰饮实证。饮停肠间，水气不化，津不上承，症见腹满口干舌燥。因湿困脾阳，津液不得转输，停留肠间，则大肠传导受阻，肺气因之不降，以致水道不能通调，饮邪不得下行，推测二便亦不通利。以己椒苈黄丸苦辛宣泄、运中导水、前后分消，脾气得转输，津液自生。方中防己、椒目皆能利水，导饮邪从小便去；大黄泻实，逐饮从大便出；葶苈还能开泄肺气，有助于大肠的通利，与大黄配合则逐水从大便而出。

5. 攻逐水饮，以利其标　本篇第 22 条论及悬饮实证。悬饮的病位在胸胁，主症为"咳唾引痛"，"脉沉而弦者，悬饮内痛"。两胁为阴阳气机升降之道，水流胁间，络道被阻，升降失常，故胁痛；水饮上迫于肺，则咳唾；水结在里，故脉沉弦。在正盛邪实之际，可攻逐水饮，方用十枣汤。方中三药皆味苦，均为攻逐破水之猛药，其中甘遂善行经隧水湿，大戟善泄脏腑水湿，芫花善功胸胁癖饮，另配大枣十枚，顾正护中。

6. 辛温发散，解表蠲饮　本篇第 23 条论及饮邪在表的溢饮。其病因是"饮水流行，归于四肢，当汗出而不汗出"。寒邪外束，水气阻于表皮，故曰："病溢饮者，当发其汗，大青龙汤主之，小青龙汤亦主之。"两方均治饮邪在表而宜汗者。内有伏饮，外又感寒伤湿者，当以小青龙汤解表散饮，以治支饮饮停胸肺，攻撑急迫，或溢饮饮溢四肢，疼痛困重；若外寒而伏饮郁而化热者，则用大青龙汤发汗清热散饮。此即通过去除表邪并温化内饮达到减轻或治愈疾病的目的。

7. 扶正祛邪，散结行水　本篇第 24 条论及病久、年老体虚邪实正虚者。水饮停于胸膈间，肺胃气机受阻，上逆为喘满，壅滞于中则心下痞坚；饮邪停聚，气血不和，荣卫失调，则面色黧黑、脉沉而紧。发病日久，曾经吐、下诸法治疗，病仍不愈，虚实错杂者，宜用木防己汤补虚散饮、通阳利水。方中木防己利水，善走下行；桂枝通阳化气；石膏性沉降，可镇饮邪之上逆；人参扶正补虚。服药后如痞坚转为虚软，这是水去气行，结聚已散，病可渐愈。若仍痞坚结实，是水停气阻，病情仍可反复；宜木防己汤去石膏之辛凉，加茯苓之淡渗，以助防己、桂枝行水，加咸寒之芒硝软坚消积以除其实，用人参益气补虚。通阳利水、软坚补虚，亦体现了"和之"的应急变法。

8. 利水消饮，健脾制水　本篇 25 条论及水饮上泛冒眩的证治："心下有支饮，其人苦冒眩，泽泻汤主之。"土为湿困，饮邪中阻，清阳不升，浊阴上冒，故头晕目眩；治宜利水除饮、健脾制水，方用泽泻汤。方中泽泻甘咸入肾利水，则饮不蓄，导水下行；白术甘温补脾培土，则浊阴降而清阳升，眩冒可止。

9. 散寒化饮，降逆止呕 本篇第 28 条曰："呕家本渴，渴者为欲解，今反不渴，心下有支饮故也，小半夏汤主之。"呕吐易伤津液，故在呕吐之后，往往出现口渴；若胃有停饮，则呕而不渴，可用小半夏汤蠲饮止呕。方中半夏味辛性燥，辛可散结，燥可蠲饮；生姜既可制半夏之悍，散寒化饮，且能降逆止呕。饮去呕除，则病可愈。若呕而不渴、头眩心悸，是水气上逆凌心，饮邪阻遏阳气，宜用小半夏加茯苓汤治之。即篇中第 28 条所言"卒呕吐，心下痞，膈间有水，眩悸者"。以半夏、生姜辛通降逆、蠲饮止呕，茯苓利水宁心消痞，水饮一去，则诸症可除。

10. 泻肺行饮，开闭利气 本篇第 27 条论及支饮迫肺实证。"支饮不得息，葶苈大枣泻肺汤主之。"支饮在肺，或阻于胸膈，上干于肺，气逆则呼吸难以通彻。证情属实，根据"实者泻之，留者去之"的原则，用葶苈大枣泻肺汤泻其壅实之肺气以通调水道，饮去肺降，喘息可平。方中葶苈子泻肺下气、破水逐饮；大枣重用，安中护正。

总之，仲景依据《内经》理论，根据饮停的部位和邪正盛衰的关系，确立了痰饮病具体治法。其辨证论治法则，不仅是后世治疗痰饮病之典范，而且至今仍有效地指导着临床实践。

（四）现代研究

西医学之梅尼埃病是以反复发作性眩晕、听觉障碍、耳鸣和耳胀满感为典型特征的特发性内耳疾病，属内耳性眩晕范畴。近年来的研究一致认为，其基本病理改变是内淋巴生成过多或吸收障碍所致的膜迷路淋巴水肿。膜迷路淋巴水肿被认为是中医学中痰饮之邪在内耳的局部表现，故可用泽泻汤合苓桂术甘汤施治。顾晓娜等认为，膜迷路积水属中医学广义之痰饮范畴。阮时宝等认为，用中医学之痰饮学说解释膜迷路积水合乎梅尼埃病的病理特征，并推测泽泻汤证确指梅尼埃病的痰饮证型，并且可能有小便不利的兼证。苑述刚等通过采用腹腔注射醋酸去氨加压素法对豚鼠造模，复制梅尼埃病膜迷路积水模型，研究结果发现泽泻汤煎剂能够明显地使豚鼠的膜迷路积水减轻，证实了泽泻汤治疗梅尼埃病痰饮证的有效性。罗炽琼等通过实验分析的方法证实，苓桂术甘汤合泽泻汤能够减轻膜迷路积水模型豚鼠的膜迷路积水程度，其作用机制之一可能与下调前庭膜上的水通道蛋白 2 的表达有关。近年来还有很多文章报道了泽泻汤、苓桂术甘汤加味治疗梅尼埃病的成功案例，尤其是梅尼埃病辨证属痰饮证者，临床获效甚佳。

二十四、消渴

消渴是以口渴多饮为主症的病证。从张仲景在《金匮要略·消渴小便利淋病脉证并治》所论内容来看，既包含了消渴病，也涉及消渴症状。消渴病是以口渴多饮、多食易饥、小便频数，久则形体消瘦为主要特征；消渴症状则是外感热性病过程中出现的口渴症状。消渴病由肺胃热盛，气津两伤所致，症见渴欲饮水、口干舌燥者，治宜清热益气、生津止渴，方用白虎加人参汤；由肾气亏虚，不能蒸津化气摄水所致，症见"小便反多，以饮一斗，小便一斗"者，治宜补肾之虚、温养其阳，主以肾气丸。消渴症状若因表邪未解，热不得泄，膀胱气化不利，症见脉浮、小便不利、微热消渴，或渴欲饮水、水入则吐者，治宜化气利小便发汗，均方用五苓散；若因水热互结，郁热伤阴，症见脉浮、发热、渴欲饮水、小便不利者，治宜滋阴润燥、利水除热，方选猪苓汤。

（一）病因病机

从《金匮要略·消渴小便利淋病脉证并治》所论看，消渴的形成可分为上、中、下三焦。在上焦，第2条说"寸口脉浮而迟，浮即为虚，迟即为劳，虚则卫气不足，劳则荣气竭"，说明消渴之人多为体虚，营卫两虚，卫虚气浮不敛，营虚燥热内生，心移热于肺，燥热阴虚；或发则肺热炽盛，伤津耗气，即形成后世所谓上消。在中焦，第2条、第8条进一步指出"趺阳脉浮而数，浮即为气，数即消谷而大坚"等，说明胃热气盛而消谷善饥，溲数、便坚，二者相互影响，乃形成后世所谓中消。在下焦，内伤日久，病及于肾，从肾气丸之治可测知，肾气不足，既不能蒸津以上润，又不能化气以摄水，症见"以饮一斗，小便一斗"，此即形成后世所谓下消。

（二）辨证要点

1.辨消渴病与消渴症状 消渴症状，是外感热性病过程中出现的一种症状，因内热耗灼津液所致，往往津亏而见小便短少，此是一时性的，可随热解而口渴减轻。如本篇第1条所言厥阴病之消渴，即是里热耗灼津液所致的上热下寒证。而消渴病则是内伤渐积所成，以口渴多饮、消谷善饥、小便频数，久则形体消瘦为主要特征。二者当予鉴别。

2.辨识主症，明确脏腑 本篇提示抓住主症辨识，可以明确受累的脏腑。以渴欲饮水、口干舌燥为主症者，为肺胃热盛，气津两伤，津伤不润则口渴，气虚无以化津，津不上承则口干舌燥。症见消谷善饥、小便数、大便坚者，乃胃热气盛，水液偏渗膀胱，大肠失于濡润。若以小便量多，"饮一斗，小便一斗"为主症者，乃因肾气亏虚，既不能蒸津上润，又不能化气摄水所致。

总之，根据主症分析病机变化，可知消渴病受累的脏腑主要在肺、胃、肾，其中上、中消为肺胃热盛，久则气津两伤；下消多肾阴亏虚，久则阴阳两虚。

（三）治疗特点

张仲景治疗消渴病，重视肺、胃、肾三脏，在上、中焦治用清肺胃之热、益气生津，在下焦主补肾以调阴阳。《金匮要略·消渴小便利淋病脉证并治》根据不同的证型，具体有清热益气法、益肾化气法。针对消渴症状，尚有化气利水法，滋阴利水法，润燥生津、温阳利水法，以及咸寒润下法。

1.肺胃热盛，清热生津 肺胃热盛，能伤津耗气，导致消渴病。本篇第12条症见"渴欲饮水，口干舌燥"，治宜清热益气、生津止渴，方用白虎加人参汤。方中取白虎汤清阳明之燥热，以保津液；药用石膏、知母清热养阴；津气两伤，故用人参益气生津；

粳米、甘草养胃和中。

2. 肾气亏虚，助阳化气 本篇第 3 条所论之消渴病，乃肾气亏虚所致，既不能蒸腾津液以上润，又不能化气以摄水，故见"小便反多，以饮一斗，小便一斗"。此消渴治肾之元阴、元阳至关重要。阴虚燥热时，当滋补肾阴；后期肾气亏虚，阴阳两虚，治宜温阳化气，主以肾气丸。其组方特点是：在干地黄、薯蓣、山茱萸大量滋阴药的基础上加入炮附子、桂枝温阳以阴中求阳；至于茯苓、泽泻能健脾益肾，牡丹皮可清降相火，当视小便情况酌情减量。

3. 对症治渴，不离辨证 本篇针对以症状出现的消渴症状，也善于辨证，分清热盛伤津或气化不行所致，以达止渴。

（1）膀胱气化不行之渴，温阳化气利水 若表邪不解，热不得泄，可引起膀胱气化不利，如本篇第 4 条症见"脉浮，小便不利，微热消渴者"，或第 5 条由于膀胱气化失职，不仅下焦蓄水，且影响及脾胃，津不上承则"渴欲饮水"，水停于胃而不纳，故"水入则吐"。此两者为消渴症状，病机均为膀胱气化不行，故治疗皆用五苓散化气利小便发汗。方中重用泽泻与茯苓、猪苓淡渗利水，白术健脾利水，桂枝外可解肌发汗以散水，内能通阳化气以利水，如此使水饮表里分消。

（2）水热互结伤阴之渴，滋阴清热利水 若水热互结，郁热伤阴，如本篇第 13 条症见"脉浮，发热，渴欲饮水，小便不利者"，脉浮发热，非病邪在表，乃客热入内，里热郁蒸于皮毛所致；热盛伤阴，则渴欲饮水；水与热结，膀胱气化不行，则小便不利。治宜滋阴润燥、利水除热，主用猪苓汤。方中猪苓、茯苓、泽泻渗利水湿、宣泄肾浊，滑石甘寒清下焦邪热而利小便，阿胶甘咸滋阴润燥。全方以渗利为主，清热养阴为辅，利水不伤阴、滋阴不敛邪是其配伍特点。

（3）上燥下寒水停之渴，润燥温阳利水 本篇第 10 条症见"小便不利者，有水气，其人苦渴"，本条虽以小便不利为主，然其人苦渴，病机乃为肾阳虚，不能蒸化津液，津不上承，上焦反生燥热，而渴饮不止。故治以润燥生津、温阳利水的栝楼瞿麦丸。药用栝楼根润燥生津而止渴，薯蓣甘淡益脾而制水，茯苓、瞿麦淡渗以利水，炮附子温肾阳而化气。本方实为肾气丸之变制，其配伍特点是：甘凉温燥并用，淡渗补益相合。方中栝楼根甘微苦寒，清上而不碍阳；附子少用，温阳暖下而不伤阴；茯苓、瞿麦淡渗利水，加有薯蓣而不劫阴。诸药合用，攻补兼施，调和阴阳，以达病所。

此外，本篇尚有第 6 条，症见"渴欲饮水不止者"，乃因热而渴欲饮水，然水入而不能消其热，故而渴饮不止。此时方选文蛤散，用咸寒之文蛤，清热润燥，生津止渴。

（四）现代研究

章科娜等研究肾气丸对 2 型糖尿病大鼠海马神经元代谢型谷氨酸受体 5（mGluR5）和蛋白质表达水平的影响，结果显示：肾气丸可明显逆转 2 型糖尿病大鼠海马神经元 mGluR5 的 mRNA 和蛋白质表达水平。李美红等发现，肾气丸能改善 2 型糖尿病阳虚证大鼠骨骼肌线粒体呼吸链复合体 Ⅰ、Ⅱ、Ⅲ、Ⅳ 及 ATP 酶的活性。罗利琼等发现，肾气丸可阻断衰老大鼠心肌、肝脏细胞线粒体膜电位的下降，抑制细胞凋亡，其作用机制与肾气丸提高心肌、肝脏组织抗氧化功能有关。

张建梅等发现，栝楼瞿麦丸可不同程度地改善肾脏的病理损伤，抑制糖尿病肾病大鼠肾脏 CTGF 蛋白表达。马晓峰等通过实验发现，栝楼瞿麦丸可减少糖尿病肾病大鼠尿蛋白排泄，降低血肌酐、尿素氮水平，对肾功能有一定的保护作用。

赖洁梅等研究了白虎加人参汤对 2 型糖尿病大鼠胰岛素抵抗的影响，结果表明：白虎加人参汤可降低糖尿病大鼠 FPG、FINS、TC 和 TG 含量，显著升高 ISI，对 2 型糖尿病胰岛素抵抗模型大鼠胰岛功能有明显保护作用，其机制可能与调控骨骼肌 GLUT4、肝细胞膜 InsR　mRNA 和蛋白表达水平，维持胰岛细胞的正常结构和功能密切相关。刘影哲等研究发现，白虎加人参汤能提高糖尿病大鼠血清 TAOC 水平，减轻氧化应激反应，具有一定的抗氧化能力，同时下调 DRG 中 TRPV1　mRNA 的表达，对糖尿病神经病变有一定的防治作用。彭少林研究发现，白虎加人参汤不仅能明显改善患者的临床症状，而且还有明显的降糖、降脂、改善胰岛素抵抗的作用；通过长期跟踪回访发现，白虎加人参汤改善 2 型糖尿病患者症状的疗效好，长期降糖作用稳定，适用于气阴两虚、燥热偏盛的初发型糖尿病患者，为中医临床治疗初发型糖尿病提供了理论和实践依据。

二十五、汗证

《素问·阴阳别论》云："阳加于阴谓之汗。"在生理状态下，汗的排出属机体功能正常的表现，凡汗出异常者皆属于中医学的汗证范畴。汗证是临床常见病证，汗证的辨治在《伤寒杂病论》中是重要的内容；然而，汗证在《伤寒杂病论》中并没有进行系统的、集中的讨论，而是散在分布在《伤寒论》六经病篇及《金匮要略》痉湿暍病、历节病、血痹虚劳病、寒疝病、水气病、黄疸病、下利病、妇人产后病等篇中。仲景所著《伤寒杂病论》在汗证的诊治发展过程中具有里程碑的意义，具体体现在：一方面，其对于不同汗证的描述，为后世分类提供了思路；另一方面，针对不同病机的汗证，有不同而又严谨的理、法、方、药进行辨治，为后世对于"汗证"的辨证论治构建了框架。

（一）病因病机

仲景宗《内经》之旨，认为汗证病因不外虚、实、虚实夹杂三种。实证多为外感所致，且以风、热、湿三邪为著；虚证多为失治误治伤及阴阳气血所致；虚实夹杂则多为平素体虚复感外邪，或伤寒后失治误治伤及气血但表证仍在。

总结来看，汗证之病机纷繁，总不越虚、实二纲。概而言之，虚证归于气血阴阳四纲，实证责之于风、热、湿，致脏腑功能失调，营卫失和，汗出异常。

（二）辨证要点

中医审辨汗证，着眼于阴阳虚实，精气与邪气的盛衰；汗液的异常是脏腑阴阳功能失调的表现。

1. 辨阴阳　《素问·阴阳应象大论》云："阴在内，阳之守也；阳在外，阴之使也。"

荣为阴，卫为阳，荣卫和谐则汗出有度，阴阳某一方过于亢奋或虚弱均可引起汗出失调。《素问·脉要精微论》云："阳气有余为身热无汗，阴气有余为多汗身寒。"阳热之气亢奋，外开腠理，毛蒸理泄，外泄则为汗，阴气盛则阳气虚，固摄无力故见汗出而身寒怕冷。《素问·评热病论》云："阴虚者，阳必凑之，故少气时热而汗出也。"阴在内阳之守也，阴津亏虚则阳气外行失常，腠理开阖失常病理性开泄而汗出。仲景继承《内经》的阴阳理论，在汗证的辨证中以阴阳为总纲。

2. 辨虚实

（1）虚证 诸阳主表，人以卫气固其表，阳气虚则腠理不固，津液外泄而汗出。仲景在《伤寒杂病论》中十分注重固护阳气。

（2）实证 风性开泄，风邪袭表，腠理开泄，卫外不固则汗出。仲景在《伤寒杂病论》中多处提到因风邪所致的汗出。《伤寒论》14 条曰："太阳病，项背强几几，反汗出，恶风者，桂枝加葛根汤主之。"湿性黏腻，不易速去，久则蕴生内热，致湿热互结，湿热熏蒸于头部则头汗出，如《伤寒论》134 条所云"太阳病，脉浮而动数，浮则为风，数则为热，动则为痛，数则为虚，头痛发热，微盗汗出，而反恶寒者"。湿郁化热，蕴蒸于肌肤，则发黄，如《金匮要略·水气病脉证并治》第 1 条所云"黄汗，其脉沉迟，身发热，胸满，四肢头面肿，久不愈，必致痈脓"。外感六淫邪气，入里化热，导致里热炽盛，迫津外泄而见汗出津津，如《伤寒论》236 条之"阳明病，发热汗出者，此为热越"。如果邪热内蕴不得外越，阳气上蒸，则津液上凑而见但头汗出。

3. 辨脏腑 五脏六腑皆可致汗，如《素问·宣明五气》所云"五脏化液，心为汗"。心的功能失调，必然会引起汗出异常。《素问·脉要精微论》云："肺脉……耎而散者，当病灌汗。"肺脏虚弱则卫气亦亏，固摄无力而汗出不止，动则益甚。《素问·刺疟》云："脾疟者，热则肠鸣，鸣已汗出。"湿热困脾，熏蒸中焦，腠理开泄而汗出。肝主疏泄一身气机，同样影响汗之生成代谢，若肝脏感受湿热之邪或肝阴不足，均可引起汗出失常而致盗汗或多汗。肾主封藏，肾脏阴阳亏虚、功能失调，导致汗液闭藏失调、妄泄而成盗汗。《伤寒杂病论》中虽无与《内经》相同的论述，但在对杂病的论治中涉及五脏六腑皆可致汗的内容，可谓与《内经》一脉相承。其中多数汗证系邪气盛所致，如风、寒、湿、痰、热、暑、宿食等，当然也涉及正气虚，如血虚、气虚、阴虚及阳虚等。

（三）治疗特点

1. 以"随证治之"作为重要法则 "观其脉证，知犯何逆，随证治之"是仲景辨证治疗疾病的重要法则。对汗证的治疗，仲景继承《内经》"调其阴阳，不足则补，有余则泻"的原则，治疗时实者泻之，如清热、泻火、利水、化湿；虚者补之，如益气、温阳、滋阴；虚实夹杂则补泻兼施，以调其虚实，和其阴阳，使汗液泌泄正常。

2. 以"治病必求于本"作为治疗原则 在治疗原则上，从实际病机出发，治病必求于本。针对不同的病机，或阳虚，或里热，或水湿，有不同的温阳、清热、祛湿之法。仲景不仅继承了《内经》汗证的理论并加以完善，也丰富和发展了汗证的治法及方药，为后世汗证的治疗确立了原则。总结仲景对汗证的具体治法，主要有如下几个方面：

（1）调和营卫法　此法主要针对营卫不和的汗出。营卫不和的基本病机如《伤寒论》53 条所言："病常自汗出者，此为荣气和。荣气和者，外不谐，以卫气不共荣气谐和故尔。"故而治疗上需要调和营卫，使遍身漐漐微似有汗，则病邪去，营卫和，身体安。其代表方剂为桂枝汤。《伤寒论》13 条曰："太阳中风，阳浮而阴弱。阳浮者，热自发；阴弱者，汗自出。啬啬恶寒，淅淅恶风，翕翕发热，鼻鸣干呕者，桂枝汤主之。"《金匮要略·妇人产后病脉证并治》第 8 条："产后风，续之数十日不解，头微痛，恶寒，时时有热，心下闷，干呕汗出。虽久，阳旦证续在耳，可与阳旦汤。"应用桂枝汤解肌祛风，调和营卫，使邪去正安，营卫调和，则汗自止。

（2）辛寒清热、益气生津法　此法主要针对里热炽盛，迫津外泄而导致的汗出。通过辛寒清热的药物使里热得清，汗出得止。其代表方剂为白虎汤及其类方白虎加人参汤。《伤寒论》182 条曰："身热，汗自出，不恶寒，反恶热也。"第 219 条曰："若自汗出者，白虎汤主之。"若表邪入里化热，津气两伤者，可用白虎加人参汤，使津复汗止。白虎加人参汤见于《伤寒论》26 条之"服桂枝汤，大汗出后，大烦渴不解，脉洪大者，白虎加人参汤主之"，以及《伤寒论》第 222 条之"若渴欲饮水，口干舌燥者，白虎加人参汤主之"。白虎加人参汤亦两见于《金匮要略》，其一见于《金匮要略·消渴小便利淋病脉证并治》第 12 条之"渴欲饮水，口干舌燥者，白虎加人参汤主之"，其二见于《金匮要略·痉湿暍病脉证》第 26 条之"太阳中热者，暍是也。汗出恶寒，身热而渴，白虎加人参汤主之"。说明该方不仅适用于外感杂病，也适用于伤暑和上消"膈消"之证。

（3）通腑泄热法　此法主要用于阳明邪热内结，迫津于外。通过苦寒通下的药物，达到急下存阴的目的。其代表方剂为大承气汤。方中大黄苦寒，可泄热去实，推陈致新；芒硝咸寒软坚，通利大便；厚朴苦辛温，行气除满；枳实苦微寒，破气消痞。四药合用，使邪热得清，阴液得复，汗出得止。如《伤寒论》253 条："阳明病，发热汗多者，急下之，宜大承气汤。"

（4）和解枢机、温化水饮法　本法适用于少阳枢机不利兼水饮内结之但头汗出。除汗出外，还可见心中痞硬、呕吐下利，或胸胁苦满、往来寒热、脉弦。如《伤寒论》147 条："伤寒五六日，已发汗而复下之，胸胁满微结，小便不利，渴而不呕，但头汗出，往来寒热，心烦者，此为未解也，柴胡桂枝干姜汤主之。"此方为小柴胡汤加减而成。方中柴胡、黄芩和解少阳，清疏郁火；本条尚有水道不畅，水饮内停之病机，故用桂枝、干姜辛温通阳化饮；牡蛎、栝楼根破结逐饮；甘草调和诸药。诸药相伍，则郁火得清、枢机调和、饮邪得去，但头汗出之症亦得以治疗。

（5）化气行水法　本法适用于太阳病，汗不如法，表邪入里，膀胱气化失司，蓄水于内，三焦气化失司，反渍肌腠而为汗出，除汗出外可见脉浮、小便不利、微热消渴等。代表方为五苓散，化气行水，使三焦水道畅通则汗出亦止。如《伤寒论》71 条："太阳病，发汗后，大汗出，胃中干……五苓散主之。"73 条："伤寒汗出而渴者，五苓散主之。"

（6）清热利湿法　本法适用于湿热内蕴，迫津外泄之汗出。若为湿郁化热，内迫营分者，可选芪芍桂酒汤。《金匮要略·水气病脉证并治》第28条"黄汗之为病，身体肿……宜黄芪芍药桂枝苦酒汤主之。"方中桂芍调和营卫，芍药微寒，得苦酒之助入营清热，黄芪固表除湿。诸药合用，则营卫调和，湿祛热清，汗出得止。若为湿热郁滞于里，溢入血分而发黄者，可选茵陈蒿汤。如《伤寒论》236条："阳明病，发热汗出者，此为热越，不能发黄也。但头汗出，身无汗，剂颈而还，小便不利，渴引水浆者，此为瘀热在里，身必发黄，茵陈蒿汤主之。"本条"但头汗出"反映了湿热交阻的病机，治宜清热利湿退黄，方用茵陈蒿汤，使胶结的湿热之邪从二便分消，热清湿祛则"但头汗出"自止。

（7）温阳散寒法　本法适用于阳气虚而卫气不固之汗出。代表方温阳散寒、除湿止痛之甘草附子汤，温阳止痛之大乌头煎。甘草附子汤方见于《伤寒论》175条"风湿相搏，骨节疼烦……甘草附子汤主之"及《金匮要略·痉湿暍病脉证》第24条。方中桂枝祛风通阳，附子温经散寒，白术燥湿，甘草补中。大乌头煎见于《金匮要略·腹满寒疝宿食病脉证治》之"寒疝绕脐痛，若发则白汗出……大乌头煎主之"，可用于阳虚而阴寒极盛、卫气不固之白汗出。

（8）益气固表法　此法适用于表气已虚，复感风邪，导致肺失通调，水湿外溢之汗出，为风水表虚之证，代表方为防己黄芪汤，方见于《金匮要略·水气病脉证并治》第22条"风水，脉浮身重，汗出恶风者，防己黄芪汤主之"。方中黄芪、甘草益气固表止汗，防己疏风利水，生姜、大枣和营卫。诸药合用，使风散水利，表卫固密则汗止。

（9）清宣郁热法　此法适用于风邪袭表，表气不宣，水气滞留肌表，肺胃之气郁久化热，为风水夹热之证，代表方为越婢汤，方见于《金匮要略·水气病脉证并治》第23条"风水恶风，一身悉肿，脉浮不渴，续自汗出，无大热，越婢汤主之"。方中麻黄、生姜宣散水气，配石膏清解郁热，甘草、大枣补益脾胃以和中。诸药合用，发越水气，清宣郁热。

（10）清热宣肺法　此法适用于太阳病汗下之后，邪热壅肺，肺失宣降，肺热蒸腾，迫津外泄之汗出。代表方为麻黄杏仁甘草石膏汤，方见于《伤寒论》63条"发汗后，不可更行桂枝汤，汗出而喘，无大热者，可与麻黄杏仁甘草石膏汤"，以及162条"下后，不可更行桂枝汤，若汗出而喘，无大热者，可与麻黄杏仁甘草石膏汤"。方中石膏辛甘大寒，麻黄辛温，但石膏用量倍于麻黄，则可使麻黄辛温之性转为辛凉之用，发汗力微，而平喘之力强；杏仁宣肺气；甘草调和诸药。四药配伍，寒温并用，扬长避短，使肺热得清、汗出得止。

（11）回阳救逆法　此法适用于阴盛格阳之汗（又名油汗、绝汗、脱汗）。阴阳双方相互依存，任何一方的亡失，都将影响另一方，最终导致阴阳离决的危重证候。治宜回阳救逆，选用大辛大热之四逆汤或通脉四逆汤。四逆汤见于《伤寒论》354条"大汗，若大下利而厥冷者，四逆汤主之"，又见于353条"大汗出，热不去，内拘急，四肢疼，又下利厥逆而恶寒者，四逆汤主之"。通脉四逆汤见于《金匮要略·呕吐哕下利病脉证治》第45条"下利清谷，里寒外热，汗出而厥者，通脉四逆汤主之"。此处之汗出为寒厥下利，阴胜格阳，阳气无以依附则随阴脱于外，故见汗出、四肢厥逆等症，治疗应用通脉四逆汤回阳救逆。

总之，仲景《伤寒杂病论》对汗证的精辟论述，为后世确立了辨证论治汗证的基本法则。

（四）现代研究

桂枝汤可广泛应用于汗证的临床治疗，有确切证据表明桂枝汤可用于术后盗汗、自汗证、产后汗证、中风后自汗等诸多类型的汗证。桂枝汤应用于妇女更年期汗证的临床研究近年来也有开展，王通运用桂枝汤加味治疗更年期妇女汗出 56 例，连服 2 周为 1 个疗程。结果显示：治愈 32 例，显效 12 例，有效 7 例，无效 5 例，总有效率 91.0%。

汪受传认为，营卫失调是小儿汗证的主要病机基础，因小儿生理特点为稚阳之体，且脏腑娇嫩，肺外合皮毛，感邪后易引起卫表不固，卫营失衡，则易汗出；治疗上补肺同时固表，使营卫和调。

岳崇俊等从津液代谢的角度认为，汗证形成的主要原因有三：一是肺失宣肃，水液失布；二是脾失健运，代谢障碍；三是肾失温煦，气化失常。

二十六、虚劳

虚劳是指由多种劳伤所致的脏腑气血阴阳虚损的慢性衰弱性疾病的总称。虚劳失精者，症见少腹弦急、阴头寒、目眩、发落、脉极虚芤迟或芤动微紧、男子失精、女子梦交；治宜调和阴阳、潜阳固涩，方用桂枝加龙骨牡蛎汤。虚劳里急者，症见悸、衄、腹中痛、梦失精、四肢酸疼、手足烦热、咽干口燥；治宜建立中气、调和阴阳，方用小建中汤或黄芪建中汤。虚劳腰痛者，症见少腹拘急、小便不利；治宜益气补肾，方用八味肾气丸。虚劳夹风气者，可由风气引起多种慢性疾病；治宜扶正祛邪、调补脾胃，方用薯蓣丸。虚劳不寐者，症见虚烦不得眠；治宜养阴清热、宁心安神，方用酸枣仁汤。虚劳兼干血者，症见虚极羸瘦、腹满不能饮食、内有干血、肌肤甲错、两目黯黑；治宜缓中补虚，方用大黄䗪虫丸。

（一）病因病机

《金匮要略·血痹虚劳病脉证并治》论虚劳，其病因可由"五劳""七伤"引起。五劳，指五脏之劳，包括心劳、肝劳、脾劳、肺劳、肾劳，过劳伤五脏；七伤，指食伤、忧伤、饮伤、房事伤、饥伤、劳伤、经络荣卫气伤。总之，虚劳是多种原因引起的脏腑气血阴阳之亏虚，常因虚致损，积损成劳。

（二）辨证要点

1. 辨病位　虚劳的病位主要在脏腑。此病当与《金匮要略·血痹虚劳病脉证并治》所论"血痹"相鉴别：二者同为虚证。血痹病在肌肤，以麻木不仁为主；虚劳病在脏腑，以阴阳气血亏虚为主。五脏虚劳各有不同表现，本篇所论有在脾胃的虚劳腹痛之小建中汤证、黄芪建中汤证、薯蓣丸证，在肾的虚劳腰痛之肾气丸证、虚劳失精之桂枝加龙骨牡蛎汤证，在肝的虚劳失眠之酸枣仁汤证，附方中有在心的虚劳不足、脉结悸之炙甘草汤证；此外，《金匮要略·肺痿肺痈咳嗽上气病脉证并治》尚有在肺的肺痿虚热之麦门冬汤证、虚寒之甘草干姜汤证。

2.脉证合参　虚劳所论之脉，如《金匮要略·血痹虚劳病脉证并治》第3条"夫男子平人，脉大为劳，极虚亦为劳"。此以"大"和"极虚"作为虚劳脉之总纲，可反映出肾之真阴不足、虚阳外浮，或脾肾之元阳不足，鼓脉无力的病机特点。其他条文中尚有脉虚沉弦、脉浮大、浮弱而涩、极虚芤迟、芤动微紧、虚弱细微、沉小迟等描述，既反映出不同虚劳的脉象特点，同时结合主症，又可提示虚损所在之脏腑及其病因病机。

3.辨病性　虚劳的病性多以虚证为主，突出了阴阳两虚证，久病也可出现虚中夹实证。虚证可见脉大和极虚脉，以及五脏虚损之诸不足表现。若久病正气亏虚，易感风气，形成虚实夹杂的多种慢性病证；或气虚推动无力，导致瘀血内停，久则成为干血，瘀血不去则新血不生，故形成"因虚致瘀""瘀加重虚"的互果关系。

虚劳也有寒热之分，一般阳虚则寒，阴虚则热，但也有气虚发热者，若久病还会阴损及阳、阳损及阴，而见阴阳两虚的寒热错杂之证。

（三）治疗特点

张仲景治疗虚劳，以调和阴阳为总的治疗原则。《金匮要略·血痹虚劳病脉证并治》根据不同证型，具体设有潜镇固涩法、建立中气法、补益肾气法、养血安神法、扶正祛邪法、缓中补虚法等；在组方用药上体现出甘温扶阳、补散结合、润燥相宜、阴中求阳、阴阳平衡。

1.五脏虚损，治重脾肾　虚劳病证候繁多复杂，乃五脏气血阴阳虚损成劳，治疗上重视脾肾二脏。脾为后天之本，气血生化之源，久病不愈，必当求之脾胃；肾为先天之本，内寓真阴、真阳，为一身阴阳之根，五脏之病，穷必及肾。虚劳发展到一定阶段，往往以脾肾证候表现较为明显，故虚劳治疗自当重视脾肾，建立中气和补益肾气成为虚劳的两大基本治法，如小建中汤、黄芪建中汤、薯蓣丸重在补脾益气，肾气丸重在补肾。然先后天之中，尤以后天脾胃为要。《素问·玉机真脏论》曰："脾为孤脏，中央土以灌四旁。"五脏皆虚，而土为万物之母，故先建其脾土，令后天强以养先天，补脾胃，建中气，以求阴阳平衡。

2.阴阳两虚，甘温扶阳

（1）虚劳失精，标本兼治　失精既可是阳虚不固，也可由阴虚火旺所致，《金匮要略·血痹虚劳病脉证并治》第8条则属阴阳两虚，阳不摄阴，心肾不交。其症可见少腹弦急、阴头寒、目眩、发落、脉极虚芤迟或芤动微紧。治用桂枝汤调和阴阳以治其本，加龙骨、牡蛎潜镇固涩以治其标。

（2）虚劳腹痛，甘温建中　本篇第13、14条所示虚劳乃中气不足，阴阳两虚，故而出现里急、腹中痛、梦失精、四肢酸疼、手足烦热、咽干口燥等寒热错杂诸症。据《灵枢·终始》言："阴阳俱不足，补阳则阴竭，泻阴则阳脱。如是者，可将以甘药，不可饮以至剂。"故用甘温之剂以恢复脾胃的健运功能，则气血自生、升降自调，则偏寒偏热诸症自消。主用小建中汤方以调和阴阳，建立中气。本方由桂枝汤倍用芍药加饴糖而成，取其酸甘化阴，辛甘温以助阳。方中饴糖、甘草、大枣味甘以建中缓急，桂枝、生姜辛以通阳调卫，芍药酸以和营止痛。黄芪建中汤乃于小建中汤中加入甘温之黄芪一两半，以增强其健脾补气助阳之功。

（3）虚劳腰痛，阴中求阳　本篇第13条所述虚劳腰痛、少腹拘急、小便不利之主症，乃由肾气亏虚，精亏不养，阳气不温，气化不行所致。故主以八味肾气丸，滋阴之虚以生气，助阳之弱以化水。方用三补，干地黄为主滋阴补肾填精，山茱萸补肝敛精气，山药健脾益肾精；三泻茯苓、泽泻健脾利水，牡丹皮降相火；炮附子、桂枝少用，温肾助阳以微生肾气。

以上桂枝加龙骨牡蛎汤、小建中汤、黄芪建中汤、肾气丸所治，皆为阴阳两虚证，其治皆体现了甘温扶阳。此外，本篇尚有第17条，扶阳不忘养阴清热。若见虚劳虚烦不得眠、烦扰不宁、舌红、脉细数者，证属肝阴不足，心血亏虚。主以酸枣仁汤。方中重用酸枣仁滋养肝阴，知母养阴清热，川芎理血疏肝，茯苓、甘草健脾宁心安神。诸药合用，体现了"补用酸，助用焦苦，益用甘味之药调之"的整体治疗观，共奏养阴清热、宁心安神之功。

3. 虚实夹杂，攻补兼施

（1）虚劳兼风气，扶正祛邪　虚劳之人正气亏损，易感外邪，或引发旧疾，出现多种慢性病证，如头晕目眩、腰痛背痛、肢冷麻木等。治以缓图，主用薯蓣丸，以"百丸为剂"则示人不可操之过急，否则欲速则不达。方中重用薯蓣补益脾胃，辅以人参、白术、茯苓、甘草（四君子汤），以及干姜、豆卷、神曲、大枣益气调中；当归、川芎、芍药、干地黄（四物汤），以及麦冬、阿胶滋阴养血；再加入柴胡、桂枝、防风祛风散邪，杏仁、桔梗、白蔹理气开郁。全方21味药，专理脾胃，扶正祛邪，补中寓散，补而不壅滞气机。

（2）虚劳夹干血，缓中补虚　虚劳之人身体"虚极羸瘦"，正气虚则不能推动血液运行，从而产生瘀血，日久则成"干血"，出现"肌肤甲错，两目暗黑"是其辨证要点。虚劳夹瘀，理应祛瘀，因瘀去方能生新，然虚劳干血已属久病，不能峻攻其瘀，只能缓消瘀血，并扶助正气。故仲景提出治以"缓中补虚"，此乃虚劳干血的重要治法，即缓消瘀血，养血润燥。方选大黄䗪虫丸。方中用大黄、䗪虫、桃仁、虻虫、水蛭、蛴螬、干漆活血化瘀，地黄、芍药养血润燥，杏仁理气，黄芩清热，甘草、白蜜益气和中。本方不同于一般的活血化瘀剂，乃虫类攻瘀药与养血润燥药同用，攻中寓补，润以滋干，峻剂丸服，以达祛瘀而不伤正的目的。

以上两方均具有扶正祛邪之功，然其治疗还当分清主次，前方薯蓣丸以扶正为主，后者大黄䗪虫丸以祛邪为要。

（四）现代研究

徐重明等对桂枝加龙骨牡蛎汤进行了综述研究，认为其原文精炼、内涵丰富；组方严密，医家评述颇多；临床应用广泛，其组方具有调和阴阳、镇静安神、降逆化痰、疏肝解郁之功。该方现代多用于治疗虚汗证、心律失常之室性早搏、神经官能症、性功能障碍及遗尿症等。

陈光顺等通过老龄鼠实验研究的结果发现，小建中汤具有抗氧化、清除自由基、修复胃黏膜损伤等作用，具有一定的延缓胃衰老作用。宋厚盼等研究黄芪建中汤对大鼠十二指肠溃疡的治疗效应，及其对 TLR-2 介导的肠黏膜免疫屏障功能的影响，结果表明：治疗后，大鼠体质量、进食量、肛温明显回升；溃疡指数明显降低；十二指肠黏膜形态恢复正常，绒毛高度和隐窝深度明显增加；IL-4、IL-10 含量明显增加，TNF-α 含量明显下降；黏膜 TLR-2、MyD88 mRNA 及蛋白表达明显下调。提示本方可促进大鼠十二指肠溃疡愈合，其机制可能与干预 TLR-2 介导的肠黏膜免疫屏障功能有关。

吴正平研究发现，肾气丸可通过提高衰老大鼠血清睾酮水平、增强睾丸组织抗氧化能力及降低其生精细胞的凋亡指数，发挥延缓性腺衰老的作用。陈燕清等发现，肾气丸能改善大鼠 T 淋巴细胞亚群 CD4$^+$、CD8$^+$ 细胞的比例，通过纠正机体紊乱的免疫功能，是肾气丸治疗肾阳虚证的作用机制之一。

林金棠等观察薯蓣丸对 60 名术前行 EC 方案化疗的乳腺癌患者白细胞、Ki-67 的影响，结果发现：薯蓣丸可明显改善乳腺癌患者化疗期间的中医证候，提高患者生存质量；可减轻化疗药物所致的白细胞下降，提高患者的免疫功能；其协助化疗可降低 Ki-67 的阳性表达率，有利于降低乳腺癌转移及复发，提高远期生存率。刘百祥等探讨了薯蓣丸对 CFS 的 T 细胞亚群及 IL-6 的影响，发现薯蓣丸能够显著改善 CFS 的不适症状和提高细胞免疫功能。

郭海波等对酸枣仁汤近 5 年的基础实验文献进行了归类分析，认为本方对中枢的药理作用包括镇静催眠、抗焦虑、抗抑郁、改善记忆、脑保护等。这些研究从动物、细胞及分子层次解释了酸枣仁汤的作用机制。作为中药复方，本方通过多组分、多靶点协同作用，从综合和整体的角度对多种中枢神经系统疾病表现出药理作用，具有良好疗效。

张林等发现，大黄䗪虫丸能够提高动脉粥样硬化大鼠模型腹主动脉血管中 NO 的含量，降低 ET-1 含量。钟伟超等研究发现，大黄䗪虫丸能够通过调节炎症因子 IL-6、IFN-γ、TNF-α 和 IL-10 的分泌，减少 COL-1 的沉淀，抑制肝细胞的凋亡，从而对小鼠酒精性肝纤维化损伤产生保护作用。

第九章 外科病辨治思想 ▷▷▷

　　《伤寒杂病论》中关于外科病证治的内容并不多，主要散落在《金匮要略》，如第3篇《百合狐惑阴阳毒病脉证治》，第7篇《肺痿肺痈咳嗽上气病脉证并治》和第18篇《疮痈肠痈浸淫病脉证并治》中，涉及狐惑病、肺痈、痔疮、金疮、肠痈、浸淫疮、阴狐疝气、阴疮、瘾疹、瘰疬、脱发、阴囊潮湿等病种。《外科正宗·痈疽治法总论》曰："古之以外科推为杂病之先""痈疽虽属外科，用药即同内伤"。

　　外科病，如疮疡，局部会有不同程度的自觉症状与他觉症状，包括肿、痛、痒、脓等损害，而引起这些症状的原因不同，程度有异。因此，根据这些不同情况，可以分辨外科病的性质，有利于诊断和治疗。

第一节　外科病辨证要点

一、辨阴阳

　　《金匮要略》中外科辨证也讲究阴阳，具体如下。

（一）阴阳是外科疾病辨证的总纲

　　《金匮要略》继承《内经》的阴阳理论，在首篇就揭示了杂病的总病机是阴阳失调，即第10条"问曰：经云：'厥阳独行'，何谓也？师曰：此为有阳无阴，故称厥阳"。在《金匮要略·妇人杂病脉证并治》中提出"三十六病，千变万端。审脉阴阳，虚实紧弦；行其针药，治危得安"，明确表示医者必须审脉之阴阳，辨其虚实寒热。这种以阴阳为辨识要点的思想和方法亦体现在外科病辨治思想中。如《金匮要略·脏腑经络先后病脉证》第13条中提出"阳病十八"和"阴病十八"的概念，把疾病分属为阴阳两大类：阳病为"头痛，项、腰、脊、臂、脚掣痛"等经络病证；阴病为"咳、上气、喘、哕、咽、肠鸣、胀满、心痛、拘急"等脏腑病证。《金匮要略·百合狐惑阴阳毒病脉证治》第14、15条通过患者面部发斑的色泽差异以分阳毒、阴毒，阳毒"面赤斑斑如锦文"，阴毒"面目青"。

　　这种阴阳辨证的诊疗思路和方法对后世外科医家的影响极其深远。如《疡科心得集·疡证总论》中说："凡治痈肿，先辨虚实阴阳（辨证）。经曰：诸痛为实，诸痒为虚，诸痛为阳，诸疽为阴。又当辨其是疔、是痈、是疽、是发、是疔等证（辨病）。"《洞天奥旨·疮疡阴阳论》指出："疮疡最要分阴阳，阴阳不分，动手即错。"《疡医大全·论阴阳法》明确指出："凡诊视痈疽，施治，必须先审阴阳，乃医道之纲领，阴阳无谬，治焉有差。医道虽繁，而可以一言蔽之者，曰阴阳而已。"《外科正宗·痈疽阳证歌》指出："痈疽不论上中下，惟在阴阳二症推。"

（二）寒热是外科疾病辨证的主要方式

《素问·阴阳应象大论》认为"阳胜则热，阴胜则寒"，《素问·调经论》提出"阳虚则外寒，阴虚则内热"，故有"寒热乃阴阳之化也"之说。寒热辨证在外科辨证中具有很重要的意义。如古人指出痔疮皆是湿、热、风、燥四气所伤，而热为最多也，好比《金匮要略·五脏风寒积聚病脉证并治》第19条提及痔疮的成因为"小肠有寒者，其人下重便血，有热者必痔"。又如《金匮要略·惊悸吐衄下血胸满瘀血病脉证治》第16条曰："下血，先血后便，此近血也，赤小豆当归散主之。"文中所论述之近血，即后世所称"肠风下血"和"脏毒"，包括痔疮、肛裂等外科病证，症见下血，血色鲜红或有黏液，大便不畅，是由于湿热郁结在大肠所致。

二、辨脓肿

脓肿是外科疾病中常见的临床表现。及时正确地辨别脓肿，有助于正确判断疾病的预后顺逆。

（一）辨脓

脓是气血所化，因热胜肉腐而成，即《金匮要略·肺痿肺痈咳嗽上气病脉证并治》第2条之"热之所过，血为之凝滞，蓄结痈脓"。由于疮疡的出脓是正气载毒外出的表现，故通过辨脓可以判断机体的邪正盛衰。

1. 辨脓成与否　张仲景通过问诊、触诊、脉诊等方法以明确脓成与否。

（1）问诊　如《金匮要略·百合狐惑阴阳毒病脉证治》第10、13条，狐惑病"目赤如鸠眼"转变为"目四眦黑"，表明瘀血内积，脓已成熟，病势局限，胃气无扰，故问诊"能食"。

（2）触诊　用手掩其肿上，若肿处按之灼热，为脓已成，按之微热或不热，为脓未成，即《金匮要略·疮痈肠痈浸淫病脉证并治》第2条"师曰：诸痈肿，欲知有脓无脓，以手掩肿上，热者为有脓，不热者为无脓。"即《内经》"营卫稽留于经脉之中，则血泣而不行，不行则卫气从之而不通，壅遏而不得行，故热；大热不止，热胜则肉腐，肉腐则为脓。"

（3）脉诊　脉数者，为脓已成；脉不数，迟紧者，为脓未成。如《金匮要略·百合狐惑阴阳毒病脉证治》第13条曰："病者脉数，无热，微烦，默默但欲卧，汗出，初得之三四日，目赤如鸠眼；七八日，目四眦黑。若能食者，脓已成也……"《金匮要略·疮痈肠痈浸淫病脉证并治》第3条曰："肠痈之为病……脉数，此为肠内有痈……"第4条曰："肠痈者……其脉迟紧者，脓未成……"又如《伤寒论》332条曰："伤寒始发热六日……后三日脉之，而脉数，其热不罢者，此为热气有余，必发痈脓也。"

2. 辨脓的形质、气味　《金匮要略》所论之脓多为脓血，依其来源有在上、在下之别。

在上，一般表现为咳唾、吐脓血。多为邪热壅肺或蕴阻于胃，如《金匮要略·肺痿肺痈咳嗽上气病脉证并治》第 1 条"若口中辟辟燥，咳即胸中隐隐痛，脉反滑数，此为肺痈，咳唾脓血"。也有感受疫毒，血分热盛，腐肉成脓者，如《金匮要略·百合狐惑阴阳毒病脉证治》第 14 条"阳毒之为病，面赤斑斑如锦纹，咽喉痛，唾脓血"。甚者可见米粥样脓，如《金匮要略·肺痿肺痈咳嗽上气病脉证并治》第 2 条"热之所过，血为之凝滞，蓄结痈脓，吐如米粥"。

在下，一般表现为下利脓血。多因湿热内蕴肠腑，气血壅滞，脂膜血络俱损，或因脏气虚寒，气血下陷而起，如《金匮要略·呕吐哕下利病脉证治》第 29 条"下利脉数而渴者，今自愈；设不差，必清脓血，以有热故也"，以及第 32 条"下利，寸脉反浮数，尺中自涩者，必清脓血"。在气味方面，肺痈吐脓常有腥臭气味，提示热盛肉腐、脓溃外泄，如《金匮要略·肺痿肺痈咳嗽上气病脉证并治》第 12 条"咳而胸满，振寒脉数，咽干不渴，时出浊唾腥臭，久久吐脓如米粥者……"又如附方桔梗白散"治咳而胸满，振寒，脉数，咽干不渴，时出浊唾腥臭，久久吐脓如米粥者"。若因脓毒兼营卫失和所致，还可用排脓汤消痰排脓、调和营卫。此外，金疮成脓，可用排脓散行气活血、养血生肌。

除了辨脓的有无、脓的形质气味外，张仲景还提出痈脓致呕禁忌、预后。如痈脓致呕不可治呕，待痈消脓尽则呕自止；肺痈应早期治疗，脓成后治疗困难、预后较差等。

综上，《金匮要略》对于脓的辨识比较系统、全面，为后世外科学的发展奠定了坚实的基础。

（二）辨肿

《伤寒杂病论》中关于肿的内容与内科相关的很多，如《金匮要略·痉湿暍病脉证》之"风湿相搏，骨节疼烦……或身微肿者……"，《伤寒论》392 条"阴头微肿"；又如《金匮要略·肺痿肺痈咳嗽上气病脉证并治》第 15 条"肺痈胸满胀，一身面目浮肿"，肺痈之病，因风热入肺，肺失通调，症见身肿；再如《金匮要略·水气病脉证并治》专篇论述水气病，历节病见"脚肿如脱"、肾水见"脐肿腰痛"，《金匮要略·趺蹶手指臂肿转筋阴狐疝蛔虫病脉证治》第 2 条"病人常以手指臂肿动"等。而与外科相关的并不多，如《金匮要略·水气病脉证并治》第 1 条"黄汗，其脉沉迟，身发热，胸满，四肢头面肿，久不愈，必致痈脓"，黄汗病久不愈，湿热熏蒸，可转化为痈脓；又如《金匮要略·疮痈肠痈浸淫病脉证并治》第 1 条"诸浮数脉，应当发热，而反洒淅恶寒，若有痛处，当发其痈"，以及第 2 条"诸痈肿"和第 4 条"肠痈者，少腹肿痞"。

从以上内容看，张仲景多根据肿的部位及伴随症状来判断疾病的性质，这对后世外科医家辨肿有很大的启发。

三、辨疮疡

《伤寒杂病论》中有关疮疡的内容主要是对其发病、病因病机、临床表现、治疗与禁忌、预后等情况的辨识。

（一）发病病程方面

既有长期反复发作的疮家，如《金匮要略·痉湿暍病脉证》第6条"疮家"；又有突发金疮，如《金匮要略·疮痈肠痈浸淫病脉证并治》第5条"若身有疮，被刀斧所伤"及第6条"病金疮"。

（二）病因病机方面

有因使用灸法不当而成的灸疮，如《金匮要略·痉湿暍病脉证》第10条"痉病有灸疮"；有因金刃所伤的金疮（见上）；有因下焦湿热而引起的阴疮，如《金匮要略·妇人杂病》第21条"阴中即生疮，阴中蚀疮烂者"。

（三）临床表现方面

有溃烂、糜烂之恶疮，以及浸淫疮、阴疮、口疮。如《金匮要略·水气病脉证并治》第29条"发热不止者，必生恶疮"，《金匮要略·疮痈肠痈浸淫病脉证并治》第8条"浸淫疮"，再如《伤寒论》312条"少阴病，咽中伤，生疮，不能语言，声不出者"。

（四）治疗与禁忌方面

针对瘀血阻滞之刀斧创伤，用王不留行散消瘀止血镇痛；针对湿热火毒所致之浸淫疮，用黄连粉泻火解毒；针对痰火郁结之口疮，用苦酒汤清热涤痰、敛疮消肿；针对湿热内蕴所致之阴疮，用狼牙汤清热燥湿、杀虫止痒。疮家经常流脓失血，阴液亏虚，虽见身体疼痛之表证，也不可贸然发汗，否则必重伤津液而致痉，即《金匮要略·痉湿暍病脉证》第6条"疮家虽身疼痛，不可发汗，汗出则痉"，《内经》谓之"夺血者无汗，夺汗者无血"。

（五）辨预后

《金匮要略·脏腑经络先后病脉证》第12条曰："问曰：脉脱入脏即死，入腑即愈，何谓也？师曰：非为一病，百病皆然。譬如浸淫疮，从口起流向四肢者，可治；从四肢流来入口者，不可治。病在外者可治，入里者即死。"《金匮要略·疮痈肠痈浸淫病脉证并治》第7条曰："浸淫疮，从口起流向四肢者可治，从四肢流来入口者不可治。"通过浸淫疮发展趋势来判断预后，即"毒从外出是顺，毒向内攻则逆"。痉病伴有灸疮，因脓液久渍，津血本亏，两病相合，势必血枯津伤，病情一般比较严重，即《金匮要略·痉湿暍病脉证》第10条所言"痉病有灸疮，难治"。这种通过邪气传变、经络脏腑受邪深浅等指征来判断疾病预后的原则和方法，被后世外科医家广泛地运用到了外科疾病的临床诊治实践中。

四、辨瘙痒

瘙痒是皮肤病常见的一个自觉症状，《金匮要略》所介绍之瘾疹和浸淫疮都可见瘙痒，由于发生瘙痒的原因不一，故瘙痒的情况也各异。

（一）风邪外泄

《金匮要略》所论之瘙痒，多为正气不足，外邪入侵所致，如《金匮要略·中风历节病脉证并治》第 3 条 "寸口脉迟而缓，迟则为寒，缓则为虚，荣缓则为亡血，卫缓则为中风。邪气中经，则身痒而瘾疹。心气不足，邪气入中，则胸满而短气"。而在 "正虚邪中" 之中，张仲景更强调 "邪中"，即 "风强"，如《金匮要略·水气病脉证并治》第 2 条所论之 "瘾疹" "痂癞"："脉浮而洪，浮则为风，洪则为气，风气相搏，风强则为隐疹；身体为痒，痒为泄风，久为痂癞……" 临床表现为走窜无定，遍体作痒，抓破血溢，随破随收，不致化腐，多为干性。该论述对于后世外科医家的临床实践发挥着重要的指导意义。

（二）湿热火毒

浸淫疮也会导致皮肤瘙痒，《金匮要略》有浸淫疮的相关记载，如《金匮要略·疮痈肠痈浸淫病脉证并治》第 8 条 "浸淫疮，黄连粉主之"。《素问·玉机真脏论》曰："太过则令人身热而肤痛，为浸淫。"《素问·至真要大论》曰："诸痛痒疮皆属于心。" 由此可见，该病多由湿热火毒所致，临床表现为浸淫四窜，黄水淋漓，易沿表皮蚀烂，越腐越痒。

第二节　肠　痈

"肠痈" 之名，最早见于《内经》，如《素问·厥论》曰："少阳厥逆，机关不利，机关不利者，腰不可以行，项不可以顾，发肠痈不可治，惊者死。"《金匮要略》在《内经》基础上进一步阐明其理法方药。其中，脓未成，症见少腹肿痞疼痛，按之尤甚，或拒按，发热，时时汗出，或伴恶寒，舌红苔黄，脉数或弦滑或迟紧有力者，治宜泄热逐瘀、散结消肿，方用大黄牡丹汤；脓已成，症见少腹痛，或少腹扪及包块，腹皮紧张，但按之濡软，全身不发热，脉略数少力或不数，舌淡或微红，苔白或微黄腻者，治宜排脓消痈、振奋阳气，方用薏苡附子败酱散。

一、病因病机

《内经》认为肠痈乃由 "少阳厥逆" 所致。《外科正宗》有 "大肠痈者，皆湿热瘀血流入小肠而成也" 之说。《诸病源候论》指出，肠痈 "由寒温不适，喜怒无度，使邪气与荣气相干，在于肠内，迁热，加之血气蕴结，聚成痈。热积不散，血肉腐化，化而为脓"。《金匮要略》所论之成因与前述相类似，即肠痈是由于热毒内聚、营血瘀结于肠中，血瘀热聚肉腐成脓所致。

二、辨证要点

辨脓成与否，详见本章第一节辨脓肿的内容。

三、治疗特点

肠痈总的治疗特点为脓已成不可下，脓未成可下。

1. 脓已成宜破结排脓，清热解毒　《金匮要略·疮痈肠痈浸淫病脉证并治》第3条曰："肠痈之为病，其身甲错，腹皮急，按之濡，如肿状，腹无积聚，身无热，脉数，此为肠内有痈，薏苡附子败酱散主之。"若患病日久，毒邪由气分转入血分，化腐败物而成痈脓，则考虑使用薏苡附子败酱散排脓消肿，振奋阳气。方中薏苡仁健脾益气，清热利湿；附子振奋阳气，行消郁滞，即《外科证治全生集》所言"气血之化，必由温之"；败酱草清热泄结，利水消肿，排脓破血。须注意的是，该方重用薏苡仁，轻用附子，两药比例为5∶1，体现本方药性偏于寒凉，与肠痈热毒结聚，痈脓已成的病机相合。

2. 脓未成宜清热逐瘀，解毒消痈　《金匮要略·疮痈肠痈浸淫病脉证并治》第4条曰："肠痈者，少腹肿痞，按之即痛如淋，小便自调，时时发热，自汗出，复恶寒。其脉迟紧者，脓未成，可下之，当有血。脉洪数者，脓已成，不可下也。大黄牡丹汤主之。"肠中热毒内聚，营血瘀结，经脉阻滞不通，营卫失调，以致少腹肿痞、时时发热、自汗出等。由于脓未成，气血未伤，可用大黄牡丹汤泄热逐瘀，散结消肿。方中大黄、芒硝荡涤实热，宣通瘀滞；牡丹皮、桃仁凉血化瘀；冬瓜仁排脓散结。若脉洪数，为热壅血败肉腐脓成，此时虽热毒内聚但气血已耗，当慎用攻下之法。

3. 强调速取，中病即止　无论是脓已成用薏苡附子败酱散还是脓未成用大黄牡丹汤，其服用方法均为"顿服"。其因有二：一者，肠痈乃急危重症，病情往往变化莫测，通过顿服，可以迅速逆转病势；二者，肠痈病程演变过程中容易耗伤气血，通过顿服，强调中病即止，以免更伤气血，如大黄牡丹汤"有脓当下，如无脓当下血"，薏苡附子败酱散"小便当下"。

四、现代研究

农菲菲等发现，大黄牡丹汤对TNBS-乙醇诱导的IBD大鼠具明显的治疗作用，可能与其改善血清中内源性代谢物水平，恢复体内正常代谢活动有关。沈丽娟等发现，大黄牡丹汤能有效治疗脓毒症大鼠急性肠功能障碍，其作用机制可能与通过调控肠道髓系细胞触发受体-1表达，减轻肠道炎症反应有关。方静等通过研究发现，薏苡附子败酱散对急性UC可以改善结肠黏膜的通透性，具有一定的黏膜修复作用。张双喜等应用TNBS法成功建立了UC的大鼠模型，YFB能改善UC模型大鼠的炎症症状，能明显降低结肠组织中 RORγt mRNA 的表达，降低血清 IL-17 的含量，提高 Foxp3 mRNA 的表达，增加 IL-10 的含量，YFB 影响 Treg/Th17 细胞数量及功能是其发挥治疗溃疡性结肠炎大鼠炎症作用的机制之一。李可等通过观察王不留行散外用于肛瘘术后创口的临床疗效，得出王不留行散有促进肛瘘术后创口愈合，缩短患者术后创口愈合期，且无毒副作用的结论。

第十章 妇科病辨治思想 ▷▷▷

妇科病辨治思想主要体现在《金匮要略》妇人三篇，包括妇人妊娠病、妇人产后病及妇人杂病，涵盖了经、带、胎、产、妇科杂病在内的各种疾病。虽不能概括无遗，但开创后世妇人病辨证论治之先河，后来的《经效产宝》《妇人大全良方》《傅青主女科》等医书都不同程度地受到《金匮要略》妇科思想的影响和启发，从而奠定了《金匮要略》在妇科学的鼻祖地位。

第一节 妇人妊娠病

妊娠期间，发生与妊娠有关的疾病，称妊娠病，亦称胎前病，涉及妊娠与癥病的鉴别、癥病漏下、妊娠呕吐、腹痛、下血、小便难、水气、胎动不安、伤胎等疾病的诊断及治疗。其中，瘀血阻滞胞宫，血不归经，症见经断未及三月，而得漏下不止，胎动在脐上者，治宜消瘀化癥，方用桂枝茯苓丸。阴阳气血失调所致之恶阻轻证，症见口渴或呕逆、不能饮食、无寒热者，治宜调和阴阳，方用桂枝汤；重证，症见呕吐不止者，治宜温中补虚、蠲饮降逆，方用干姜人参半夏丸。阳虚寒盛腹痛，症见怀妊六七月，其胎愈胀，腹痛恶寒，少腹如扇者，治宜温阳散寒、暖宫安胎，方用附子汤；肝脾失调之腹痛，症见腹痛绵绵、饮食不思、急躁易怒、足跗浮肿、小便不利者，治宜养血调肝、健脾利湿，方用当归芍药散。血虚热郁之小便难，症见小便不利，或短黄不爽，或尿频尿急，淋沥涩痛者，治宜养血开郁、清热除湿，方用当归贝母苦参丸。气化受阻，水湿内停之水肿，症见身重、身肿、洒淅恶寒、头眩、小便不利者，治宜利水通阳，方用葵子茯苓散。血虚湿热之胎动不安，症见身体瘦弱、食少体倦、头晕烦热者，治宜养血健脾、清化湿热，方用当归散；脾虚寒湿之胎动不安，症见纳差呕吐、倦怠乏力、脘腹时痛、白带较多者，治宜温中除湿、健脾安胎，方用白术散。心火亢盛，肺金被乘之腹满，不得小便者，治宜泻心气、顺胎气，针刺劳宫及关元。

妊娠病不但影响孕妇的健康，还可能有碍胎元的正常发育，导致堕胎、小产等。因此要注意孕期的摄生调护，发病后应及早调治。

一、病因病机

妊娠病的病机可概括为正虚邪实，具体表现如下：①怀孕初期，胎元始结，经血归胞养胎，体内阴血一时性不足，阳气偏盛，阴阳失调，冲气上逆犯胃，易致妊娠恶阻，如《金匮要略·妇人妊娠病脉证并治》第1条"妇人得平脉、阴脉小弱"；甚者由于脾胃虚弱，寒饮上逆，致呕吐不止，如《金匮要略·妇人妊娠病脉证并治》第6条。②素有癥病，又复怀孕，因瘀血阻滞，见妊娠"下血者"，如《金匮要略·妇人妊娠病脉证并治》第2条。③胞脉阻滞，气血运行不畅，易致妊娠腹痛，如《金匮要略·妇人妊娠病脉证并治》第3、4、5条。④由于胎体渐长，致使气机升降失常，或水湿停聚，或膀胱气化不行，可致妊娠小便难、妊娠水肿等，如《金匮要略·妇人妊娠病脉证并治》第7、8条。⑤妊娠之后，气血归胎养胎，肝血虚而生湿热，脾气虚而生寒湿，湿热、寒湿扰胎，可致胎动不安等，如《金匮要略·妇人妊娠病脉证并治》第9、10条。

二、辨证要点

（一）辨典型症

1. 妊娠 怀孕两个月，脉象平和，尺脉稍弱，同时伴有呕吐、不能食，身无外感寒热之象，此需与外感相鉴别，外感也可出现恶心呕吐、食欲不振，然外感脉象表现为浮脉。如《金匮要略·妇人妊娠病脉证并治》第1条曰："师曰：妇人得平脉，阴脉小弱，其人渴，不能食，无寒热。"经停前三月月经正常，此后胞宫按月逐渐增大，按之柔软不痛；经停六个月，自觉有胎动在脐下。此需与癥病相鉴别，癥病也可出现经停、胎动，然癥病往往是经停前三月月经失常，此后胞宫并非按月增大，按之疼痛，又见漏下少量紫黑，并觉脐上似有胎动。如《金匮要略·妇人妊娠病脉证并治》第2条曰："妇人宿有癥病，经断未及三月，而得漏下不止。胎动在脐上者，为癥痼害。妊娠六月动者，前三月经水利时，胎也。下血者，后断三月，衃也。"

2. 妊娠小便难 后世称之为"子淋"，是指怀孕以后，血虚有热，气郁化燥，兼膀胱湿热，气化不利，出现小便短黄不爽，或尿频尿急，淋沥涩痛，饮食正常，舌红苔黄，脉细滑数等症状，即《金匮要略·妇人妊娠病脉证并治》第7条所言"妊娠小便难，饮食如故"。

3. 妊娠有水气 即后世的"妊娠肿胀"，亦称"子肿"，是指妊娠期间出现肿胀、小便不利、洒淅恶寒、起即头眩等症状，即《金匮要略·妇人妊娠病脉证并治第二十》第8条所言"妊娠有水气，身重，小便不利，洒淅恶寒，起即头眩"。

（二）辨病性

1. 辨虚实

（1）妊娠腹痛 阳虚寒盛者，症见腹痛、少腹有冷、畏寒肢冷、舌淡苔白润、脉弦无力或沉迟无力，如《金匮要略·妇人妊娠病脉证并治》第3条；肝郁脾湿，血水阻滞者，症见少腹拘急，绵绵作痛，伴头晕、面唇少华、纳少体倦、小便不利、舌淡苔白润、脉弦细或弦缓，如本篇第5条。

（2）妊娠下血 由于癥病者，属瘀属实，症见下血不止、夹有血块、腹中刺痛、舌有瘀斑、脉沉涩；因冲任失调者，属虚属寒，症见下血不止，血色浅淡或暗淡，质稀，或伴腹痛，喜温喜按，头晕目眩，肢冷，舌淡脉细。前者见于本篇第2条，后者见于第

4 条。

2. 辨寒热　血虚湿热所致胎动不安，伴见身体瘦弱、食少体倦、头晕烦热；脾虚寒湿所致胎动不安，伴见纳差呕吐、倦怠乏力、脘腹时痛、白带较多；心火亢盛所致胎动不安，伴见腹满、小便不利。此见于《金匮要略·妇人妊娠病脉证并治》第 9、10、11 条。

三、治疗特点

（一）养胎安胎，重视肝脾

安胎是妊娠病总的治疗原则。张仲景在《金匮要略·妇人妊娠病脉证并治》设十方，加一针刺，实为安胎十一法。纵观十一法，有四法是从肝脾入手，体现张仲景治疗妇人妊娠病以调补肝脾两脏为重，此皆因胎在母腹，全赖气血以养之，而肝主藏血，肝血足则胎得养，脾主运化，脾气运健则气血充足；若肝血不足，脾运不健，酝湿酿热，则胞胎失养。故有"女子以肝为先天之本，脾为后天之本"之说。

1. 调和阴阳法　本篇第 1 条曰："师曰：妇人得平脉、阴脉小弱，其人渴，不能食，无寒热，名妊娠，桂枝汤主之。方见利中。于法六十日当有此证，设有医治逆者，却一月，加吐下者，则绝之。"病由阴阳气血失和所致，故以桂枝汤调和阴阳，则呕吐可止。方中桂枝调阳气；芍药养阴血；生姜、大枣、甘草调和脾胃，滋生气血。

2. 消瘀化癥法　本篇第 2 条曰："妇人宿有癥病，经断未及三月，而得漏下不止。胎动在脐上者，为癥痼害。妊娠六月动者，前三月经水利时，胎也。下血者，后断三月，衃也。所以血不止者，其癥不去故也，当下其癥，桂枝茯苓丸主之。"病由素有癥病，复以受孕，癥病碍胎所致，故以桂枝茯苓丸消瘀化癥。方中桂枝温通血脉；桃仁、牡丹皮、芍药活血化瘀，凉血止血；茯苓健脾利水，以滋化源。

3. 暖宫散寒法　本篇第 3 条曰："妇人怀娠六七月，脉弦、发热，其胎愈胀，腹痛恶寒者，少腹如扇。所以然者，子脏开故也，当以附子汤温其脏。"病由阳虚寒盛所致，故以附子汤温阳散寒，暖宫安胎。附子汤方未见，有医家认为是《伤寒论·少阴》之附子汤。方中炮附子温阳散寒；人参补元气；茯苓、白术健脾益气；芍药和血敛阴，以防附子过于燥热。

4. 养血固经法　本篇第 4 条曰："师曰：妇人有漏下者，有半产后因续下血都不绝者，有妊娠下血者。假令妊娠腹中痛，为胞阻，胶艾汤主之。"病由冲任脉虚，阴气不能内守所致，故以胶艾汤调补冲任，养血固经。方中阿胶养血止血，艾叶温经暖胞，四物汤补血养胎，甘草调中缓急，清酒以行药力。

5. 调肝和脾法　本篇第 5 条曰："妇人怀妊，腹中疠痛，当归芍药散主之。"妇人妊娠后，气血下注胞宫以养胎，常致气血不足。肝血不足，则血行迟滞；脾气不足，则湿由内生。病由肝脾不和，湿停血滞所致，故以当归芍药散养血调肝，健脾利湿。方中重用芍药补养肝血、缓急止痛，当归助芍药补养肝血，川芎行血中之滞气，三药调肝；泽泻重用意在渗利湿浊，白术、茯苓健脾除湿，三药治脾。

6. 温胃化饮法　本篇第 6 条曰："妊娠呕吐不止，干姜人参半夏丸主之。"脾胃虚弱，寒饮上逆，症见呕吐不止、频繁剧烈、呕吐物为清水或涎沫、食不下、口淡乏味、舌淡苔白滑，治以干姜人参半夏丸温中补虚，蠲饮降逆。方中干姜温中散寒、振奋中阳，人参健脾补正，半夏降逆止呕，生姜汁蠲饮降逆。

7. 清热解郁法　本篇第 7 条曰："妊娠小便难，饮食如故，归母苦参丸主之。"病由血虚有热，气郁化燥，兼膀胱湿热，气化不利所致，故以当归贝母苦参丸养血开郁，清热除湿。方中苦参清利湿热，当归养血和血，贝母入肺，肺为水之上源，肺气一开，则膀胱之气化亦行，即"提壶揭盖"法。

8. 利水通阳法　本篇第 8 条曰："妊娠有水气，身重，小便不利，洒淅恶寒，起即头眩，葵子茯苓散主之。"病由胎气影响，膀胱气化被阻，水湿停聚所致，故以葵子茯苓散利水通阳。方中茯苓健脾渗湿，葵子滑窍行水，使小便利则水湿去，阳气自通，即"通阳不在于温，而在于利小便"。

9. 养肝健脾法　本篇第 9 条曰："妇人妊娠，宜常服当归散主之。"妊娠血虚，肝血虚气郁而生内热，肝木乘土，脾不运而生湿，湿热内阻，影响胎儿，见胎动不安、食少体倦、头晕烦热、舌淡苔黄腻、脉弦滑体小者，治以当归散养血健脾，清化湿热。方中当归、芍药补肝养血，合川芎能舒气血之滞，白术健脾除湿，黄芩清热益阴。诸药合用，肝血得藏，脾气健运，湿祛热除，邪祛正安，而达养胎、安胎之效。后世把黄芩、白术视为安胎圣药，其源盖出于此。

10. 健脾利湿法　本篇第 10 条曰："妊娠养胎，白术散主之。"素体脾胃虚弱，致寒湿中阻，见胎动不安、纳差呕吐、倦怠乏力、脘腹时痛、白带较多、苔白滑、脉缓滑者，治以白术散温中除湿，健脾安胎。方中白术健脾燥湿并主安胎，川芎活血行气，蜀椒温中散寒，牡蛎收敛固涩。

11. 泻心顺胎法　本篇第 11 条曰："妇人伤胎，怀身腹满，不得小便，从腰以下重，如有水气状，怀身七月，太阴当养不养，此心气实，当刺泻劳宫及关元。小便微利则愈。"心气实而心火旺，肺金为心火所乘，以致太阴当养不养，故用针刺劳宫以泻心气，刺关元以顺胎气。

（二）有故无殒，亦无殒也

《素问·六元正纪大论》篇云："妇人重身，毒之何如？岐伯曰：有故无殒，亦无殒也。帝曰：愿闻其故，何谓也？岐伯曰：大积大聚，其可犯也，衰其大半而止，过者死。"也就是说，妊娠病积聚邪实，非峻烈之品不足以去其邪，非邪去不足安其胎者，虽用之亦无妨母体胎儿，张仲景在《金匮要略·妇人妊娠病脉证并治》中大大地发展了这一理论。方书认为，凡滑利攻下和破血之品，皆对妊娠不利，不当使用。但张仲景不为此说所囿，谨守病机，大胆用于妊娠病。如附子大辛大热，且有毒，易损害胎元，然阳虚阴盛非附子不能治，故用附子汤温其脏。《张氏医通》对此予以高度评价："世人皆以附子为堕胎百药长，仲景独用以为安胎圣药，非神而明之，莫敢轻试也。"又胎气影响膀胱气化，致水湿停聚而成"妊娠有水气"，张仲景用葵子茯苓散利水通阳，方中葵子，即冬葵子，其性滑利，后世列为妊娠慎用药，此处用之，取"有病则病当之"之意。又"胎前宜凉不宜温"，张仲景用桂枝汤治疗恶阻轻证、干姜人参半夏丸治疗恶阻重证。又活血化瘀类药物有动胎之虞，故历代医家在治疗妊娠病时多避而不用，而张仲景却用桂枝茯苓丸治疗癥胎下血。

（三）注意配伍、剂型和用量，减毒护胎

妊娠慎用药、禁用药使用不当会损伤胎儿，故应用过程中不但要遵循"衰其大半而止"的原则，同时还要注意配伍、剂型和用量，以减毒护胎。如桂枝茯苓丸治癥胎下血，由于癥积有形，不可峻攻猛破，故炼蜜为丸，并从小剂量开始服用，以达缓消瘀癥而不伤正的目的。又如当归芍药散中用川芎，川芎为血中之气药，味辛而走窜，因此在治疗妊娠疾病时，用量宜小。再如附子汤，必属阳虚阴盛之腹痛才能使用，且最好与扶正暖宫安胎的人参、党参、白术、艾叶等药同用。至于葵子茯苓散，临床应用时需注意：一是服药量不可太大，每次只服用方寸匕；二是不可久服，小便利则宜停服，以免造成滑胎；三是妊娠晚期方可使用，孕妇素体虚弱或有滑胎史者不宜用该方。

（四）未病先防，有病早治

治未病是仲景的学术思想之一，贯穿于《伤寒杂病论》的始终，如《金匮要略·脏腑经络先后病脉证》第1条就提出"夫治未病者，见肝之病，知肝传脾，当先实脾"。这在其论治妊娠病时亦有体现，如《金匮要略·妇人妊娠病脉证并治》第9、10条"妇人妊娠，宜常服当归散主之""妊娠养胎，白术散主之"。孕妇素体虚弱多病，或屡有半产滑胎病史，或合并其他疾病，恐其有碍胎孕，或已见腹痛、胎动不安，需积极调治，以安胎养胎，有病早治。

四、现代研究

桂枝茯苓胶囊能够显著降低实验性高雌孕激素模型大鼠异常升高的雌二醇和黄体酮的血浓度。提示桂枝茯苓胶囊是治疗雌激素水平异常升高所致子宫肌瘤、子宫内膜异位症、乳腺增生等的有效药物。桂枝茯苓丸可直接作用于卵巢，调节性激素的分泌，促进排卵。该方对卵巢趋化因子细胞因子诱导性中性白细胞趋化因子（CINC）的分泌有直接促进作用，还可通过促进白细胞介素1（IL-1）β和肿瘤坏死因子α（TNF-α）的分泌间接促进CINC的分泌，从而促进排卵。

韩涛等发现，附子汤原方具有明显对抗心肌缺血、缺氧的能力，并能显著增加心肌营养血流量，降低红细胞膜的脂区微黏度，提高心肌细胞内环核苷酸的水平，其提高cAMP的作用大于对cGMP的作用，但cAMP/cGMP的值没有明显改变；该方还通过降低血栓素B_2的水平使6-酮-前列腺素$F_{1\alpha}$/血栓素B_2的值明显升高，反映了抑制血小板聚集的作用。

胶艾汤有止血、补血、助孕安胎、调节免疫功能等作用。如任利发现，胶艾汤可使子宫的活动力明显增强，子宫兴奋收缩，从而压迫子宫血管，有助于止血。周佳萍在对

流产小鼠保胎实验中发现，胶艾汤可提高缩宫素致流产模型小鼠的保胎率，提高其平均产仔数，对先兆流产孕鼠具有保胎作用。李祥华予以小鼠不同剂量组胶艾汤，采用称重法测得不同剂量组的胶艾汤都可以增加小鼠脾脏及胸腺指数，增强小鼠 PMΦ 的吞噬功能，提高小鼠淋巴细胞转化率，从而发挥提高机体免疫功能的作用。

姚瑶发现，当归芍药散可明显降低改善妊娠高血压大鼠血压值，降低 24 小时尿蛋白含量，改善肝肾功能，延缓病理进程，同时对伴随的电解质紊乱有较好的纠正作用，对妊娠高血压疾病有一定的治疗作用。

岳苹采用致畸敏感期生殖毒性实验，在张仲景用量的 4 倍剂量下，观察干姜人参半夏汤对妊娠小鼠母体心脏、肝脏、肾脏的影响及对小鼠妊娠及胚胎发育的影响，结果显示未见明显胚胎毒性；同时通过建立小鼠胚胎干细胞（mESC）体外实验模型，采用干姜人参半夏汤（粉）的含药血清进行干预培养，发现其含药血清对 mESC 向心肌细胞的分化无显著影响，提示该方在胎儿期可通过辨证安全使用。

于华芸利用中药整合药理学计算平台筛选出当归贝母苦参丸治疗前列腺疾病的候选关键靶标 532 个，获得候选关键靶标的 gene ontology（GO）分析结果 1840 条，KEGG通路富集分析结果 194 条。"中药材－核心成分－关键靶标－主要通路"网络关联分析结果获得当归贝母苦参丸治疗前列腺疾病的核心成分 65 个（当归 29 个、浙贝母 11 个、苦参 26 个，其中有 1 个成分为当归和浙贝母的共有成分），作用于转录因子结合、凋亡负性调控等关键靶标，通过雌激素、凋亡、趋化因子等信号通路，发挥细胞周期、细胞凋亡与增殖失衡调控等作用，这可能是其治疗前列腺疾病的相关分子机制。

第二节　妇人产后病

妇人产后病是指产妇在新产后或产褥期内发生的与分娩或产褥有关的疾病，包括产后三大证（痉病、郁冒、大便难），以及产后腹痛、中风、烦乱呕逆及下利虚极等。其中，少阳枢机不利之郁冒、大便难，症见郁闷昏冒、呕不能饮食、大便坚、舌淡苔薄白、脉弦者，治宜和利枢机，方用小柴胡汤；胃肠热结成实之郁冒、大便难，症见郁闷昏眩、发热、腹满痛拒按、大便秘结、舌苔黄燥、脉滑有力者，治宜急下存阴，方用大承气汤。血虚里寒之腹痛，症见腹中绵绵作痛，喜温喜按，舌淡苔白润或薄白，脉虚缓者，治宜养血散寒、温中止痛，方用当归生姜羊肉汤；气血不足之腹痛，症见腹中刺痛或拘急作痛，绵绵不已，或痛引腰背，气短乏力，不能饮食，脉细弱者，治宜建中益气、养血柔肝，方用内补当归建中汤；气血郁滞之腹痛，症见小腹胀痛，不得平卧，恶露量少不畅者，治宜破气散结、和血止痛，方用枳实芍药散；瘀血内结之腹痛，症见小腹刺痛拒按，恶露紫暗有块，或恶露不下，口唇干燥者，治宜破血逐瘀，方用下瘀血汤；实热瘀结之腹痛，症见腹痛坚满拒按，恶露不下，或恶露紫暗，夹有血块，大便秘结，发热烦躁，舌红苔黄，脉弦数者，治宜攻下瘀热，方用大承气汤。太阳中风，症见头微痛、恶寒发热、干呕、汗出、舌淡苔薄白、脉浮缓者，治宜解表祛邪、调和营卫，方用阳旦汤；阳虚中风，症见发热、面赤、喘而头痛、四肢欠温、脉沉缓弱者，治宜扶正祛邪，方用竹叶汤。虚热烦呕，症见心中烦乱、呕逆不安、食欲不振、神疲乏力者，治宜清热降逆、安中益气，方用竹皮大丸。热利伤阴，症见大便脓血、腹痛即便、里急后重、肛门灼热、神疲乏力、虚烦不寐、脉虚数者，治宜清热利湿、养血和中，方用白头翁加甘草阿胶汤。湿热阴虚，症见四肢烦热、头不痛、烦躁不安、舌红苔黄者，治宜清热燥湿、滋养阴液，方用三物黄芩汤。

一、病因病机

《金匮要略·妇人产后病脉证治》第1条指出："新产妇人有三病，一者病痉，二者病郁冒，三者大便难。"痉、郁冒、大便难，三者临床表现虽各不相同，但"血虚""多汗出""亡血""伤津液"的病理基础是一致的。黄元御《四圣心源》云："产后血虚气惫，诸病丛生……弥月之后，气血续旺，乃可无虑。盖妊娠之时，胎成一分，则母气盗泄一分，胎气渐成，母气渐泄。十月胎完，而母气耗损十倍，寻常不过数胎，而人已衰矣。母气传子，子壮则母虚，自然之理也。"妇人怀孕后子盗母气，气血大伤，加之分娩时失血耗津，元气受损，故妇人产后具有"多虚"的特点。

"血为气之母""气为血之帅"。新产之妇，阴血不足，阳随阴脱，致气虚无力运血而血行瘀滞；或肝气郁结，气滞不行；或恶露不去，瘀血停留。故妇人产后还具有"多瘀"的特点。而内停之瘀血既可与热相持，又可与水互结。

新产之妇，或嗜食辛辣厚味，变生胃热，或湿热阻滞肠道，从而形成各种邪实之证。

产后"百脉空虚"，若稍有不慎，邪气每易乘虚而入，使气血营卫失和，脏腑功能紊乱，冲任受损而变生百病，即"邪之所凑，其气必虚"。

由此可见，产后病以正虚为本，邪实为标。

二、辨证要点

（一）辨典型症

1.痉　津血亏虚，筋脉失于滋养，则见紧急拘挛。

2.郁冒　阴虚不能收敛浮阳，无根之阳气上逆外越，则见头昏、目瞀、胸中烦闷不安。

3.大便难　津血不足，肠道失于濡润，故见排便困难。

（二）辨病性

1.辨虚实　实证、虚证均可见腹痛。其中血虚里寒的腹痛，当具有腹部绵绵作痛、喜温喜按的特点；产后气血郁滞的腹痛属里实，兼有烦满不得卧的特点。若是由于产后恶露不尽，瘀血凝结于胞宫，干血凝着于脐下，其痛必定在小腹，其症当见小腹疼痛如刺，痛而不胀，拒按，痛处固定不移，按之有块，舌紫暗，或有瘀点瘀斑，脉沉涩，则属于瘀血阻滞。若产后七八日，无太阳表证，少腹坚硬疼痛，又兼有不大便，烦躁发热，日晡所剧，不食，食则谵语，脉数实等症，乃实热内结于阳明之证。阳明胃实，故发热烦躁，日晡所为甚；腑气不通，故不欲饮食；若勉强进食则更增邪热，热扰神明则谵语；至夜阳明经气衰，因此热轻症减。

妇人产后耗气伤血，复因哺乳，使阴血更亏，阴血不足，虚热内扰心神，则心烦意乱；热犯于胃则呕逆。产后阴血不足，又兼下利，更伤其阴，故曰"虚极"。临床亦可见发热腹痛、里急后重、下利脓血等湿热壅滞肠道的症状；且病发于产后，尚有体倦、口干、脉虚等症。

2. 辨表里 产后中风持续不愈。由于产后营卫皆虚，易感风邪，可导致太阳中风表证。临床可持续数十天仍见头痛、恶寒、汗出、时发热，并兼干呕、心下闷等症状，乃产后体虚感邪，正气不能祛邪外出，故病程迁延数十日。

三、治疗特点

（一）以顾护气、津、血为总治疗原则

产后具有"气虚""血少""津亏"的特点，故治疗上要注重顾护气、津、血。

1. 运用温阳补气之品 如竹叶汤中用人参、附子，阳旦汤中用附子（陈修园认为，阳旦汤当是桂枝汤加附子）。

2. 加用滋养津血之药 如当归生姜羊肉汤和小建中汤中用当归，枳实芍药散和阳旦汤中用芍药，下瘀血汤中用白蜜，竹叶汤和竹皮大丸中用甘草、大枣，白头翁加甘草阿胶汤中用甘草、阿胶，三物黄芩汤中用地黄等。

3. 泄热以防热伤津血 如大承气汤急下热结以存阴，竹皮大丸在产后大胆运用寒凉之石膏等。

4. 损阳以救阴 如针对产后阴虚血弱、孤阳独亢之郁冒，运用小柴胡汤发汗使独阳得散，阴阳恢复平衡。

5. 发汗不过汗 如产后中风用桂枝汤而不用麻黄汤。

6. 顾护胃气 以枳实芍药散治疗产后腹痛，须"以麦粥下之"。

（二）不拘泥于产后，辨治当机立断

1. 邪因外感，发表不拘于新产亡血 产后为外邪所侵，症见《金匮要略·妇人产后病脉证治》第8条"产后风，续之数十日不解，头微痛，恶寒，时时有热，心下闷，干呕汗出"或第9条"产后中风发热，面正赤，喘而头痛"。虽《伤寒论》89条提及"亡血家不可发汗"，然仲景治疗之际，不拘于新产亡血，而是据证用药，当汗则汗：前者用阳旦汤，即桂枝汤，和营解肌以祛邪；后者用竹叶汤扶正祛邪。又如第2条，产后亡阴血虚，阳气独盛，复感寒邪，致使表闭里郁，气机上逆，见"呕不能食，大便反坚，但头汗出"之郁冒。此时，若因其虚而补，则邪势反张，因其汗而敛，则邪不得出，故以小柴胡汤扶正达邪，和利枢机。

2. 邪自内生，攻逐不泥于产后体虚 产后气血亏虚，运化无力，导致各种病理产物

无法及时排出而瘀积体内，张仲景并不惑于产后体虚，常以攻邪为主治之。

（1）攻下以泄热结　《脉经·病不可下证》明言："诸虚者，不可下。"然张仲景当下则下。如《金匮要略·妇人产后病脉证治》第3条："病解能食，七八日更发热者，此为胃实，大承气汤主之。"又如第7条："产后七八日，无太阳证，少腹坚痛，此恶露不尽，不大便，烦躁发热，切脉微实，再倍发热，日晡时烦躁者，不食，食则谵语，至夜即愈，宜大承气汤主之。热在里，结在膀胱也。"虽两条原文症见不同，一为胃肠实热，一为实热瘀结，但均用大承气汤下之。

（2）行气以治气滞　《金匮要略·妇人产后病脉证治》第5条曰："产后腹痛，烦满不得卧，枳实芍药散主之。"产后小腹胀痛，按之愈甚，恶露甚少，色暗，"烦满不得卧"，或见胁肋胀痛，烦躁易怒者，系气血郁滞之故。尤在泾云："产后腹痛而烦满不得卧，知血郁而成热，且下病而碍上也，与虚寒疗痛不同矣。"治用枳实芍药散。方中枳实破气行血，由于此腹痛见于产后，说明其滞不在气分而在血分，故炒黑，使其入血分，以行血中之气，疏血中之滞；并加芍药以和血止痛。

（3）破瘀以治瘀结　《金匮要略·妇人产后病脉证治》第6条曰："师曰：产妇腹痛，法当以枳实芍药散，假令不愈者，此为腹中有干血着脐下，宜下瘀血汤主之。亦主经水不利。"产后脐下小腹或少腹刺痛拒按，恶露不下或量少不行，色暗，按之有块，投枳实芍药散而不应者，"此为腹中有干血着脐下"，用下瘀血汤治疗。方中大黄荡逐瘀血，桃仁活血化瘀，䗪虫逐瘀破结。三味相合，攻血之力颇猛。

（4）寒凉以清里热　清·徐大椿《医学源流论·妇科论》指出："产后宜温不宜凉。"然确有实热，则又不忌之。如《金匮要略·妇人产后病脉证治》第10条："妇人乳中虚，烦乱呕逆，安中益气，竹皮大丸主之。"新产妇人气血不足，加之哺乳，致使气血更伤（魏念庭称"乳即血也"），阴血亏虚，火热内生，故竹皮大丸清热降逆，安中益气。方中竹茹、石膏、白薇清热；甘草益气安中，与桂枝相配，辛甘化气；枣肉调和诸药。他如产后少阳枢机不利，见四肢烦热、头痛、往来寒热、胸胁苦满、默默不欲食者，以小柴胡汤和解退热。

（5）苦寒以治湿热　《金匮要略·妇人产后病脉证治》第11条曰："产后下利虚极，白头翁加甘草阿胶汤主之。"产后气血不足，又湿热下注，症见大便脓血、腹痛即便、里急后重、肛门灼热、面黄乏力、虚烦不寐、脉虚数者，治以白头翁加甘草阿胶汤清热利湿，养血和中。方中白头翁汤清利湿热，阿胶补益阴血，甘草益气和中。魏念庭谓："产后下利虚极者，自当大补其气血矣。不知其人虽极虚而下利者，乃夹热之利，切不可以大补，补之则热邪无出，其利必不能止也。主之以白头翁加甘草阿胶汤，清热燥湿，补中理气，使热去而利自止。"若是由于湿热阴虚所致，见头不痛但烦热无外邪、带下黄白腥臭或阴部瘙痒、大便不爽、肛门灼热、虚烦少寐、苔少色黄、脉虚数者，以三物黄芩汤清热燥湿，滋养阴液。

由此可见，张仲景治疗产后病，不拘于产后之虚，有是证则用是药，当汗则汗，当下则下，当温则温，当补则补，可清则清，可攻则攻。后世张子和"产后不可作诸虚不足治"之说，无疑受仲景思想之启发。

（三）同病异治

产后腹痛可由多种病因引起，应针对不同的证型而选取不同的方剂治疗。如血虚里寒的腹痛，当选用当归生姜羊肉汤以养血补虚，温中散寒。当归生姜羊肉汤中的羊肉取其血肉有情之品的特性，大补气血而不温燥伤血，同时散寒止痛，加用当归养血补虚，生姜温中散寒，体现了《内经》"形不足者，温之以气；精不足者，补之以味"的含义。产后气血郁滞的腹痛属里实，兼有烦满不得卧的特点，且又由于产后失血而血虚为甚，因此气滞尤重于血滞，故以行气散结、和血止痛的枳实芍药散治疗。尤在泾云："产后腹痛而烦满不得卧，知血郁而成热，且下病而碍上也，与虚寒疗痛不同矣。"若产后腹痛服用枳实芍药散不效，则是由于产后恶露不尽，瘀血凝结于胞宫，干血凝着于脐下，而选方用下瘀血汤，破血逐瘀而治之。服药后，所下之血色如豚肝，是药已中病，瘀血下行的表现。

（四）多用汤剂，以求邪实速去

《中藏经》曰："汤，可以荡涤脏腑，开通经络，调品阴阳，祛分邪恶，润泽枯朽，悦养皮肤，益充气力，扶助困竭，莫离于汤也。"新产妇人，本就气血大伤，若身患热性病，会灼伤阴液，此时极需祛邪，以保存津液，如大承气汤，取其"急下存阴"，此用汤剂之一也；妇人产后"多虚"，用汤剂可润泽枯朽，如当归生姜羊肉汤，此用汤剂之二也；妇人产后阴虚阳浮，用汤剂可调和阴阳，如小柴胡汤，此用汤剂之三也；妇人产后"多瘀"，用汤剂可以荡涤脏腑，祛分邪恶，如下瘀血汤，该方虽以蜜为丸以缓其性，但成丸后又以酒煎，且须"顿服之"，旨在速去其瘀，徐忠可谓之"古人治有形之病，以急去为主，故用药不嫌峻"，此用汤剂之四也。

四、现代研究

洪长春用加味葵子茯苓散治疗泌尿系结石 100 例，治愈 82 例，好转 18 例，有效率 100%，提示加味葵子茯苓散对泌尿系结石有较好的治疗作用。从文献报道来看，关于下瘀血汤的实验研究大多数是针对抗纤维化的，且以抗肝纤维化为主，而与《金匮要略》中主要治疗的"妇人病"、心腹痛等疾病相关的实验研究却很少见，多为临床观察或临证经验总结。如侯志霞发现，下瘀血汤治疗子宫内膜异位症疗效与孕三烯酮相当。白广龙发现，竹皮大丸可以明显改善胃热中虚型失眠症的临床症状，是治疗胃热中虚型失眠症的有效方药；且治疗过程中未见明显不良反应，安全性较好。蔡永运用白头翁加甘草阿胶汤灌肠治疗放射性直肠炎 59 例，经 1 个疗程治疗后，22 例临床痊愈，35 例好转，2 例无效，总有效率 96.6%。

第三节 妇人杂病

妇人杂病，是指除妊娠、产后疾病以外的以经带和前阴疾患为主的一系列疾病，包括热入血室、梅核气、脏躁、经水不利、带下、漏下、腹痛、转胞、阴吹、阴疮等 10 多种妇科杂病。其中，外邪化热，乘血室空虚而入，热与血结，形成热入血室证，症见或寒热如疟，或胸胁下满，或但头汗出；治宜泄热透邪，可随证选用小柴胡汤或针刺期门穴。痰气交阻于咽喉之梅核气，症见咽中如有炙脔；治宜解郁化痰，方用半夏厚朴汤。脏阴不足，虚热内扰之脏躁，症见喜悲伤欲哭，象如神灵所作，数欠伸者；治宜养血宁心、润燥缓急，方用甘麦大枣汤。冲任虚寒夹瘀兼阴虚之崩漏，症见下血数十日不止、少腹里急、腹满、手掌烦热、唇口干燥者，治宜温补冲任、养血行瘀，方用温经汤；冲任虚寒，经气下陷，气虚不摄之崩漏，症见漏下色黑者，治宜温补止血，方用胶姜汤；肝经气血郁滞之崩漏，症见半产漏下、脉弦而大者，治宜疏肝散结、理血通络，方用旋覆花汤。瘀血内阻之经水不利，症见少腹满痛或经一月再见者，治宜活血通瘀，方用土瓜根散；瘀热内结之经水不利，症见闭经者，治宜破血逐瘀通经，方用抵当汤；水血互结之经水不利，症见妇人产后少腹满如敦状，小便微难而不渴，治宜破血逐水，方用大黄甘遂汤。湿热带下，症见经水闭不利、带下色黄臭秽者，治宜清热燥湿，方用矾石丸；寒湿带下，症见带下清稀色白者，治宜苦温燥湿，方用蛇床子散。湿热下注，热盛肉腐之阴疮，症见阴中生疮蚀烂者，治宜清疮排毒，方用狼牙汤。风冷血滞之腹痛，症见腹中刺痛者，治宜活血止痛，方用红蓝花酒；肝脾失调之腹痛，症见腹中绞痛，或绵绵而痛，或拧着痛，治宜调和肝脾，方用当归芍药散；脾胃虚寒之腹痛，症见腹中拘急而痛、面色无华、肢痛烦热、口干咽燥者，治宜温补中焦，方用小建中汤。肾气亏虚，膀胱气化不行之转胞，症见小便不通、脐下急迫者，治宜温阳化气，方用肾气丸。胃肠燥结兼瘀之阴吹，症见前阴出气频繁有声，犹如后阴矢气，声响连续不断；治宜润肠化瘀通便，方用猪膏发煎。至于本篇中妇人吐涎沫用小青龙汤，心下痞用泻心汤，小儿龈烂齿蚀用小儿疳虫蚀齿方，均不专属妇人杂病。

一、病因病机

《金匮要略·妇人杂病脉证并治》第 8 条明确指出妇人杂病的病因病机为"妇人之病，因虚、积冷、结气，为诸经水断绝，至有历年，血寒积结胞门，寒伤经络。"其内涵丰富，具体如下：

（一）以气血为总纲

"女子以血为本"，而血之为用，全赖于气。女子气血贵乎充盈，气机贵乎调达，血脉贵乎温通，三者若有所患，必导致气血凝结，从而形成月经不调、痛经、经闭、癥瘕诸疾，其他病证随之而生。如年纪大了或经常刮宫人流等导致气虚血少，气虚不能运血摄血，血少不足以营冲任，冲任空虚，虚不能化气生血，导致月经病的产生。饮食不节、不注意保暖等导致寒冷久积，冷则不能温运气血，又因卫阳虚衰，内则生寒，不易温化而积滞，外则风冷之气入侵，以致任督功能失调，可致痛经、经闭、癥瘕诸疾。情志不遂导致气机郁结，血行不畅又可导致妇科诸疾，即《素问·举痛论》所言"余知百病生于气也"。由此，张仲景高度概括杂病病机为"虚""积冷""结气"。

（二）以胞门为主要受邪之地，涉及上、中、下三焦

胞门，即子宫，又称胞宫、女子胞、子脏等，有主持月经和孕育胎儿的作用。虚、冷、结气日久，导致胞门闭塞，经络阻滞，可引起女子的经带诸病，即"在下未多，经候不匀，冷阴掣痛，少腹恶寒；或引腰脊，下根气街，气冲急痛，膝胫疼烦，奄忽眩冒，状如厥癫，或有忧惨，悲伤多嗔"。除了可见下焦病证外，"在上，呕吐涎唾，久成肺痈，形体损分；在中盘结，绕脐寒疝，或两胁疼痛，与脏相连；或结热中，痛在关元，脉数无疮，肌若鱼鳞"。关于上、中二焦病证，张仲景强调"时着男子，非止女身"。

（三）"治未病"思想贯穿其中

"冰冻三尺，非一日之寒；骐骥千里，非一日之功。"妇人杂病亦如此，乃是"至有历年"而成。此寓意及早治疗能避免"胞门寒伤"，以免"千变万端"。

二、辨证要点

（一）辨典型症

1.梅核气 典型表现为咽喉部有异物感，咽之不下，咯之不出，如有炙肉阻塞，伴有胸闷、叹息等症状；多由于情志不遂，肝气郁结，肺胃失于宣降，津液不布，聚而为痰，痰气相搏，结于咽喉而成。

2.脏躁 典型表现为容易悲伤想哭，频打呵欠、伸懒腰，有如"神灵所作"；是由于外界刺激致情志抑郁，或思虑过度，致肝郁化火，灼伤阴液，导致脏失所养而成。

3.转胞 典型表现为小便不通，脐下急迫，可伴有"饮食如故，烦热不得卧而反倚息"等表现；是由于肾气亏虚，膀胱气化不行所致。

4.阴疮 典型表现为前阴痒痛糜烂，伴带下色黄质稠臭秽，尺脉滑数；是由于湿热之邪郁积于前阴所致。

5.阴吹 典型表现为前阴出气有声，犹如后阴矢气一样，是由于胃肠燥结兼瘀所致。

6.疳虫蚀齿 是由于小儿疳热生虫，蛀蚀牙齿所致。

（二）辨病性

1.经水不利 瘀血内阻者，月经不调，量少不畅，少腹满痛拒按；瘀热内结者，经闭不行，少腹硬满结痛拒按，脉沉涩；水血互结者，少腹胀满，甚则突起如敦状，小便微难，伴产后恶露量少或闭经。

2.腹痛 风邪入侵，气滞血凝而致的腹痛以刺痛为主；肝脾失调，兼有水气者除了腹痛的症状外还有小便不利、四肢头面微肿的特点；中焦虚寒者则在腹痛的基础上出现

喜温喜按，伴面色无华、虚烦心悸、舌质淡红、脉细涩的特点。

3. 带下病 湿热者带下多，色黄质稠，或伴臭秽，苔黄腻，脉濡数等；寒湿者带下多，质稀色白，可伴阴冷瘙痒等。

4. 热入血室 是妇人在行经期感受外邪，出现月经不调、肝胆不利、心神不宁的症状。

5. 崩漏 虚寒夹瘀兼虚热者，少腹里急，腹满或疼痛拒按，崩漏不止或月经后期，量少甚或闭经，经期腹痛，唇口干燥，暮即发热，手掌心烦热，并兼有气血不足症状等；冲任虚寒者，为陷经，经水淋沥，色暗，腹痛喜温喜按；肝经气血郁滞者，少腹刺痛，胸胁满闷，善太息，色紫有块，舌紫暗，脉涩。

三、治疗特点

（一）五脏兼顾，尤重肝脾

论治妇人杂病时，张仲景有治肝大法，如泻肝散结法（即热入血室刺期门）、温肝调经法（温经汤方证）、疏肝理气法（半夏厚朴汤方证）等；有甘麦大枣汤补益心脾、宁心安神治疗脏躁；有用小建中汤温补中焦，肾气丸补益肾气治疗妇人转胞证。以上所述可以看出，仲景对于妇人病的治疗兼顾五脏的论治特点。然脾胃为后天之本、气血生化之源，肝藏血，而女子以血为用，以肝为先天，故妇人疾病多与肝脾有关。因此仲景在妇人病的论治中，五脏兼顾，但尤重肝脾。如治疗妊娠病以治病和安胎并举为原则，重视健脾养肝。《金匮要略·妇人杂病脉证并治》第 17 条曰："妇人腹中诸疾痛，当归芍药散主之。"方中重用芍药一斤以柔肝、缓急止痛，当归三两助芍药补养肝血，芎劳半斤行血中之气，三药共以调肝；泽泻用量亦较重，用至半斤，合茯苓、白术各四两健脾除湿，三药合以治脾。肝血足则气条达，脾健则湿邪除。妇人热入血室之证，因值经行之际，血弱气虚，邪热乘虚入血室，热与血结，治之当刺期门，期门为肝经之募穴，刺之可泻肝散结，清泄瘀热；小柴胡在经主气，在脏主血，热入血室用之，是借少阳之枢以为泄厥阴之用，调经气而行散瘀结之功，与刺期门相对应，此采用的即是泻肝散结之法。《金匮要略·妇人杂病脉证并治》中治疗妇人冲任虚寒夹瘀之崩漏，立温经汤，方中吴茱萸、桂枝温经散寒，阿胶、芍药、麦冬滋阴养血以调肝，川芎、牡丹皮活血调气以疏肝，因女子以肝为先天，肝主血海与冲任二脉相通。此诸药合用，共奏温补冲任、养血祛瘀之功。本篇中治疗妇人中焦虚寒之腹痛，采用小建中汤温中补虚、柔肝理脾以止痛。方中饴糖温中补虚，白芍养阴缓肝止痛，配以甘草酸肝化阴，缓肝急而止腹痛。本篇中治疗梅核气的半夏厚朴汤行气散结、降逆化痰，使郁气得疏、痰涎得化，实为疏肝理气之妙方。小建中汤治疗妇人中焦虚寒而致的腹痛，症见腹中绵绵作痛、面色无华、神疲食少、舌质淡红、脉细涩等，用之温补脾胃，益气血生化之源。

（二）重视配伍，发挥"药对"功效

半夏厚朴汤中半夏配厚朴。半夏味辛平，燥湿化痰，《本经》谓其"主寒热，心下

坚，下气，喉咽肿痛，头眩”等，然“半夏所治之喉痛，必有痰有气阻于其间，呼吸食饮有所隔阂”；厚朴苦燥辛散，温能祛寒，除痰饮，去结水。二味相配，行气消痰，开郁散结，消胀除满。

甘麦大枣汤中甘草配小麦。甘草甘平，通经脉，利血气，有“国老”之称，为“交媾精神之妙药，调济气血之灵丹”；小麦甘平，缓急润燥，为肝之谷，而善养心气及肺肝之气。二味配伍，培土荣木，养心安神。

温经汤中吴茱萸、人参、生姜、甘草相配。血室为厥阴所主，妇人积结历年，致血室寒枯。故用苦温之吴茱萸、甘温之人参、辛温之生姜、守中之甘草共同配伍，即吴茱萸汤意，共奏温中补虚、消阴扶阳、调理肝胃之功。

旋覆花汤中旋覆花配新绛。旋覆花气味咸温，《本经》谓其“主结气、胁下满、惊悸，除水，去五脏间寒热，补中下气”，可散寒结、疏肝郁、通血脉；新绛，气味辛平，入肝，利水渗湿，能行络中之血而不伤。二味配伍，一气一血，气行则血行，可以化瘀；肝疏则血藏，可以止血。

抵当汤中水蛭配虻虫。水蛭苦咸平，出于水而善蚀血，《本经》谓其“主恶血、瘀血月闭，破血瘕积聚，无子，利水道”，能行血利水逐瘀；虻虫味苦微寒，《本经》谓其“主逐瘀血，破下血积坚痞癥瘕，寒热，通利血脉及九窍”。二味配伍，活血行水，破一切癥瘕积聚，为相须之用。蓄血内结成实，草木不胜其力，故以入血透络之虫药为向导，水蛭潜阴络，虻虫透阳络，并引领诸药以破血结。

肾气丸中生地黄、薯蓣、山茱萸相配，为滋阴之相须药对，补肝脾肾之阴精。天一生水，补火必先滋水，水足则火藏，所谓“壮水之主，以制阳光”也。泽泻、茯苓、牡丹皮相配，为利水之相须药对，泻肝脾肾之湿浊。意在补中寓泻，使补而不腻，利水而不伤阴。桂枝、附子相配，用二味少量，意在温补肾阳，微长少火以生肾气。“用桂附蒸动下焦，直行不化之水。”

（三）治法灵活，手段多样

由于妇人疾病的复杂性，决定了论治时只靠单一的治法常难以奏效。《金匮要略》中仲景对于不同病证，采用多种治法和剂型进行论治，以追求良好的疗效。妇人病 3 篇中，所采用的药物剂型十分丰富，内治法包括汤、丸、散、酒剂，外治法有针刺、熏洗、坐药等。篇中开创了纳药入阴道、外阴冲洗治疗妇科病的先河，即局部用药的治疗方法。如治带下病，仲景选用具有收涩除湿、杀虫止痒的矾石丸和蛇床子散，并在剂型上有所创新，即两方均为坐药，纳入阴中直接作用于患处发挥作用，以达事半功倍之效。又如治妇人前阴蚀疮，用狼牙汤外洗，燥湿清热止痒。

四、现代研究

沈淑洁等研究发现，半夏厚朴汤通过降低谷氨酸含量来减轻脑内神经兴奋性，起到了保护脑神经元及镇静催眠的作用。傅强等发现，半夏厚朴汤对两种长期应激刺激抑郁模型均有显著的抑制作用，降低模型动物血清 NO 水平和脾细胞培养上清 NO 水平的异常升高；提示半夏厚朴汤对未预知的长期应激刺激抑郁模型具有显著的抑制作用。

向韵等发现，甘麦大枣汤灌胃后小鼠活动次数明显增加，入睡时间缩短，但体重无变化，且超微颗粒组的作用大于传统饮片组；提示甘麦大枣汤可提高小鼠的中枢兴奋性。

刘强等研究发现，温经汤能减少醋酸所致小鼠扭体反应次数，延长扭体反应出现的时间，提高小鼠在冷水中的游泳时间，显著降低血瘀动物模型的红细胞压积、全血黏度、纤维蛋白黏度、血浆黏度，对小鼠急性大出血引起的"血虚"模型有较强的补血作用。

欧阳钦采用苯巴比妥钠诱导加皮下注射 CCl_4 制备肝硬化腹水大鼠模型，发现肝硬化腹水大鼠腹膜 AQP-1 蛋白水平和 mRNA 含量明显下降（$P < 0.01$），而大黄甘遂汤能上调肝硬化大鼠腹膜 AQP-1 的表达，可能是其发挥利水作用机制之一。刘恩顺等发现，大黄甘遂汤对 CCl_4 导致的小鼠肝纤维化有明显的治疗作用，其机制可能与抑制了贮脂细胞的激活和转化，减少了成纤维细胞的生成有关。

王满媛等通过大鼠实验证实，当归芍药散治疗痛经的主要机制为：一是当归芍药散对痛经大鼠精氨酸加压素（AVP）系统有干预作用，其能使大鼠子宫前列腺素 $F_{2\alpha}$、血浆 AVP 含量下降，下丘脑 AVP 水平升高，从而发挥治疗痛经的作用；二是可能通过抑制子宫收缩，调节大鼠子宫 NO、ET 水平，改善子宫血供。张志鹏等研究发现，当归芍药散中、高剂量可以提高慢性盆腔炎模型大鼠分泌型免疫球蛋白含量，降低细胞间黏附分子水平，减少 TNF-α 和 IL-1 含量及阳性表达。王萍等研究表明，加味当归芍药散（当归、芍药、茯苓、白术、泽泻、川芎、浙贝、柴胡、香附、丹参）治疗乳腺增生的机制主要为：一是改变乳腺增生模型大鼠的血液流变学，进而改善乳腺局部血液循环，缓解乳腺增生状态；二是抑制抗凋亡基因 Bcl-2 表达，促进乳腺上皮细胞凋亡；三是抑制丝裂原激活蛋白激酶／细胞外信号调节激酶信号转导通路中 ERK 的高表达状态，从而关闭细胞增殖及血管新生的开关，达到抑制乳腺上皮细胞增殖的目的。

第十一章　急症辨治思想 ▷▷▷▷

《伤寒杂病论》成书于东汉末年，当时疫病流行，死亡枕藉。张仲景在自序中讲得非常清楚："余宗族素多，向余二百。建安纪年以来，犹未十稔，其死亡者三分有二，伤寒十居其七。"可见当时急症治疗水平之低和急性传染病死亡率之高。《伤寒杂病论》是对东汉以前急症理论和经验的一次科学总结，是名副其实的第一部急症学专著。王叔和在"伤寒例"篇中亦明言"今搜采仲景旧论，录其证候、诊脉、声色，对病真方，有神验者，拟防世急也"。宋代高保衡、孙奇、林亿等在校定《伤寒论》序中说"以为百病之急，无急于伤寒"，故以伤寒而统诸急。

一、辨证要点

张仲景把急症分为伤寒和杂病两大类，前者以六经为纲，后者以脏腑为纲，均辅以病证为目，创立了急症的辨证纲领。

（一）辨识症状

急症往往以某一突发症状或某一症状的骤然加重为特征，故对症状的鉴别至关重要。《伤寒杂病论》对众多的症状作了较为详细的记述。

在文中，论发热有翕翕发热、蒸蒸发热、日晡潮热、往来寒热；论喘有咳喘、喘满、喘冒、息高；论呕吐有呕逆、干呕、气逆欲呕、食谷欲呕、心烦喜呕、水入即吐、食入即吐、吐蛔、朝食暮吐；论下利有下利脓血、下利清谷、泄利下重、利遂不止；论发黄有一身及目悉黄、身黄如橘子色、尿如皂荚汁状、色正赤；论腹痛有绕脐痛、少腹急结、时腹自痛、腹中拘急、腹中急痛、心下急、心下痛、按之石硬、从心下至少腹硬满而痛不可近；论胸胁痛有胸胁苦满、胁下满痛、心中结痛；论头痛有头项强痛、太阳头痛、少阳头痛、阳明头痛、厥阴头痛；论四肢骨节痛有肢节烦疼、骨节烦疼、四肢沉重疼痛；论神识改变有但欲寐、但欲眠睡、嗜卧、躁不得卧、心烦、昼日烦躁不得眠、夜而安静、谵语遗尿、如狂发狂、语言必乱、直视失浅、目中不了了、睛不和、躁无暂安时、多眠睡、鼻息必鼾、语言难出、手足躁扰、捻衣摸床、微喘直视；论抽搐有筋惕肉瞤、时瘛疭、如惊痫、四肢微急、难以屈伸、脚挛急、两胫挛；论心悸有其人叉手自冒心、心下悸欲得按、心动悸、脉结代；论血证有衄、吐血、唾脓血、必动其血……或从口鼻，或从目出、便血、便脓血、大便反易、其色必黑、下血、清血；论厥有手足厥冷、手足厥寒、四逆；论眩晕有头眩、目眩、眩晕；论尿少尿闭有小便不利、小便难、不尿。综观上述，其观察之详尽、真实，让人叹为观止。

张仲景把某一症状的有无，或同一症状的不同表现及其伴随症状，作为识别证候的重要依据。例如发热一症，以发热之程度和性状等辨其属阴属阳。阳证中，翕翕发热，发热与恶寒并见者，为邪在表；往来寒热，为邪在半表半里；但热不寒，为邪热入里，其中持续性蒸蒸发热与日晡潮热又有经证和腑证的不同。阴证一般多无发热，有者亦与阳证迥别。如少阴阳虚证兼表的发热，脉必沉；厥阴正邪交争的发热，为厥热胜复；太阴发热表现为手足不厥冷而自温，可与少阴、厥阴鉴别。

（二）动态辨证

急症无论因为误治造成，或病情自然演变导致，也无论经过治疗处理与否，病情多可迅速发生变化，表现为证的转化。若用静止的、孤立的观点看待某一急症，则必不能控制病情。《伤寒杂病论》中提出的"随证治之"这一治随证变的原则，体现了张仲景十分强调动态辨证。他在书中论述了外感急症由表入里、由轻到重、由阳入阴的基本规律，以及杂病急症由浅入深、由实转虚、因虚致实的基本规律。

在判断病之动态方面：一是要密切观察病情。如"伤寒一日，太阳受之，脉若静者，为不传。颇欲吐，若躁烦，脉数急者，为传也"。二是要掌握疾病传变规律。如由太阳而少阳、阳明的由表入里，由三阳而三阴的由实转虚，由麻黄汤证转为大青龙汤证、麻杏石甘汤证、白虎汤证等的寒化热证。三是采用以常衡变的方法。平脉辨证，特别要注意一因多果的情况，如太阳病发汗不当，可致表邪不解，可使表阳受损，阳虚水泛，或化热化燥。对病性疑似，一时难于辨证，而采用药物试探法者，更需注意服药反应，以期尽早明确证候性质而采取相应的治疗措施。

（三）重视腹诊

《伤寒杂病论》中有关腹诊的内容表明，脏腑的急性病变，常迅速反映在相应的部位上，具有很高的诊断价值。书中具体把胸腹体表划分为胁（胸胁）、胁下、心下、脐、脐下、少腹等部位，将自觉症状（如"满""痛""悸"等）和他觉体征（如"按之濡""弦急""支结""石硬""按之痛"等）出现的部位与脏腑经络有机地结合起来，作为推测急性病证的虚、实、寒、热和察知气、血、水有无瘀滞的重要依据。例如少腹满多见于蓄水证和蓄血证。前者少腹满较轻，伴小便不利；后者少腹满较重，按之石硬，或表现为少腹急结坚痛，且小便不利，可有如狂、发狂等神志症状。又如对各种结胸证的辨识。"心下痛，按之石硬"，甚则"从心下至少腹硬满而痛不可近"者，为大结胸；病位局限在心下，按之始痛者，为小结胸。寒实结胸论中虽未提到腹证，但从用峻下的三物白散推测，必有心下硬痛拒按。另外，如脾胃阳虚、寒邪内盛的大建中汤证，实热内蕴、瘀结肠中的肠痈，都是以腹诊作为辨病辨证的主要依据。

（四）区别真假

急症的危重阶段可能出现"重寒则热，重热则寒"等反常现象，若被假象所惑而随便处方，则危殆立至，故张仲景对寒热虚实的真假相当重视。《伤寒论》11 条云："病人身大热，反欲得衣者，热在皮肤，寒在骨髓也；身大寒，反不欲近衣者，寒在皮肤，热在骨髓也。"在外的现象为假，在内的本质为真。前者为外假热而内真寒，后者是外假寒而内真热。除此以外，书中多处举例以别真假。诸如少阴病下利清谷，身反不恶寒，或面赤，或咽痛，为阴盛于内，格阳于外；伤寒里有热，反现脉滑而厥，为里热闭郁，气不外达。与此相似，厥阴虚寒下利，脉反实，为真脏脉现，属假实；厥利腹冷，反发热能食，为中气衰败，阳气浮越，属正气将绝的除中。

二、治则治法

因急症病情危重，变化迅速，稍有不慎，危及生命，故治疗需当机立断，不可彷徨。张仲景在《伤寒杂病论》中不但描述了各种危急重症，且确立了急症的治疗总则和治法用方。

（一）急症治疗原则

《伤寒杂病论》对急症提出和体现的治疗原则主要有：在时间上，强调急症急治；在病因上，重视顿挫邪势；在救治过程中，注意时刻顾护正气。同时，还初步运用了某些综合治疗方法。

1. 急症急治 《内经》对标本缓急已有所论述，张仲景在《伤寒杂病论》中把它引申到急症，具体化为急症急治的原则。

（1）在处理新病与旧病的关系上，以新病为急 即《金匮要略·脏腑经络先后病脉证》所言"夫病痼疾，加以卒病，当先治其卒病，后乃治其痼疾"。《医宗金鉴》从标本关系上作了很好的解释："痼疾，旧病也。卒病，新病也。当以旧病为本为缓，新病为急为标。急则治标，缓则治本，故先治卒病，后治痼疾也。"对平素体健者患急症，应及时治疗，防其传变。《金匮要略·脏腑经络先后病脉证》指出，邪气"适中经络，未流传脏腑，即医治之""四肢才觉重滞，即导引吐纳，针灸膏摩，勿令九窍闭塞"，可见仲景十分重视发病初期的治疗。再如把太阳病分为伤寒、中风、温病、风湿、湿病等类型。而对由寒邪引起的太阳病，则以麻黄、桂枝、大青龙三证为纲，对因体质、宿疾等出现的各种不同兼夹证，以及病变波及两经以上的合病、并病都详加论述，以示表证的繁杂和证治的多样，务使药证相符，邪从表解，避免内传生变。

（2）对病情复杂者，判断孰缓孰急，急则先治 以表里同病为例，"本发汗而复下之，此为逆也。若先发汗，治不为逆。本先下之，而反汗之，为逆。若先下之，治不为逆。"前者为表急先治表，后者为里急先治里；若汗下失序，则变证丛生，故为逆。又如对阴阳俱损者，篇中举出了先扶阳后救阴，先顾虚后治实的例证：先与甘草干姜汤复阳，后与芍药甘草汤复阴，若胃气不和谵语者，更少与调胃承气汤。

（3）对病情危急者，治疗更是刻不容缓 论中有急当救里、急当救表、急下之、急温之的明训。急下，是指少阴由脏转腑，阳明燥结，热邪亢极，津伤严重，急下以救将竭之阴液，以免燎原之火竭尽西江之虞。而"少阴病，脉沉者，急温之"，则是指少阴虚寒初露端倪，急用温法，是上工救其萌芽之义。若已见吐利厥逆等亡阳证候，更应积极抢救。

2. 顿挫邪势 除了有针对性地解决无形之寒热病邪外，还有一个给邪以出路的问题。仲景十分强调顺应病势，因势利导。凡病邪在表者，不论其为伤寒、中风、温病、湿病、水气病、溢饮等，均用汗法，如麻黄汤证、桂枝汤证、麻黄加术汤证、越婢汤证、大小青龙汤证等；邪实在胸中或上腔者，用吐法，如瓜蒂散证；宿食、瘀血等邪结下焦者，用下法，如大承气汤证、抵当汤证等。对无形之邪入结于脏者，采用祛有形之邪的方法，使无形之邪无所依而随解之。此即"夫诸病在脏欲攻之，当随其所得而攻之，如渴者，与猪苓汤。余皆仿此"之意。

顿挫邪势在用药组方方面，论中亦多体现。如选用较为峻猛的药物，使欲汗者，"一服汗出"；欲下者，"初服当更衣"；欲吐者，"得快吐"。如用麻黄发汗、大黄泻下、石膏清热、甘遂逐水、甜瓜蒂催吐，并根据七情配伍相应药物，以增强祛邪之力。以大黄为例，配芒硝，泄热软坚通便；配枳实、厚朴，行气通便；配附子，攻下寒积；配桃仁，攻下瘀热；配栀子，清热利湿除黄；配黄连，降火止血、清热除痞等。

3. 刻刻顾正 《伤寒杂病论》在处理急症时，不唯重视祛邪手段，而且把顾护正气贯穿在急症诊治过程的始终。在邪实阶段，注意攻邪勿伤正。在防止药力不及，藏奸致变的前提下，力求药证相符，以免克伐无辜。如承气证因痞、满、燥、实的有无和程度之不同，分别采用对证的大承气汤、小承气汤和调胃承气汤治疗。又如十枣汤、葶苈大枣泻肺汤、麻黄汤、白虎汤配用大枣、甘草等甘味之品，或缓其势，或和其胃。同时，应用合适的剂型，使之缓急适宜，无伐正气。如蓄血证之病势深而缓，介于桃核承气汤证与抵当汤证二者之间，不可不攻，又不可尽攻者，则将抵当汤减少水蛭、虻虫剂量，变汤为丸。此外，注意禁忌证，祛邪适度，中病即止。如汗、吐、下法均有相应禁忌证。发汗以取微汗为宜，"汗出病瘥停后服""得下，不必尽剂，余勿服"等。

对正气虚衰者，径直运用扶正之法。如腹中急痛，心悸而烦，因中虚气血不足者，用小建中汤养营益血，缓急止痛。心动悸，脉结代，因心阴阳俱亏者，用炙甘草汤滋养心血，益气复脉。论中对扶阳法的应用，阐述尤详。如太阴脾胃虚寒，呕吐下利，用理中汤；厥阴血虚寒厥，脉细欲绝，用当归四逆汤；厥阴虚寒头痛，干呕吐涎沫，用吴茱萸汤；少阴阳气衰微，阴寒内盛，脉微细，但欲寐，厥逆下利，用四逆汤，并根据病情同中之异，衍化为若干汤证，以极力回阳救逆。

4. 综合治疗 本论对由于体质、宿疾等因素，或失治、误治而导致病情比较复杂的某些急症，初步采用既治本也治标、既治原发病也治合并症与并发症的综合疗法，其具体应用形式主要是通过方剂组成来体现，有时也配合针灸等疗法。

论中对急症的综合疗法，主要是针对病位的表里同治，针对病性的寒热并用，针对病邪的攻补兼施，以及几种方法的再综合。例如表里同病，在单纯治表有可能加重里证，治里有可能影响表证解除的情况下，则采用表里同治的方法，两解表里。如太阳桂枝证误下，表证未解，热邪内迫胃肠的葛根芩连汤证，以及表寒里饮的小青龙汤证、厥阴蛔厥的乌梅丸证，可以作为寒热并用、攻补兼施的例证。此外，论中对热入血室用针刺，对阳气衰微用灸法，与相应方药并用，均是提高疗效的有效途径。如《伤寒论》143 条"妇人中风，发热恶寒，经水适来……此为热入血室也。当刺期门，随其实而取之"，292 条"少阴病……脉不至者，灸少阴七壮"。

（二）急症治法用方

《伤寒杂病论》对急症的治疗已经有了"八法"的内容，并且在证情复杂的急症中常常是多法联用。论中表里同治、虚实兼顾之法等多法联用者俯拾即是。如解表清里的葛根芩连汤，清热滋阴的黄连阿胶汤，解表、和解、攻下的大柴胡汤，清热、温中、驱蛔、补正、攻邪之乌梅丸等，为后世医者治疗急症多法联用开辟了道路。其方药应用于急症的治疗，具有以下特点：①重现性较好。如四逆汤抢救某些休克，炙甘草汤治疗某些心律失常，乌梅丸治疗胆道蛔虫，葛根芩连汤治疗细菌性痢疾，白虎汤治疗流行性乙型脑炎，茵陈蒿汤治疗急性黄疸型肝炎等，都有较好疗效。②适应证较广。如葛根汤可用治流感、肺炎、急性胃肠炎、急性痢疾、项背痛、神经痛；芍药甘草汤可治疗腓肠肌痉挛、面肌痉挛、胃痉挛、三叉神经痛、坐骨神经痛、呃逆、肾绞痛、胆绞痛等。③适应证特定，同一急症，可采用不同的方剂治疗。如吐血，因于热者，用大黄黄连泻心汤；因于寒者，用甘草干姜汤。④方剂随症加减，可扩大用途，提高疗效。如小柴胡汤有多种加减法，并有柴胡桂枝汤、柴胡加芒硝汤、大柴胡汤、柴胡桂枝干姜汤、柴胡加龙牡汤等类方。更为可贵的是，这些方药的长期应用，并未出现什么"抗药性"。现就其治疗急症的治法用方述要如下：

1. 祛热法

（1）和解少阳　代表方为小柴胡汤。该方升降开合、祛邪扶正；现代用于多种发热急症，辨证施治，屡获效验。

（2）清热解毒　代表方为白虎汤。该方清热益气、保胃生津；现代广泛用于治疗流行性乙型脑炎、流行性出血热、大叶性肺炎、败血症等急性传染病或非传染性热病的极期阶段，使临床病死率有显著下降。

（3）通腑泄热　代表方为承气汤类。此类方剂具有排除燥实、清泄里热、急下存阴的作用；现代在治疗流行性乙型脑炎、中风属腑实热证之昏迷、抽搐者时应用，患者通下得泻后，热退神清，抽搐得止。

2. 平喘法

（1）发汗定喘　代表方为麻黄汤。该方发汗解表、宣肺定喘；现代用于治疗肺炎、上呼吸道感染属表寒证者可获良效。

（2）散寒平喘　代表方为小青龙汤。该方外散风寒、内除水饮；现代多用于治疗支气管哮喘、肺心病属寒饮型者，临床效果满意。

（3）降气平喘　代表方为桂枝加厚朴杏子汤。该方调和营卫、降气平喘；现代治疗小儿支气管炎用之取效。

（4）清热宣肺平喘　代表方为麻杏石甘汤。该方辛温散寒、宣肺平喘；现代应用此方治疗支气管哮喘、肺气肿哮喘、百日咳、麻疹性肺炎等病症，辨证施治，确有其效。

3. 止血法

（1）泻火止血　代表方为泻心汤。该方苦寒泻火，运用于心胃火旺之吐血、衄血；现代治疗急性脑出血、上消化道出血、肺结核咯血、子宫出血等症，均有显著疗效。

（2）温凉止血　代表方为柏叶汤。该方温以澄源、凉以塞流，适用于血寒不守、虚火上逆之吐血经久不止者；现代以此方为主治疗胃溃疡的吐血及肺结核咯血（均系患病时间较长者），获效较为满意。

（3）滋阴利水，养阴止血　代表方为猪苓汤。该方滋阴利水，适用于外感病阴虚火旺，移热膀胱之尿血；现代用于治疗膀胱炎、尿道炎等引起的尿血及膀胱刺激征有很好的效果。

（4）温中止血　代表方为黄土汤。该方温中止血，适用于脾阳不足，统摄无权之便血；现代治疗下消化道出血、功能性子宫出血有效。

4. 止吐法

（1）通利降逆　代表方为大黄甘草汤。该方通利实热，泻火降逆，适用于胃肠实热之食即呕吐、大便秘结者；现代常用于治疗急性肾衰所致的呕吐症状，可起到缓解症状之疗效。

（2）泄热止呕　代表方为大柴胡汤。该方外解少阳、内泄结热；现代治疗急性胰腺炎、急性胆囊炎、胆道蛔虫症之呕吐，临床效果显著。

（3）温胃止呕　代表方为吴茱萸汤。该方温中散寒、降逆止呕；现代对急性胃肠炎、内耳眩晕症、神经性呕吐剧烈而证属虚寒者，应用本方可以取效。

（4）和胃降逆　代表方为大半夏汤。该方和胃补虚、降逆润燥；现代治疗幽门狭窄和其他一些不完全性梗阻证属胃阴亏虚、胃气上逆之反胃、呕吐有较好的疗效。

5. 止利法

（1）解表清里　代表方为葛根黄芩黄连汤。该方两解表里、平调阴阳，适用于热性下利兼有表证者；现代多用于治疗胃肠型感冒之泄泻、中毒性痢疾、轮状病毒性腹泻等症。

（2）清热解毒止利　代表方为白头翁汤。该方清热化湿，凉血解毒，适用于湿热下迫、秽浊壅滞之下利脓血。现代用此方加减治疗急性细菌性痢疾、阿米巴痢疾、急性肠炎等有效。

（3）回阳救逆止利　代表方为四逆汤。该方具有温阳散寒、回阳救逆之功，适用于脾肾阳虚之下利、四肢厥冷。现代以此方为基础加减治疗急性肠炎及中毒性痢疾呈休克状态者，疗效颇佳。

6. 止痛法

（1）温下通腑　代表方为三物备急丸。该方温中通阳、攻逐寒积，适用于寒实积结、阳气暴阻之心腹胀满剧痛如锥刺、二便不通、气急口噤、苔浊腻、脉沉紧有力者；现代多用于治疗食物中毒属寒证而病热危急者及急性肠梗阻等实痛症。

（2）泄热逐水　代表方为大陷胸汤。该方为水热攻逐之峻剂，适用于水热互结、腹部满痛者；现代多用于治疗急性胰腺炎、急性腹膜炎、急性肠梗阻均有显效。

（3）温中散寒　代表方为大建中汤。该方温中补虚、散寒止痛，适用于中焦虚损、寒邪较重、经脉拘急所致的腹痛；现代治疗胃痉挛、蛔虫症性腹痛及疝气痛者，止痛效果良好。

7. 退黄法

（1）清热利湿　代表方为茵陈蒿汤。该方具有清热利湿退黄之功，适用于湿热合邪、不得宣泄之阳黄证；现代用此方辨证加减，治疗急性黄疸型传染性肝炎、无黄疸型传染性肝炎、胆道阻塞性黄疸等疗效显著。

（2）通里攻下　代表方为大黄硝石汤。该方具有清热解毒、通下退黄之效，适用于阳热内盛之黄疸病；现代多以此方治疗急性黄疸型肝炎属热盛里实者。

（3）活血化瘀　代表方为抵当汤。该方为破血逐瘀之峻剂，适用于血热互结蓄于下焦、肝胆功能失和之瘀血发黄；现代治疗"瘀血乘心"的肝昏迷，无论对神志症状和出血的控制均有一定意义。

8. 治厥法

（1）回阳救逆　代表方为四逆汤。该方回阳救逆，适用于脾肾阳虚、阴寒内盛所致之四肢厥冷；现代有将此方改制成注射剂，用于心源性休克的抢救，具有明显的强心、升压和改善微循环的作用。

（2）清热生津　代表方为白虎汤。该方能够清除阳明里热，并具有养胃生津的作用，适用于热深厥深的真热假寒证；现代运用此类方剂治疗流行性乙型脑炎、大叶性肺炎、脓毒败血症等中毒性、感染性疾病，效果显著。

（3）疏肝解郁　代表方为四逆散。该方宣泄郁滞、调和肝脾，适用于阳郁不伸、气机不畅之四肢不温；现代据此方制成的枳实注射液对于肝性脑病、弥漫性血管内凝血等所致的休克，与西药合用，有协同治疗作用。

三、急症多法抢救

治疗急症，用药剂型的多样化和多种途径给药是《伤寒杂病论》对中医急症治疗的又一贡献。论中主要用的是汤剂，酒剂也是一种速效剂型。除此以外，内服制剂还有散剂、丸剂、膏剂等。外用制剂在《伤寒杂病论》中也很丰富，如治疗阴亏便秘的蜜煎导、土瓜根及大猪胆汁之导，实为最早的栓剂和灌肠剂。现已证实，这种给药方法，其疗效速于任何内服制剂，为中医急症常用的速效剂型和较佳的给药途径。其他如百合洗方、苦参汤的熏洗、雄黄熏法、蛇床子散的坐药方，以及治"尸厥脉动而无气，气闭不通，故静而死也"之方"菖蒲屑，内鼻两孔中吹之。今人以桂屑着舌下"。凡此种种，足以证明当时张仲景救治急症剂型的多样化，特别是多途径给药的方法，在急症治疗中发挥了巨大作用，至今仍是临床救治急症的有效方法。

除此之外，《伤寒杂病论》对一些特殊的急危重症，也提出了抢救方法。论中对一些"卒死"者的急救方法和"中毒"者的解毒方法颇具积极意义。所谓的"卒死"是指由于感受强烈的邪毒之气，或中酷暑之热气，或暴受惊恐，或溺水，或自缢等，导致脏腑之气闭绝，气血阴阳乖张，气机升降出入突停，使患者意识突然丧失而言。论中采用鼻饲、药物吹鼻、舌下给药及温灸、保暖、人工呼吸等多种抢救办法来抢救危亡患者。其重点从以下 3 个方面着手：①开窍醒神。采用薤汁、韭汁、桂屑、菖蒲屑、雄鸡冠血、鸡肝血等芳香腥膻之品，促使意识恢复。②理顺气机。除用药物调畅外，还采用胸外按压、人工呼吸等措施。如"救自缢死……心下若微温者……徐徐抱解，不得截绳，上下安被卧之。一人以脚踏其两肩，手少挽其发，常弦弦勿纵之。一人以手按据胸上，数动之。一人摩臂胫，屈伸之。若已僵，但渐渐强屈之，并按其腹。如此一炊顷，气从口出，呼吸眼开，而犹引按莫置，亦勿苦劳之"，然后再少与桂汤及米汤含口中。③解毒祛邪。如对食物中毒，应用浓盐汤催吐，三物备急丸攻下，甘草、紫苏解毒，借以迅速排除及清解毒素。

　　张仲景创立的辨证论治方法及大量疗效卓著的方药，是中医急症学的宝贵财富。但毕竟《伤寒杂病论》成书于 1700 多年前，不可能包括现代所有的病种及每个病证的全过程，尤其是患者体质、病邪性质、疾病谱等古今有所变异。继承中医学优势，吸收现代科技成果，尤其是现代西医的诊疗手段和方法，古为今用，西为中用，创造出具有中国特色的现代中医急症学，乃是中医急症学发展的根本出路。如中医治疗心力衰竭，根据早、中、晚期不同，分别采用桂甘类、苓桂类及姜附类方剂；而承气汤被广泛运用于急腹症、中风、心梗、肺炎、流行性出血热等多种病症，既体现了一病用多方、一方治多病的辨证论治特色，又具有鲜明的时代气息，就是中医急症学创新的有力佐证。据此，在现代临床急症诊疗过程中，一要结合每个危急重症的病源、生理、生化特点，探讨中医辨证的微观、量化指标，提高中医危急重症的辨证水平，使之规范化；二要总结和探索每个危急重症的中医辨证有效方剂，并使之系列化；三要重视中药复方的药理研究，应加强中药配伍规律及中药、中西药相互协调、增效或替代的量效关系研究。加之制剂的多样化，相信中医急症学将步入一个新台阶。

第十二章　针灸治疗思想 ▷▷▷

张仲景在《伤寒杂病论》一书中，不仅对中医理、法、方、药作了精辟的论述，同时还重视针灸对疾病的治疗作用。其针灸治疗学思想，以《内经》理论为基础，辨证施治为准绳，三阴三阳为提纲，结合其临床实践，既丰富和发展了东汉以前的针灸学术理论，也对后世针灸学产生了深远的影响。

第一节　针灸理论基础

一、辨证论治思想

辨证论治是张仲景指导针灸临床诊治疾病的基本理论思想。《伤寒论》16条曰："太阳病三日，已发汗，若吐、若下、若温针，仍不解者，此为坏病，桂枝不中与之也。观其脉证，知犯何逆，随证治之……"又如267条曰："若已吐、下、发汗、温针、谵语，柴胡汤证罢，此为坏病，知犯何逆，以法治之。"强调了在疾病的发展过程中，会出现合病、并病、变证、坏证等病理变化，因此当详察病证，知邪之所伤、病之所结，要注重辨证论治的灵活性，不可拘守定法，应观其脉证，知犯何逆，随证治之。

又如《伤寒论》108条、109条、142条、143条、216条分别列举了肝乘脾、肝侮肺、太阳与少阳并病而误汗、妇人中风热入血室、阳明病热入血室5种不同的证候，均取期门穴以治之。通观上述刺期门之法，虽见证有5种之多，患病有起因、症状、性别之差，脉象有浮、紧、弦、迟之别，但细加详审，皆外异而内同，其源概出于肝经之热，故其治急当刺期门泄肝热。期门者，肝募也；乃厥阴太阴之会，脏腑经气汇集之处。张仲景选刺期门，正为泄邪热以治标，扶正气以固本。这种一穴而治数病，异病同治，治病求本之方法，正是针灸辨证论治的具体体现。

二、脏腑经络学说

在辨证基础上循经取穴，是张仲景针灸取穴的基本方法。循经取穴，是根据病证所属脏腑经络，选取经脉上的穴位。《伤寒论》142条曰："太阳与少阳并病，头项强痛，或眩晕，时如结胸，心下痞硬者，当刺大椎第一间、肺俞、肝俞，慎不可发汗。"又如第171条："太阳少阳并病，心下硬，颈项强而眩者，当刺大椎、肺俞、肝俞，慎勿下之。"太阳少阳并病，有汗下之禁，只可用针刺。大椎为手足三阳、督脉之会，刺之泄阳邪。肺俞、肝俞属足太阳经穴。刺肺俞解太阳之邪，太阳与肺通，外合皮毛。刺肝俞解少阳之邪，肝与胆合，泻肝所以泻胆，又和太阳之气。

三、五行生克学说

《伤寒论》108 条曰："伤寒，腹满谵语，寸口脉浮而紧，此肝乘脾也，名曰纵，刺期门。"第 109 条曰："伤寒发热，啬啬恶寒，大渴欲饮水，其腹必满，自汗出，小便利，其病欲解，此肝乘肺也，名曰横，刺期门。"两条症状虽然不同，但其致病之因，都由于肝实，一则顺次相克，脾胃受病，所以说它是"纵"；一则为逆次反克，肺经受病，所以说它是"横"。究其病机，都是以五行生克学说来论述的，即前者为肝木乘土之证，后者系肝木侮肺之候，因其本于肝，故取厥阴肝经募穴期门以刺之。

第二节　针灸治疗思想

一、针（灸）药同用

针药并用，灸药并用，双管齐下，以提高疗效，是张仲景治疗特色之一，也对后世临床采用多手段治疗疾病起到了启迪作用。如《伤寒论》24 条曰："太阳病，初服桂枝汤，反烦不解者，先刺风池、风府，却与桂枝汤则愈。"这是讲病重药轻，故先刺风府、风池以疏散经络，泄太阳之风邪，再服桂枝汤药则力畅达，使解肌之力增强，破邪外出之力更甚从前。用针刺补药力之透达不足，提示临床中针灸与药治各有所长，二者并用，其效往往比单用一法为妙，当择善而从。

《伤寒论》231 条曰："阳明中风，脉弦浮大而短气，腹都满，胁下及心痛，久按之气不通，鼻干不得汗，嗜卧，一身及目悉黄，小便难，有潮热，时时哕，耳前后肿，刺之小差，外不解，病过十日，脉续浮者，与小柴胡汤。"本条论述的是阳明少阳邪气闭郁于经之证。针刺之可使脉证少平，然而大邪并未彻底除去。过十日，病情反复，脉象续浮，知其邪犹在经，故继予小柴胡汤和解邪气。这既是用针法治表证，使外证稍解，又使其成为确定病邪所在的一种方法。医生通过针刺后的症状表现，确定病邪所在的位置，方便医者判断病邪的部位，指导临床用药，使之直达病所，祛邪外出。

《伤寒论》304 条曰："少阴病，得之一二日，口中和，其背恶寒者，当灸之，附子汤主之。"《内经》云"背为阳"，少阴直中，虚阳不布，内外俱寒，顷刻有亡阳之变，急当灸之，取其便捷，后予附子汤扶阳以收功。常将灸法作为抢救虚脱危证的重要手段。再如 325 条："少阴病，下利，脉微涩，呕而汗出，必数更衣，反少者，当温其上，灸之。"此证为阳气虚，阴血少，症既见呕又见下利。此时，用热药助阳，恐有伤阴之弊；养血滋阴，又恐碍阳气之畅通；升阳止利，恐呕更甚；降逆止呕，又恐下利不止。此情之下，仲景采用温灸之法，既达到温通气血、疏通气机之目的，又可防止用药之偏颇。

二、针灸必诊脉

在中医的辨证论治中，脉诊有着非常重要的意义，是探求疾病本质的重要手段，也是治病求本的重要保障，更是临床上用针用药的重要依据。《灵枢·九针十二原》曰："凡将用针，必先诊脉。"张仲景在诊疗过程中也非常重视脉诊，注意在诊疗中对脉象的观察。如《伤寒论》292条曰："少阳病，吐利，手足不逆冷，反发热者，不死。脉不足者，灸少阴七壮。"脉不足为阳虚，气血无力鼓动，此时用灸法以温经回阳复脉。116条曰："微数之脉，慎不可灸……脉浮，宜以汗解，用火灸之，邪无从出，因火而盛，病从腰以下必重而痹，名火逆也。欲自解者，必当先烦，烦乃有汗而解。何以知之？脉浮故知汗出解。"本条文则是通过对脉象的观察，并结合针灸临床实践，提出了诊治方面的禁忌。首先，"微数之脉"多是内伤或正气不足等造成的阴虚火旺的征象，若误用了艾灸的方法，就会出现伤阴助热的后果，犯了"追虚逐实"的错误，即正气更虚、热邪更实，进而出现筋脉失养、、阴血难复的严重后果。其次，"脉浮"强调病邪在表，当用"汗解"，此时若误用火灸的方法，就会出现邪出无路，使表邪郁闭的得更加严重，因为阳热之邪郁闭于上，不能下达于下，使下肢不得温，出现沉重麻木感。最后提出了自解的情况，强调这种情况一定是正气来复，"脉浮"是正气来复，能驱邪于表的标志性征象。

三、防治结合

张仲景独创了六经传变规律，根据这一规律选取相应的针刺手法与特定穴位进行治疗，使病邪止于本经，不至循经下传，病情加重。如《伤寒论》8条曰："太阳病，头痛至七日以上自愈者，以行其经尽故也。若欲作再经者，针足阳明，使经不传则愈。"太阳病七日以上，病证不愈，病邪有向阳明传变的趋势，先安未受邪之地，针足阳明经穴，使其经气流畅，抗邪之力增强，截断病邪，使之不传，出太阳之表而愈。

事实证明，这种"针灸治未病"的医疗思想是十分可贵、正确的。后世所盛行的保健灸，如膏肓灸、神阙灸、气海灸、关元灸、三里灸等，无不受启于张仲景针灸可防病保健的观点。许多现代临床资料及实验结果证明，针灸可以调整机体脏腑功能，促进新陈代谢，改变血液成分，增强白细胞的吞噬能力，提高免疫水平，延年益寿，对于当今预防医学和老年医学的发展是一份非常宝贵的财富。

第三节 针灸运用规律

我们知道，大匠示人以规矩。因此，学习《伤寒杂病论》，要从很多具体的记载中探求规律，得其要领，理解它的原理，这对我们今天继承和发扬中医学是有裨益的。诚如张仲景所说："若能寻余所集，思过半矣。"

一、三阳宜针，三阴宜灸

针与灸治疗作用各有所长，《内经》对此已有论述。如《灵枢·官能》说："针所不为，灸之所宜。"张仲景继承和发扬了这一理论，运用六经辨证的方法，以三阳经统摄六腑，三阴经统摄五脏。阳经受病，大多属热属实；阴经受病，大多属寒属虚。仲景又根据针偏于泻而灸偏于补之性，确立了"病在三阳宜针，病在三阴宜灸"的一般规律。

（一）三阳病证重在祛邪泻实，只针不灸

三阳病，外邪初中，邪气较盛而正气未虚，正邪相争而出现以病势亢奋为特点的热证、实证、阳证，治宜祛邪泻实，主以功偏于泻之刺法。是故太阳病，治从表解，以督脉和太阳经穴为主，以达到疏风解表、清泄郁热等目的，最终从表解邪，营卫和畅，疾病痊愈；阳明病，以通下为主，通过单针不灸，以泻法治疗，达到清退燥热、逐秽通肠的功效；少阳病症状特殊，在针灸时，一般强调和解一法。

（二）三阴病证重在扶正补虚，以灸为主

三阴病，正虚邪恋，多为阳衰阴盛或阴阳俱虚之证，于是多治以温灸之法，补虚祛寒，回阳救逆。如太阴病一般代表疾病处于里证初始阶段，病情不太严重，针灸治疗时，多采用"当温之"的策略，以达到散寒燥湿和温中健脾的效果；而"少阴之为病，脉微细，但欲寐"，临床使用针灸治少阴病时，要注意结合患者的病情表现，扶阳和育阴两法同施，阴阳兼治，采用少针多灸的治疗方法，以达到填益命门真火、扶振元阳的疗效；厥阴病不仅病情危重，还病情复杂，采用针灸治疗时，多依据泄热降逆、柔肝和胃及疏调气血的治疗方案，以达到疏肝理气、通利气机、安神定志及开清降浊的效果。

（三）临证审因，灵活施针（灸）

由于疾病千变万化，故在运用一般治则的同时，张仲景还指明了特殊情况要区别对待，开创了后世针灸灵活施治的先河。如《伤寒论》117条曰："烧针令其汗，针处被寒，核起而赤者，必发奔豚。气从少腹上冲心者，灸其核上各一壮……"可见，三阳经中，针对寒邪，亦可用温灸之法。而308条曰："少阴病，下利便脓血者，可刺。"则指出在三阴经中，亦有可刺的实热之证。

二、阴虚阳盛，火灸为慎

张仲景在运用针灸治病疗疾的同时，还特别指出了针灸的治疗禁忌。归纳起来，主要包括以下两个方面：

（一）阴虚内热证忌用火灸

《伤寒论》116条云："微数之脉，慎不可灸，因火为邪，则为烦逆，追虚逐实，血

散脉中，火气虽微，内攻有力，焦骨伤筋，血难复也。"微为阴虚，数为有热。阴虚内热之证，治宜甘寒滋润、清热养阴之法方能热退阴复。若施以火灸，不异于抱薪救火，必致火热愈炽、阴血愈伤而形成焦骨伤筋的严重后果。

（二）阳盛实热证忌用温针火灸

《伤寒论》115条曰："脉浮热盛，而反灸之，此为实。实以虚治，因火而动，必咽燥吐血。"成无己云："此火邪迫热，而血上行者也。脉浮热盛为表实，医以脉浮为虚，用火灸之，因火动血，迫血上行，故咽燥唾血。"说明脉浮热盛，是太阳表热实证，应采用汗解；误用灸法，则是以热治热，故实以虚治，必致火热亢盛，血为火迫而动，造成咽燥吐血等症。119条曰："太阳伤寒者，加温针必惊也。"此风寒袭表，正邪相争，已有发热，若加温针，其热更甚，热扰心神，必定发生惊恐不安的状态。221条曰："阳明病，脉浮而紧，咽燥口苦，腹满而喘，发热汗出，不恶寒反恶热，身重……若加温针，必怵惕烦躁不得眠。"阳明胃肠热盛之证，谬加温针，以火济火，火热扰动心神，必致烦躁、怵惕不眠诸症。

第十三章　护理思想　▷▷▷

《伤寒杂病论》书中虽未立单篇阐述护理方法，甚至未出现"护理"二字，只在许多方后注中提到"将息"，但通过对全书条文的仔细领悟，不难看出其中处处透露出护理的思想。张仲景从防病、治病的角度，根据疾病发生发展和转归的整体过程，以观察"神""纳""汗""便"等的变化情况为主线，进而采取恰当的护理方法，如服药护理、饮食护理、情志护理，以及中医特色护理技术操作（如灌肠、艾灸、耳穴埋豆、穴位按摩等），形成了规范的护理模式，并倡导医护合一、辨证施护，对于现代中医护理有着重要的借鉴作用。

第一节　护理方法

张仲景除对遣方用药有独特贡献外，还十分注重通过恰当的护理，以促进药物充分发挥疗效。《伤寒杂病论》全书所蕴含的护理方法是其垂示后世中医护理学的主要方面，值得护理工作者认真体会学习。

一、药物护理

中医最主要的治疗手段是药物治疗，同样，药物护理也是中医护理中重要的组成部分。目前，在中医临床实践中，存在炮制不当、煎药技术粗糙、服药方法单一、服药后调护不当的问题，均是导致中医药疗效降低的原因之一。为了能使中药汤剂更好地发挥其应有的功效，在中医用药护理实践中遵循《伤寒杂病论》中恰当的煎服方法，便是护理人员不可忽视的一项重要内容。

（一）药物炮制

张仲景对服药前护理，用意精巧，匠心独运。仲景重视药物加工炮制，如瓜蒂、水蛭、虻虫，熬用以减缓毒烈之性；牡蛎熬用以减去寒性，减缓毒烈之性，增强收涩作用；大黄酒洗，增强药力；甘草炙用以增强益气补中之效。

（二）煎药方法

张仲景在诸方之后对煎药水质的选用、特殊煎煮液的使用、煎煮方法的不同、煎药时间与火候的掌握等均有明确规定。如煎药用水有甘澜水、潦水、浆水、泉水、沸水等；还有酒、醋、蜜等特殊煎煮液；根据药量多少、性质不同及治疗目的需要掌握煎药时间与火候。而对先煎、后下等不同煎煮方法，尤为讲究。在大承气汤方后说："上四味，以水一斗，先煮二物，取五升，去滓，内大黄，煮取二升去滓，内芒硝，更上微火一二沸。分温再服。得下，余勿服。"本方主治阳明腑实重证或阳明痞满燥实证，峻下热结，故大黄后下，再溶芒硝，以更好地发挥峻下之力。而在治下利谵语、阳明腑实之小承气汤中，则三药同煎。若不讲究煎药方法，即无大小承气汤之峻下、轻下热结之分，后果会延误病情而造成危症丛生。

（三）服药方法

张仲景对患者服用中药的基础护理亦有重要贡献，表现在其对服药调护的论述颇详。他指出："凡作汤药，不可避晨夜，觉病须臾，即宜便治，不等早晚，则易愈矣。如或差迟，病即传变，虽欲除治，必难为力。"要求侍疾调护者须态度认真，工作勤谨，无论晨夜都要按时熬药煎药供患者服用，不得有丝毫懈怠。为此在每方之下均详述服法、药后调护等。

1. 服药次数 《伤寒杂病论》中服药次数有顿服、二次服、三次服、六次服及少少温服等，其中以三次服最常见。种种不同服法，体现出谨守病机的原则，所以有方同而服法不同者。如调胃承气汤即见两种服法。一种是"少少温服"，见于《伤寒论》29条"伤寒脉浮，自汗出……反与桂枝欲攻其表，此误也……若胃气不和，谵语者，少与调胃承气汤"，此处服法为"少少温服之"。调胃承气汤，本是为治阳明腑实热结，浊热上扰之方，药力亦属峻猛，此处为治太阳表证，兼阳虚不制水，又误用桂枝攻表后，用温药复阳过程中，或用温药过度，因阴液被伤，胃生燥热，燥热成实，致胃中不和而谵语的本虚标实之证，以调胃承气汤和其胃气、清其燥热，恐过服而伤正，故"少少温服之"。另一种服法为顿服，如207条"阳明病，不吐不下，心烦者，可与调胃承气汤"，用以泄热通腑、导热下行。又如理中丸治霍乱寒证，在《伤寒论》386条"霍乱、头痛发热、身疼痛、热多欲饮水者，五苓散主之；寒多不用水者，理中丸主之"，此处服法为"日三四，夜二服"。因霍乱之病来势凶猛，吐泻不止，为即时除病，以免机体阴液亏竭，故"日三四，夜二服"；但理中丸治"大病差后，喜唾，久不了了，胸上有寒者"，其服法则为"日三服"。可见因病情缓急之不同，服药次数亦不同。

2. 服药时间 《伤寒杂病论》中不少方药言明了服药时间。病在上者，如眼病、咽喉病等宜饭后服药；病在下者，如肝、肾病宜饭前服药。补益药宜饭前服，发散药宜饭后服，驱虫药、攻下药宜清晨空腹服，治疟疾药宜寒战前两小时服，镇静安神药、缓泻药宜睡前服，调经药一般宜在经前数日开始服用。急病服药时间不拘。如十枣汤言明平旦服，桃核承气汤与乌梅丸饭前服。十枣汤乃攻逐水饮之峻剂，攻下逐水过猛易伤阳气，"平旦阳气升"，此时服药患者易于耐受。再如乌梅丸方中酸、苦、辛、热并用，为安蛔止痛之要方，故"先食饮服十丸"，在"闻食臭出"之前先服药安蛔，而后进食，这样方能更好地起到"安蛔止痛"之目的。故因所治之病证、药物特性和机体状况不同，服药时间而各有所异。

3. 服药温度　中药大多以汤剂的形式存在，而大多数汤剂均为温服，但在相当一部分情况下，应当根据病情及药物属性决定服药温度。如桂枝汤要求"适寒温服"，桂枝汤为解肌祛风之剂，药液过温恐汗出如水，过凉恐难祛邪，故"适寒温服"。再如治疗寒证之热性药物，服用时当热药寒服，反之则可出现格拒药物不纳反呕的现象，影响药效。如治寒饮搏结于胸中之生姜半夏汤，则以少量频频凉服。

4. 药后调护　服药后采取相应措施可使药物易于发挥作用，帮助其产生好的疗效。

（1）啜粥　从《伤寒杂病论》中可知，粥在药后调护上有着举足轻重的作用。

一是辅助药力。如《伤寒论》12 条桂枝汤证"啜热稀粥一升余，以助药力"，即是以粥充养胃气，胃气充则皮毛得开，汗出而病解。三物白散"不利，进热粥一杯"，亦是指寒气凝结太甚，药力不足，而用热粥以助祛寒之力。

二是固养胃气。苦寒之品常有伤胃之虑，如白虎汤、竹叶石膏汤，均为苦寒泻火之品，苦寒太过，损伤胃气，不但邪不得去，反致病邪留滞，病不得解。故用此类方药，张仲景均强调以粥固养中土，以起养胃和中之作用。又如十枣汤中，因芫花、甘遂、大戟合用力猛，除用大枣煎汤顾护脾津外，再进热粥调养，"得快下利后，糜粥自养"，使邪去而不伤正，而糜粥易于消化，相当于西医学之流质、半流质，意在养胃。

三是纠正太过。如巴豆为峻逐之品，力量太过则可致"力太过"，故张仲景用冷粥，以收制药物之过极，以及时制止某些不良反应的发生。

此外，张仲景还特别注重用粥的时间。如《伤寒论》386 条理中丸之"服汤后，如食顷饮热粥一升，微自温，勿发揭衣被"，即指服药后"食顷"即饮温粥，以助温中之药力。又如 12 条桂枝汤之"服一升。服已须臾，啜热稀粥一升余，以助药力"；152 条十枣汤之"得快下利后，糜粥自养"。以上三条虽都是药后服粥，但时间分别是"食顷""须臾""下利后"，有长短之分。

（2）发汗　汗法为八法之首，是治疗外感疾病、祛邪外出的重要手段。张仲景对覆盖取汗的方法、汗出的程度、停药的指征及止汗的措施，均作了详细的论述。桂枝汤方后云："温覆令一时许，遍身漐漐微似有汗者益佳，不可令如水流漓，病必不除。"温覆以取汗，使邪从汗解，祛邪外达，而又不可过汗亡阳。大青龙汤治太阳中风、外寒内热兼证，应"取微似汗"，若发汗不止，出现汗出过多时即用"温粉粉之"，且要"一服汗者，停后服"。大青龙汤发汗力强，药力峻猛，如服后汗出过多，往往会大汗亡阳，以温粉粉之以止汗。仲景在用防己黄芪汤治疗风湿表虚证时指出："服后如虫行皮中，从腰下如冰，后坐被上，又以一被绕腰下，温令微汗瘥。"服药后"如虫行皮中"是卫阳复振、祛邪外出的现象，"从腰下如冰"即下部有阵寒的表现，故护理上宜坐被围腰，温令微汗即愈。此外，《金匮要略·痉湿暍病脉证》提出在服麻黄杏仁薏苡甘草汤后"有微汗，避风"的护理要求。汗后腠理空疏，汗孔开张，若不注意护理，风寒邪气乘虚而入，重新致病。

二、饮食宜忌护理

《金匮要略·禽兽鱼虫禁忌并治》第 1 条云："凡饮食滋味，以养于生，食之有妨，反能为害……所食之味，有与病相宜，有与身为害，若得宜则益体，害则成疾。"可见合理饮食是濡养人体五脏六腑、四肢百骸的物质基础，饮食不当则可导致正气衰弱，人体抵抗能力下降，外邪乘虚而入。饮食护理在中医药理论指导下，根据患者病情需要，给予合理的饮食，以达到预防疾病和促进疾病康复的目的。

（一）调理饮食以防病

《金匮要略·果实菜谷禁忌并治》告诫人们："四季勿食生葵，令人饮食不化，发百病，非但食中，药中皆不可用，深宜慎之。"篇中又指出：樱桃、杏多食，伤筋骨；石榴不可多食，损人肺；胡桃不可多食，令人动痰饮；生枣多食令人热渴、气胀、寒热，羸瘦者弥食，伤人。这些论述都从未病先防的角度阐发了饮食的作用。《金匮要略·禽兽鱼虫禁忌并治》还对五脏病分别提出了"肝病禁辛，心病禁咸，脾病禁酸，肺病禁苦，肾病禁甘"的五脏食禁，用来指导患者饮食调摄，起到了与病相宜的作用。

（二）注重药后饮食宜忌

《伤寒杂病论》中药后饮食护理通常注重食性与药性是否相顺应，顺之则增强药物的作用，反之则降低药物的作用。药性升发者，则忌食黏滑、渗泻之味；药性温热者，则忌食生冷难化之物。如桂枝汤服后应"禁生冷、黏滑、肉面、五辛、酒酪、臭恶"，桂枝汤属温阳解肌、调和营卫之剂，恐生冷之物有碍温散表寒，而黏滑、肉面、五辛、酒酪、臭恶均有碍调和营卫，故属当禁之例。根据服药期间对某些食物的禁忌，又分为病忌和药忌两方面。寒性病证忌食生冷和清凉饮料，而热性病证忌食辛辣、油腻煎炸食物，肾病水肿应忌食盐和酸辣刺激食物，痰盛者忌滋腻肥厚之品，虚寒之体少食寒凉水果柿、梨等。土茯苓、使君子忌与茶服，人参忌与萝卜服，甘草忌鲤鱼，蜜忌与生葱服等。

（三）药食疗法

张仲景除重视饮食调摄外，还创立了药食疗法以治疗疾病。最典型的是猪肤汤。《伤寒论》310条曰："少阴病，下利咽痛，胸满心烦，猪肤汤主之。"其方后有"上一味（即猪肤），以水一斗，煮取五升，去滓，加白蜜一升，白粉五合，熬香，和令相得，温分六服"。方中猪肤、白蜜、白米粉皆为食材，并且猪肤甘寒润燥解热，合白蜜甘寒以治咽痛，以白米粉止利。可以说此方把对证饮食调护发挥到了极致。此外还有当归生姜羊肉汤治疗妇人产后腹中绵绵作痛及腹中寒疝，虚劳不足。方中羊肉为血肉有形之物而大补气血，当归通经活血，生姜温中散寒，合用以达"形不足者，温之以气；精不足者，补之以味"的目的，为后世广泛运用饮食治疗虚损性疾病开了先河。《金匮要略·妇人妊娠病脉证并治》第10条曰："妊娠养胎，白术散主之。"方后注："服之后更以醋浆水服之；若呕，以醋浆水服之；复不解者，小麦汁服之；已后渴者，大麦粥服之。"该条仲景根据妇女妊娠后喜食酸味的特点，在辨证施药的前提下，依其所好，另予酸性的醋水及甘甜的小麦汁、大麦粥服之，因势利导，药食参护，从而达到养胎安胎之目的。上述护理原则，治疗护理妊娠恶阻每可取得较好效果。张仲景虽然不是食医，但在其众多的方中已包含诸多食材，如黄连阿胶鸡子黄汤中的鸡子黄，甘草蜂蜜汤方中的蜂蜜，白通汤中的葱白等。这些食材功效显著，便于获取。现在民间仍留有用鸡蛋水治咽痛，葱白治鼻塞等。

（四）病后饮食调护

张仲景最后不忘对患者愈后加以关注。因大病少愈，正气尚虚，津液未充，五脏真元尚未通畅。此时应安卧静息、少饮淡食，以待正气恢复、津液得充。若患者不能照此调摄，则易变生他证。正如《伤寒论》398 条言："病人脉已解，而日暮微烦，以病新差，人强与谷，脾胃气尚弱，不能消谷，故令微烦，损谷则愈。"《伤寒论·辨太阳病脉证并治》还指出，太阳病"发汗后，饮水多必喘，以水灌之亦喘"。《伤寒论·伤寒例》也说："凡得病，反能饮水，此为欲愈之病。其不晓病者，但闻病饮水自愈，小渴者乃强与饮之，因成其祸，不可复数也。"此皆因微阳不能化水，只宜少少饮之，勉强过量，则会引发其他病变。

三、生活起居护理

《伤寒杂病论》长期以来一直有效地指导着历代医家的临床实践，其中一点即是调摄护理。恰当的日常调护有利于增强人体正气，不易受邪气侵犯。

（一）整体观念

疾病的产生都是人体整体功能失调，脏腑经络病理变化的反应。正如《金匮要略·脏腑经络先后病脉证》第 2 条云："夫人禀五常，因风气而生长，风气虽能生万物，亦能害万物，如水能浮舟，亦能覆舟。若五脏元真通畅，人即安和，客气邪风，中人多死。"说明要将人体自身及人与自然界看成是一个相互关联的整体，注重自然环境对人体的影响。因此，在临床护理中，我们应注重整体的协调统一，顺应自然四时。

（二）未病先护

尽管《内经》提出了治未病的思想，但其完备和成熟却见之于《伤寒杂病论》。未病先护即在发生疾病之前，采取一定的预防措施，防止疾病的发生。《金匮要略·脏腑经络先后病脉证》第 2 条云："若人能养慎，不令邪风干忤经络……更能无犯王法、禽兽灾伤；房室勿令竭乏，服食节其冷、热、苦、酸、辛、甘，不遗形体有衰，病则无由入其腠理。"即指出了积极调养精神形体、适应生活起居环境对于预防疾病的重要意义。篇中还指出"适中经络，未流传脏腑，即医治之；四肢才觉重滞，即导引、吐纳、针灸、膏摩，勿令九窍闭塞"，则是提示患病后要力求早诊断、早治疗，以防疾病的发展与传变。

四、情志护理

七情在正常情况下，是人体精神活动的外在表现。若外界各种精神刺激的程度过重或持续时间过长，造成情志的过度兴奋或抑制，则可导致人体阴阳失调、气血不和、经络阻塞、脏腑功能紊乱而发病，而疾病的发生又会加重患者的心理负担，进而影响疾病的愈合，所以护理中需考虑情志的因素。《金匮要略》全书论及多种情志疾病，如奔豚气、脏躁、梅核气、百合病、邪哭、妇人杂病等。如《金匮要略·妇人杂病脉证并治》第6条云："妇人脏躁，喜悲伤，欲哭……"第8条云："妇人之病，因虚、积冷、结气，为诸经水断绝……"由于情志疾病直接伤及五脏气血，所以在调护时要根据五脏的特性和情志致病的病理特点，近其所喜，远其所恶，恰当给予护理，才能使疾病获得痊愈，即《金匮要略·脏腑经络先后病脉证》第16条所云"五脏病各有得者愈，五脏病各有所恶，各随其所不喜者为病"。

五、中医特色护理技术

中医护理技能是中医护理学的重要组成部分，在《伤寒杂病论》中有大量关于护理技能的论述。

（一）灌肠法

灌肠法是现代临床工作中使用非常普遍的一种方法。其创立则始于张仲景。《伤寒论》233条云："阳明病，自汗出，若发汗，小便自利者，此为津液内竭，虽硬不可攻之。当须自欲大便，宜蜜煎导而通之。若土瓜根及大猪胆汁，皆可为导。"其方后有"又大猪胆一枚，泻汁，和少许法醋，以灌谷道内，如一食顷，当大便出宿食恶物，甚效"。蜜煎导法，是用蜂蜜适量，在锅内煎熬浓缩，趁热取出，捻成如小指样二寸长的梃子，插入肛门，润导之；也可将苦瓜根捣烂取汁，或将猪胆汁加入醋少量，和均后灌入肛门内，使肠道滑润而硬粪自下。这是世界最早的灌肠法。

（二）复苏术

张仲景记载了世界上最早开展急诊复苏的范例。《金匮要略·杂疗方》第13条云："徐徐抱解，不得截绳，上下安被卧之。一人以脚踏其两肩，手少挽其发，常弦弦勿纵之。一人以手按据胸上，数动之。一人摩臂胫，屈伸之。若已僵，但渐渐强屈之，并按其腹。如此一炊顷，气从口出，呼吸眼开，而犹引按莫置，亦勿苦劳之。"上述内容描述的是自缢的抢救复苏过程，其字里行间呈现了人工呼吸、胸外心脏按压的雏形。这就是迄今世界上最早的关于胸外心脏按压等复苏抢救技术最清晰、准确、详细的记载，早于西方约一千多年。

（三）多种临床给药法

值得提出的是，《伤寒杂病论》开创了多种临床给药方法，有洗身法、熏洗法、浸洗法（如治百合病的百合洗方）、药摩法（如治偏头风的头风摩散）、坐浴法（治狐蜮病蚀于下者，以苦参汤坐浴）、坐药法（治妇人阴中白物，以矾石丸纳之）、烟熏法（治狐蜮病蚀于肛者，雄黄散烧熏肛）、渍脚法（治脚气冲心，以矾石汤浸脚）、外渗法（如治金疮用王不留行散，治浸淫疮用黄连粉外掺）、塞鼻法、搐鼻法（救卒死，用皂荚末吹鼻中）、灌耳法（救卒死，捣薤汁灌耳中），以及药物涂面、吹耳、点药法等，虽然有的是继承前人而来，但其中有不少是张仲景的新创，都较为集中地反映了当时药物护理的发展水平。

第二节　辨证施护规律

《伤寒杂病论》之所以被后世如此推崇，除其用药准确精当，确立六经辨证体系外，很大一部分在于其提出了辨证论治的思想，即“观其脉证，知犯何逆，随证治之”。全书的组方思想始终不离辨证论治及辨证论治中的随症加减。而张仲景又将辨证与护理相结合，开创了辨证施护的先河。

一、把握病机，对证施护

张仲景十分注重对病者的舌脉、神志、寒热、汗液、二便、气息、语言等方面的观察。这些临床资料的获取与护理密切相关，同时为后世中医护理学奠定了基础。

（一）注重危重病情的密切观察

要及时掌握病机转化，做好医患之间的沟通，以采取相应的抢救措施。少阴阳气大衰、阴寒内盛者，阳气的存亡事关生死，所以阳亡和阳回便成为观察的重要内容。少阴病，下利已止，手足转温，则代表里和阳气来复，为向愈之兆（见《伤寒论》288条）；少阴病恶寒踡卧，渐至出现烦躁，欲去衣被，手足转温，为阳气来复，机体振奋之象（见289条）。对阳亡的观察，诸如少阴病由吐利、四逆发展至躁烦，为阳气有亡散之象，阴邪无退舍之期（见296条）；少阴病由脉微细发展至脉不至，代表真阳已绝，不能通行脉道，再见到躁扰不宁，说明神气散乱、濒于死亡，为阴阳离决之象（见298条）；少阴病，如见到息高，即呼吸浅表，吸气不能达于胸腹，呼多吸少，为呼吸衰竭之象，代表肾气绝于下、肺气脱于上（见299条）；少阴病，脉微细沉，但欲寐，进而出现汗出，代表虚脱亡阳之兆，若又出现烦躁不得卧寐，则为真阳上脱、神气散乱的危候（见300条）。以上例举，足见张仲景为护理危重症患者提供了重要的观察内容。

（二）注重疾病发展的不同阶段

在《伤寒论·阳明病脉证并治》中，阳明腑证肠腑燥实，热壅于里，蒸迫津液外泄，患者可出现汗出涔涔，此时应注意保持患者床铺、衣服的清洁干燥、平整，防止褥疮的发生；对于身体虚弱者，排出燥屎易出现虚脱，应嘱患者及时服一些米汤，以防伤阴亡阳危证出现。腑气通后，热退汗止，脉静身凉，诸症豁然。饮食上要选用清淡易消化且富于营养之品，以保胃气存津液为目的。再如《伤寒论》193 条云："阳明病欲解时，从申至戌上。"阳明为多气多血之经，阳明病属正盛邪实之证。太阳落山前后的申至戌上，是阳明病发潮热之时，又是其缓解之时。阳明经气得时而旺，使"邪气渐退，经气渐和"。提示在护理上要严密观察病情、体温变化，如高热给予酒精擦浴或以冰袋以助解热，但应注意防止腠理骤闭，病邪入里，使病情加重；宜食易消化、清淡饮食；让患者适当卧床休息。

二、药后观察，明示指征

（一）药后观汗

《伤寒论》载："凡服汤发汗，中病即止，不必尽剂也。"如桂枝汤、麻黄汤、栝楼桂枝汤、大青龙汤等方，药后均宜遍身"微似汗"，其汗不可"如水流漓"，否则易伤津耗气亡阳，成为逆证。《伤寒论·伤寒例》载："凡发汗温暖汤药，其方虽言日三服，若病剧不解，当促其间，可半日中尽三服。若与病相阻，即便有所觉。病重者，一日一夜当晬时观之。如服一剂，病证犹在，故当复作本汤服之。至有不肯汗出，服三剂乃解。若汗不出者，死病也。"由此可知药后观汗的重要性。如"促其间""半日中尽三服""若与病相阻"等都须以药后观察为准，而"复作本汤服之""不肯汗出"、"汗不出者"等也无不是药后观察的结果。

（二）药后观吐

药后出现呕吐，一般是拒药之象，而瓜蒂散是涌吐痰实之剂，以吐为效，重点观察吐与不吐。阳明病患者有些服药后可出现呕吐现象，对此不必惊慌，这是因为瘀热得以宣泄，体温即可随之而降，这时可考虑停药，若呕吐频繁，则须报告医生，采取相应措施，因呕吐过剧，易耗气伤津，损伤脾胃。所以，应积极控制过剧的呕吐。

（三）药后察小便

如内有水饮外有表证，服桂枝去桂加茯苓白术汤后小便利则愈，如不利则无效。茵陈蒿汤方后注："小便当利，尿如皂荚汁状，色正赤，一宿腹减，黄从小便去也。"根据观察发现，服药后尿利、色正赤、腹减，是为邪有出路，预后良好。对证似阳明腑实，但应观察小便情况，才能准确判断。如《伤寒论》56 条言："伤寒不大便六七日，头痛有热者，与小承气汤。其小便清者，知不在里，仍在表也。当须发汗，宜桂枝汤。"

（四）药后看大便

如大陷胸丸药后，看下与不下，故注明"如不下，更服，取下为效"。治百合病之百合地黄汤服后大便当如漆，治肠痈之大黄牡丹汤服后当下脓血等，都是服药后见效的正常表现。

（五）药后观矢气

在《伤寒论·辨阳明病脉证并治》中载有"阳明病……若不大便六七日，恐有燥屎，欲知之法，少与小承气汤，汤入腹中，转矢气者，此有燥屎也，乃可攻之；若不转矢气者，此但初头硬，后必溏，不可攻之，攻之必胀满不能食也"。说的是阳明腑实证患者，腹部胀满六七日不通便，欲知大便是否结实，可先试服小承气汤，然后观察患者服药后是否有矢气，作为能否使用攻下药的依据。

三、三因制宜，讲究法度

根据疾病发生的原因、脏腑经络的病理变化、患者的体质情况及外界环境对患者的影响等，进行全面观察了解，正确认识疾病，做到因人、因时、因地制宜，针对患者不同年龄、不同体质和发病的不同季节及所处的不同环境，施以妥善的护理。

如白虎加人参汤服法是"温服一升，日三服。此方立夏后、立秋前乃可服。立秋后不可服。正月、二月、三月尚凛冷，亦不可与服之，与之则呕利而腹痛。诸亡血虚家亦不可与，得之则腹痛利者，但可温之，当愈"。此法符合"用寒远寒"的治则。

由于体质各异，同是太阳病，又有表实和表虚之分。中风为风邪袭表，卫强营弱，为太阳表虚证，使用桂枝汤治疗，以祛邪解表、调和营卫。服桂枝汤后应啜粥覆被以取汗，这个过程要做到微似有汗，并避免患者冒风，以防止邪气复犯人体；而伤寒为寒邪袭表，卫闭营郁，为太阳伤寒表实证，采用发汗峻剂麻黄汤治疗，则告诫人们"温覆微似汗，不须啜粥"。通过"温覆微似汗"，以达发汗解表的目的；"不须啜粥"是恐其汗出太过，损伤阳气。

《伤寒论》中所有方剂中的药物均标明剂量，这里的用量为常人用量，但人的体质有强弱之分，对药物的耐受力有很大的差异，特别是对药性剽悍、峻猛和有毒之品，则更应从体质强弱等方面加以调控，体质不同，剂量有异，因人制宜。如十枣汤中因大戟、甘遂、芫花三味均为峻猛有毒之品，虽能攻泻水饮，也有攻伐正气之弊，故有"强人服一钱匕，羸人服半钱"。再如桂枝附子去桂加白术汤方后有"虚弱家及产妇，宜减服之"。从剂量上区别对待，因人而异，灵活调控，因人因病而增减剂量的服药方法，充分明晰地体现了《伤寒杂病论》所蕴含的辨证施护思想。

第十四章　体质思想 ▷▷▷

　　体质学说是古今中外医家均普遍关注的重要学说之一。体质，是人类个体生命过程中，在先天遗传和后天获得的基础上表现出来的形态结构、生理功能和心理状态方面综合的、相对稳定的特质。中医体质学说是以中医理论为主导，研究各种体质类型的生理、病理特点，并以此分析疾病的反应状态、病变的性质与发展趋向，指导预防和治疗的学说。

　　《伤寒论》和《金匮要略》中包含着丰富的体质思想。纵观全书，仲景不仅很好地继承了《内经》体质学说的精华，而且侧重从临床的角度对患病过程中的体质因素进行精辟的举要与阐发。体质不仅与疾病的发生密切相关，而且在其演变转归过程中也起着重要的作用。从体质入手是研究仲景学术思想的一大捷径。重视体质因素，系统整理仲景体质思想具有重要的理论与实践价值。

第一节　体质思想理论

　　体质学说的历史很悠久。古今中外的医学典籍中，记载了大量的对于人体体质判定的记录及运用体质学说诊治疾病的经验。在张仲景之前，医学对于体质学说的认识已经达到一个相当成熟的阶段。

　　目前学术界认为，体质包含两部分内容：一方面是体格，偏重于身体素质，即生理状态的讨论；另一方面是气质，偏重于对心理状态的讨论。但实际上，在古代医学的记载中，往往是两者兼而论之，并未做严格的区分，这一点还需要略加注意。

一、古老的体质学说

（一）希波克拉底与"体液学说"

　　被西方尊为"医学之父"的古希腊医学家希波克拉底是西方医学奠基人。希氏著名的"体液学说"可以认为是人类较早的对于体质学说的系统论述。"了解什么人得了病比了解一个人得了什么病更重要"，这句希氏的名言是对体质学说的绝佳注解。他把疾病看作是发展着的现象，认为医师所应医治的不仅是疾病而且是患者，主张在治疗上关注患者的个性特征、环境因素和生活方式对患病的综合影响。"体液学说"的基本观点是：人体由血液、黏液、黄胆和黑胆四种体液组成，四种体液在人体内的比例并不均衡。由于四种体液的不同配合，因而形成了人的不同气质，包括性情急躁、动作迅猛的胆汁质, 性情活跃、动作灵敏的多血质, 性情沉静、动作迟缓的黏液质, 以及性情脆弱、动作迟钝的抑郁质。人之所以会得病, 就是由于四种液体不平衡造成的。再进一步分析, 液体失调又是外界因素影响的结果。因此, 他认为如果一个医生进入某个城市, 首先要注意的就是这个城市的方位、土壤、气候、风向、水源、饮食习惯、生活方式等, 因为这些看似无关的因素恰恰与人的健康和疾病有着密切的关系。希氏的这些医学观点对后世医学的发展有着巨大的影响。虽然在早期中西方医学的交融非常稀少, 但是从某种程度上讲, 希氏所代表的西方医学思想与中医学的一些基本理念可谓不谋而合, 而这绝非偶然。

（二）《内经》中的体质思想

中医体质理论形成的源头首推《内经》。书中不仅有对个体及不同群体的体质特征与类型的阐述, 而且对体质与疾病的预防、发生、发展规律, 体质与疾病的诊断、辨证、治疗规律等也都有所论述, 为后世体质思想的形成奠定了理论基础。如《灵枢·通天》云"凡五人者, 其态不同, 其筋骨血气各不同", 指出不仅人体外部的形态特征具有差别, 还根据阴阳气血的多少, 将体质分为太阴、少阴、太阳、少阳、阴阳平和等体质分型模型; 并从阴阳多少、生理特征、心理特征、行为特征、疾病趋向、针刺反应等方面阐述了五态人的具体表现特点。再如《灵枢·阴阳二十五人》中以五行属性的归属方法将人划分为"五形之人", 又细分为二十五种体质。再如《灵枢·逆顺肥瘦》中有"婴儿者, 其肉脆、血少、气弱"之说, 这对后世医家提出小儿"脏腑娇嫩, 形气未充"的体质特点有重要的理论指导意义。

二、《伤寒杂病论》中关于"家"与"人"的特定称谓

至东汉时期, 仲景经过大量临床实践, 继承了早期中医学对于体质的一些基本认识, 将体质理论广泛应用于临床实践中, 丰富和发展了中医体质学说。《伤寒杂病论》中多次出现关于"家"的提法, 如"喘家""淋家""汗家""风家""饮家""衄家""亡血家""虚家"等; 除了关于"家"的称谓, 书中还有诸多关于"人"的提法, 如"强人""羸人""平人""肥人""尊荣人""瘦人"等。

细析可知, 仲景对于体质的认定达到了相当精细的程度。有学者统计, 在《伤寒论》和《金匮要略》中, "家"字共出现 46 次, 而缀于定词之后者出现了 42 次。其中, "风家""喘家""亡血家""虚弱家""汗家""冒家""失精家""中寒家""脾家""咳家""支饮家"各出现 1 次, 共 11 个专业词语; "淋家""疮家""衄家"3 个专业词语各出现 2 次, "胃家""饮家"2 个专业词语各出现 3 次, "虚家""黄家"两个专业词语各出现 4 次, "湿家"出现 5 次, "呕家"出现 6 次。以上缀有"家"字的中医专业词语总计 20 个, 根据其含义可分为两大类, 一类指脏腑, 另一类指患者。如"胃家"指六腑中的胃与大小肠, "脾家"指五脏中的脾, 两者皆指脏腑, 而其余 18 种则均指患者。在18 种寓意为患者的"家"字专业词语中, 结合前后文又可将其含义细分为四小类: 一是素病类患者, 如"喘家"指平素有气喘的患者, "亡血家"指平素经常出血的患者,

"汗家"指平素多汗的患者,"失精家"指素有遗精的患者,"咳家"指经常咳嗽的患者,"淋家"指平素有淋证的患者,"疮家"指久患疮疡的患者,"衄家"指经常流鼻血的患者,"呕家"指经常恶心呕吐的患者,此9种均为有素病的患者;二是体质偏颇类患者,如"虚弱家""虚家"均指体质虚弱的患者,"中寒家"指中焦素有虚寒的患者,此三者均为体质偏颇的患者;三是现病类患者,如"风家"指太阳中风患者,"支饮家"指有支饮的患者,"饮家"指有水饮病的患者,"黄家"指黄疸患者,"湿家"指有湿病的患者,此五者均为当下患病的患者,可统称为现病患者;四是兼证类患者,如"冒家"指因病而昏冒的患者,根据原文"太阳病,先下而不愈,因复发汗,以此表里俱虚,其人因致冒,冒家汗出自愈",为太阳病患者出现了头目昏冒的症状,是为兼证患者。

《伤寒论》《金匮要略》中这些记载明确反映了张仲景是以"家"或"人"等称谓来作为判别不同体质的特定标识。

三、仲景体质思想的意义

从体质入手是研究仲景学术思想的一大捷径。体质因素与发病有很大的相关性,个体体质的特殊性,往往导致对某种致病因子或疾病的易感性。形成不同体质的因素有先天、年龄、性别、精神、生活条件及饮食、地理环境、疾病、体育锻炼、社会因素等。《伤寒论》《金匮要略》中以"家"或"人"等相对固定的称谓作为不同体质的特定标识,也标志着张仲景开创了体质与病证结合辨治的先河,为临床体质学奠定了基础。

(一)丰富六经辨证论治体系的内涵

仲景体质思想极大地丰富了六经辨证体系的内涵。《伤寒论》是六经辨证论治体系的奠基之作,其中所蕴含的体质思想是其潜在的独特认识。疾病的性质和病理过程与患者的体质关系密切,张仲景灵活运用体质思想诊治疾病,在六经辨证中得到充分体现,为后世做了非常精要的示范,对于临床迅速提高辨证的精准度有重要意义。

体质在生理上表现为形态结构、生理功能、心理特征及对外界刺激的反应等方面的个体差异性,在病理上表现为个体对某些疾病的易感性及疾病传变转归中的某种倾向性。在从健康到疾病的整个动态过程中,细致地观察个体差异,通过了解个体在具体病理状态下的不同反应、易患的疾病类型及发病之后的转归规律来把握体质,这是临床一条可行的路径。结合六经的生理病理特征,可以认为六经代表两大类体质,即阳性体质与阴性体质。继而可以进一步推论,六经辨证就是参照患者不同的体质类型所进行的阴阳辨证,六经病就是六种体质所表现出的六大类不同功能状态的反映。

以太阳病与少阴病提纲证为例。太阳病提纲证为"太阳之为病,脉浮,头项强痛而恶寒",少阴病提纲证为"少阴之为病,脉微细,但欲寐",这两个提纲证都属于典型的脉证提纲,即均有脉有证。由这两个提纲证可以发现,太阳病脉象为浮,少阴病脉象为微细。浮为阳脉,微细为阴脉,两种截然不同的脉象见于不同的体质,即阳性体质与阴性体质。不同的体质则容易发展为不同的方证。因此,太阳体质的人,易发生麻黄汤证、大青龙汤证、小青龙汤证等;少阴体质之人,易发生四逆汤证、真武汤证、附子汤证、桃花汤证等。

通过对于原文中六经病具体脉证特征的把握，对于具体的传变转归现象的分析，尤其是结合六经病中每一个具体方证的特点，从而得出关于体质的模型。不同的体质容易表现为不同的证候类型，特定的体质对应特定的疾病。《伤寒论》在探讨疾病与体质关系方面为我们树立了典范，这正是探讨仲景体质思想的意义所在。

（二）为临床诊治提供了新的思路与路径

仲景学术思想中有两大特色是值得我们今天认真学习继承的，一是六经辨证，二是方证思想。体质思想不仅丰富了六经辨证体系的内涵，同时也是解读方证思想的一把钥匙。

《伤寒论》中有许多方剂可以灵活地用于六经病中，而且《伤寒论》中出现的大量方剂也同时出现在了《金匮要略》中。今天我们对《伤寒论》的定位仍是一本以研究外感热病证治规律为主要内容的专著，而《金匮要略》则明显是探讨内伤杂病的专著。因此我们该如何认识这些方剂的功效？如仲景第一方桂枝汤不仅见于太阳中风证，也可以见于太阳伤寒证；不仅可以用于太阳病，也可以用于太阴兼表证；不仅可以用于六经病，也可以用于霍乱病调理、自汗乃至妊娠调理。之所以一个方子可以横跨六经，沟通外感与内伤，适用范围如此之广，其根本原因即在于对中医治疗理念的理解。中医学历来认为疾病的发生是正邪相争的反映，是特定的致病因素与体质因素相互作用的结果。临床中的某些方证往往有特定的易患人群，这些人群患病之后，往往使用这些类方治疗具有肯定的疗效。因此，也可将这些特定的人群归纳为某种特殊的体质类型。临证必须注意素禀特点、年龄长幼、男女之别、生活条件、地区差异等体质因素，重视体质与治病求本的关系，认识体质是同病异治、异病同治的重要物质基础。

疾病的发生是正邪相争的反映，因此治病有两大途径常选用，一是祛邪，二是扶正。治病以祛邪为主，治人以扶正为主。治病还是治人，这是中医学治疗思想的一个特殊之处。临床上经常会遇到以调理体质为主要诉求的患者，也经常会遇到无证可辨的患者。当此之时，体质思想在辨证过程中的重要性会极大地凸显出来。经方体系中的很多方子并非纯以治病为主，有些方子属于典型的调体之方，如以和法为代表的小柴胡汤及其类方均是临床上常用的调养体质之方。

简言之，经方不仅治病，而且治人，具有显著的调整人体体质功能状态的作用。扶正以祛邪，正胜则邪却，调整体质就是扶正的一条重要途径。从调整体质的角度出发去理解经方的应用，可为临床拓展经方应用提供更广阔的思路。

第二节　仲景体质思想与临床

一、仲景体质思想对发病及治疗用药的影响

在疾病的发生发展过程中，体质发挥了重要的作用。在具体治疗、用药时，也需结

合体质进行灵活施治与变通。在疾病后期，体质也可以为判断预后提供有力的线索。以下结合《伤寒论》《金匮要略》中的相关内容，从体质与发病、治疗、用药、预后等方面择要予以阐释。

（一）体质与发病

疾病的发生是复杂的，影响因素很多，体质因素是其中最为核心的内在基础。哲学上强调外因通过内因起作用，虽然目前中医学的疾病发生观普遍认为，疾病发生的病因有外感六淫、内伤七情之分。但实际上中医学的发病观有一个特点，即因发知受与审证求因。看似是不同的邪气在发挥作用，实则却是内在的体质因素起着更为决定性的作用。决定患病部位和性质的是人的体质因素，而不是外邪。外邪只是致病的条件，人的体质因素才是致病的根本。

以六经辨证为例。《伤寒论》7 条曰："病有发热恶寒者，发于阳也；无热恶寒者，发于阴也。"此条以恶寒是否伴见发热作为判定阳病与阴病的依据。究其原因，发热作为症状表现，是正气抗邪的结果，因此可以直接反映患者的体质状态。若其人体质偏于阳性，抗邪有力，易从实化、从热化，则多见发热，病多发为三阳病，所谓"发于阳也"；若其人体质偏于阴性，抗邪乏力，易从虚化、从寒化，则病多发为三阴病，所谓"发于阴也"。证之原文，这一发病现象是客观存在的。三阳病确以发热恶寒为常见，如太阳病为发热恶寒并见，阳明病为不恶寒反恶热（初起可见恶寒），少阳病为往来寒热。反观三阴病，则其出现发热的机会较少，或为太阳少阴合病中出现的"反发热"，或为少阴虚寒格阳的"里寒外热"或"身无大热"。同理，同为三阳病，为何有的表现为太阳病，有的就表现为少阳病呢？其中的太与少也可以视为对不同体质的一种判定。如《伤寒论》97 条曰："血弱气尽，腠理开，邪气因入，与正气相搏，结于胁下。正邪纷争，往来寒热，休作有时，嘿嘿不欲饮食。"条文中的"血弱气尽，腠理开"就是典型的对于体质状态的认定，少阳病的发生与其自身气血不足是有密切关联的。再进一步分析，即使在同一病中也会由于体质类型的差异而表现为不同的证候类型，如同为太阳病，腠理疏松的患者常发为中风表虚证，腠理致密的患者常发为伤寒表实证。"表虚""表实"中的虚实并非八纲概念中的虚实，而仅是指由于体质不同而表现出的腠理疏松与致密程度的不同。少阴病亦有寒化证和热化证的不同。这些现象均体现了病邪侵犯人体之后，可因体质不同而表现为不同的证候。

《金匮要略》中亦提出了"肥人""盛人"、"尊荣人""失精家"等很有特点的体质类型。特定体质的人容易发生特定的疾病，这一现象已经被越来越多的临床事实所证实。如"尊荣人"，按照原文记载，一般具有"骨弱肌肤盛"的特点，肌肉虽然貌似丰盛，但筋骨反而脆弱，腠理不固，容易感受外邪而导致血痹病的发生；"失精家"则由于经常梦遗失精，精液损耗太过，容易出现阴损及阳而表现为阴阳两虚。《金匮要略》中还针对男女体质的不同有相对详细的论述。由于性别不同、体质差异，从而导致了发病的差异。如在论及虚劳时，诸多条文均提示"男子"二字，如"夫男子平人，脉大为劳，极虚亦为劳""男子脉浮弱而涩，为无子，精气清冷"等；论及消渴病时，说"男子消渴，小便反多，以饮一斗，小便一斗"。这就从侧面揭示了古代患虚劳、消渴者多以房劳伤肾和劳役伤脾者居多。更为可贵的是，《金匮要略》针对女性疾病专列"妇人三篇"，如在妇人杂病篇中提出常见疾病的病因为"虚""积冷""结气"，在妊娠期常有"妊娠恶阻""妊娠腹痛""小便难"等疾病，新产之后易患"痉""郁冒""大便难"等病症。以上常见病因、症状、疾病的判定，都离不开仲景对于女性在不同时期体质状态的细致观察与总结。这是仲景对于不同性别体质差异判定的一次伟大临床实践，为后世根据性别、年龄进行分科提供了重要启示。

（二）体质与治疗

治疗时不仅要详细辨证而确定治法，更要针对不同的体质调整治法，更加切合病机，不可执一法而治。因为不同体质对治疗的反应存在巨大差异。如果由于各种原因比如误汗、误吐、误下，或者由于外伤、气候等特殊外因导致伤阳耗气、失血伤津，则在治疗时一定要灵活调整治法，变通用之，或者慎用甚则不用。《伤寒论》83～89条为汗法禁例条文，这几条原文详细示例了临床上一些特殊体质情况下要慎用或禁用汗法。"阳加于阴谓之汗"，汗法作为祛邪疗法的代表，在发汗过程中要消耗大量的阳气与阴液。如果虚人用之，不仅达不到祛邪的目的，反而会进一步造成体内阳气与津液的耗散，导致较为严重的后果，故"淋家""疮家""衄家""亡血家"及"咽喉干燥者""汗家""病人有寒"，无论具体属何虚，均在禁汗之列。即使对于真正可用汗法之人，同样有详细的将息调养之法，如"啜热稀粥一升余，以助药力。温覆令一时许，遍身染染，微似有汗者益佳，不可令如水流漓，病必不除。若一服汗出病差，停后服，不必尽剂"，强调汗出的适度，不可过汗。又如《伤寒论》中在论述瓜蒂散服用方法时，提出"诸亡血虚家，不可与瓜蒂散"，原因在于瓜蒂散是催吐剂且效力较猛，吐后易伤胃气，因此体质虚弱的人应当慎用。其实不仅是汗法、吐法，另如下法、消法等祛邪疗法，其运用之时均强调中病即止，不可祛邪过度。若遇体质偏颇患者，治疗时应用与体质相符的药物，而有悖于其体质的药物则要慎用或禁用。这些原则的确立均是立足于患者的体质功能状态，一定要因人而异。

对于原本就为特殊体质的患者，治疗时更应注意有所区别。比如素有旧疾的患者，在遣方用药时除针对患者主诉外，还要兼顾其素病。如《伤寒论》18条曰："喘家作桂枝汤，加厚朴、杏子佳。"指导我们在临床工作中，对于平素就有气喘的患者，患有桂枝汤证时除处以桂枝汤外，还要加入厚朴、杏仁等降气平喘之药。

此外，不同体质对于药物寒热之性的选择亦有影响。《伤寒论》17条中提到了"酒客"，一般讲义中将其解释为嗜酒之人，认为嗜酒之人易于内蕴湿热，故不应以桂枝辛甘温热治之。这一解释虽也属合理，但总是感觉解释得较为生硬，其实若从体质角度去解读，反而更易理解。因为临床有一类患者，虽不饮酒，却总是一副面红易汗的样子，此类人的体质若感外邪多易于热化，故用辛温之剂理应慎重。如此解读，则临床反易施行。若仅拘泥于饮酒与否，显得太过机械。

（三）体质与用药

不同体质状态下，患者对于药物的耐受与利用度存在显著差别。仲景在其著作中明确提出，针对不同体质，应灵活调整临床药物用量的用药方法。如《伤寒论》152 条为十枣汤证，十枣汤为攻逐水饮之峻剂，应用不当可造成误治，因此方后注曰"强人服一钱匕，羸人服半钱"，说明不同体质对于药物的耐受度不同，要灵活用之。再如四逆汤方后注曰"强人可大附子一枚，干姜三两"，经过比较则会发现，所谓四逆汤"强人"的药量正是通脉四逆汤的常量，而通脉四逆汤在干姜三两后亦直接标注"强人可四两"。仲景治疗外寒内饮夹热的咳喘，用小青龙加石膏汤解表化饮、清热除烦，在小青龙汤方后的用法中强调"强人服一升，羸者减之，日三服，小儿服四合"；用大黄附子汤治疗寒实积滞所致腹满，常人"煮取二升，分温三服"，而强人则要"煮取二升半，分温三服"。又如用乌头煎治疗阴寒痼结所致寒疝，"强人服七合，弱人服五合"。以上条文均说明仲景临床用药的灵活性，而这种灵活性的基础就建立在对患者不同体质状态的判定之上。

（四）体质与预后

体质对于疾病预后有重要的参考价值。如在少阴病篇中出现了大量的"不治""死"等用语，而反观其他篇章，类似的这种不良的预后判定则很少见。究其原因，这种对于疾病转归预后的判断就是建立在对于患者体质功能状态认定的基础上。少阴病提纲中的"脉微细，但欲寐"也可视为临床上一种特殊体质的描述，一个人精神萎靡不振，脉象无力，不仅阳虚鼓脉无力，而且阴虚脉道不充，这就为我们很形象地刻画了一种阴阳俱不足的体质，这种体质预后自然不容乐观。

二、体质思想研究发展与展望

近年，越来越多的医家投身于体质思想研究领域，丰富了仲景体质思想的内容。当代著名经方学者黄煌教授在整理《伤寒论》体质学说的基础上，提出"方 – 证 – 人"的研究模式，将《伤寒论》中方证和体质辨别相结合，归纳出"方证体质"，认为体质由外观特征和好发症状两大块组成。如"温经汤体质""三黄泻心汤体质""炙甘草汤体质""黄芪桂枝五物汤体质""桂枝茯苓丸体质"等，一旦在临床中确认某人属于某种体质类型，则针对其体质特点，使用这些方剂调理往往屡试不爽。这种体质分类虽不能概括临床所有的体质类型，但由于其抓住了疾病发生发展过程中病证、体质与经方方剂之间的特征性关系，对中医临床往往具有直接的指导意义。在此基础上，以体质理论为指导，逐步改善体质状态，调治多种急慢性病证均获卓效。这一思路为挖掘仲景体质思想的内涵，继而拓展经方的使用提供了有力的借鉴。

体质在疾病的发生、发展、传变转归及预后中起着非常重要的作用。成书于两千多年前的《伤寒杂病论》对此就有深刻的认识，对于后世体质思想的不断发展与完善具有十分重要的借鉴意义。诸多医家的大量实践证明，从体质入手去辨证是中医学经验体系中的一大有效方法，有时甚至可以起到决定性的作用。实际上，中医学一直讲求辨别体质，例如三因制宜中的"因人制宜"就是中医学重视体质思想的集中体现。在疾病的预防及诊治过程中，应当时刻注意把握患者的体质特征，尤其要重视患者在先天、年龄、性别、职业、精神、生活条件及饮食、地理环境、疾病、体育锻炼、社会因素等方面对体质造成的显著差异，不仅要做到辨病与辨证相结合，也要做到辨证与辨体质相结合，把辨体质的必要性提升至更加重要的地位。

　　辨体质是辨证的重要环节，但同时也是最容易被忽视的一个部分。现在通行的体质分类法是中华中医药学会公布的中医体质九分法，这一分类方法简明扼要、易于掌握，临床操作起来简单易行，可以作为解读体质思想的一个基本规范。重视体质因素，系统整理仲景体质思想具有重要的理论与实践价值。

第十五章　养生与预防 ▷▷▷

张仲景不仅在疾病的治疗方面提出了多种治疗原则及辨治方法，对于疾病的预防及养生也有独到的见解。《伤寒杂病论》中的养生预防思想继承了《内经》的相关理论，又体现了与临床相结合的特点，对后世养生预防理论的发展有较大的影响。

第一节　养　生

养生的目的是预防疾病发生，争取健康长寿，也是疾病获得良效的重要环节。张仲景以天人相应的整体观念为指导，以脏腑经络理论为基础，结合临床实际阐述了养生调护的思想，为中医预防保健理论的发展和临床应用起到了承前启后和理论联系实际的作用。

一、养生的基本原则

疾病是否发生，取决于机体正气与致病邪气双方力量的对比。若正气充盛，人体各脏腑、经络等组织生理功能协调，则邪气不易引起发病；若正气不足，脏腑功能失调，或致病邪气作用过于强烈，超过人体防御能力，则致病因素易侵犯人体而致病。《金匮要略·脏腑经络先后病脉证》曰："若五脏元真通畅，人即安和，客气邪风，中人多死。"又曰："若人能养慎，不令邪风干忤经络……不遗形体有衰，病则无由入其腠理。"这里仲景提出了内养正气、外避邪气以预防疾病发生的基本原则。

（一）内养正气，重视脾肾

仲景把元气的充盛与否视为人体健康长寿的重要条件。若五脏元真通畅，元气充盛，气血流畅，脏腑经络功能协调，人体就不易受邪发病，正如《内经》所云"精神内守，病安从来"，并可"尽终其天年，度百岁乃去"；反之，若元气损伤，则脏腑气衰，无力抗邪，就易患病与早衰。

在养护正气方面，仲景十分强调顾护脾肾在预防保健中的重要性。提出"四季脾旺不受邪"，只有脾气健旺，才能不为外邪侵袭，免生疾病；强调"房室勿令竭乏"，即是节制房事，保全肾中精气之意；在立法和处方用药上，药后禁生冷、饮热粥等，处处体现出顾护脾肾之气的特点。

（二）外避邪气，顺应四时

人与天地相应，自然界环境的变化对人体会产生一定的影响。《金匮要略·脏腑经络先后病脉证》曰："夫人禀五常，因风气而生长，风气虽能生万物，亦能害万物。"疾病的发生不仅与人体正气的盛衰有关，也与致病邪气作用强弱密切相关。"客气邪风，中人多死。"这里所说的"客气邪风"，泛指一切有损于健康、可导致疾病产生的致病因素，如反常的气候变化、有强烈传染性的疫疠邪气、外伤等。"天地之气，顺之则万物生，逆之则灾害生。"故善于养生者，不仅要固护正气，也要注意外避邪气。仲景在此篇中指出："若人能养慎，不令邪风干忤经络"，则人无恙；倘若形神活动不顺应天地阴阳消长之道，逆天而为之，必会招致"客气邪风，中人多死"的后果。

《伤寒论·伤寒例》云："君子春夏养阳，秋冬养阴，顺天地之刚柔也。"可见调适机体以顺应环境变化，避免外邪侵扰，在预防保健中也具有重要意义。仲景提出不同季节、不同气候应有不同的摄生方法，穿着要随气候变化而相应增减，即所谓"适寒温"；饮食也应顺应四时，将每月所食忌宜进行归纳，如《金匮要略》所云"正月勿食生葱""三月勿食小蒜""十一月、十二月勿食薤""春不食肝，夏不食心，秋不食肺，冬不食肾，四季不食脾"等，这是养生思想在日常生活中的具体体现。

二、养生调护方法

（一）调节饮食

《金匮要略·禽兽鱼虫禁忌并治》曰："凡饮食滋味，以养于生，食之有妨，反能为害……所食之味，有与病相宜，有与身相害，若得宜则益体，害则成疾，以此致危，例皆难疗。"指出饮食与健康长寿息息相关，合理的饮食习惯可以预防疾病、强身健体、延年益寿；但饮食不节，或太过，或偏嗜，均可损害健康，引发疾病，善于养生者应重视饮食养生调摄。

1. 饮食洁净 张仲景指出，食物入口要洁净、卫生，凡有毒、变质等食物，不可食用，否则易致发病。如《金匮要略·禽兽鱼虫禁忌并治》云："猪肉落水，浮者，不可食。诸肉及鱼，若狗不食、鸟不啄者，不可食。""肉中有如朱点者，不可食之。六畜肉，热血不断者，不可食之。""秽饭。馁肉。臭鱼，食之皆伤人。自死肉，口闭者，不可食之。六畜自死，皆疫死，则有毒，不可食之。""凡鸟自死，口不闭，翅不合者，不可食之。诸禽肉，肝青者，食之杀人。""虾无须及腹下通黑，煮之反白者，不可食之。"《金匮要略·果食菜谷禁忌并治》云："果子落地经宿，虫蚁食之者，人大忌食之。生米停留多日，有损处，食之伤人。"强调了饮食要洁净这一问题。

2. 饮食有节 饮食有节一方面是指对食物量的摄入要有节制，不可太过或不及，过饥则维持人体生命活动的营养物质缺乏，过饱则易伤脾胃、壅滞气机，均易诱发疾病。如《金匮要略·脏腑经络先后病脉证》曰："谷饪之邪，从口入者，宿食也……食伤脾胃"；《金匮要略·血痹虚劳病脉证并治》提到，食伤、饮伤、饥伤均为致病因素；《金匮要略·果实菜谷禁忌并治》曰："贪食，食多不消"；《金匮要略·腹满寒疝宿食病脉证治》中论述宿食为病。

饮食有节还包括对饮食物性质的节制，包括三个方面：一是要节其冷热。如《金匮要略·脏腑经络先后病脉证》指出"服食节其冷热苦酸辛甘"；又如《金匮要略·果实菜谷禁忌并治》所言"食冷物，冰人齿。食热物，勿饮冷水"。这里的"冷热"即指食物温度的冷热，过冷过热均不利于健康。二是指食物的寒温偏性。饮食养生要注意根据体质选择适宜饮食，食物的性味可对人体的阴阳发生影响，如阳虚的人可多食甘温的羊肉、牛肉，阴虚的人可多食用偏凉的银耳、甲鱼滋阴。三是指食物酸苦辛甘等性味的节制。如《金匮要略·中风历节病脉证并治》曰："味酸则伤筋，筋伤则缓……咸则伤骨，骨伤则痿。"即过食酸咸，可导致内伤肝肾、筋骨而成历节之病。

3. 合理搭配　注意食物的合理搭配，也是张仲景饮食养生的重要内容。食物搭配合理，对身体有益，反之则有害。在《金匮要略·禽兽鱼虫禁忌并治》与《金匮要略·果实菜谷禁忌并治》中有大量论述饮食搭配禁忌的内容，如"羊肉不可共生鱼、酪食之，害人""饮白酒，食生韭，令人病增""生葱不可共蜜食之，杀人"等，有待进一步深入研究。

4. 饮食养生忌宜　张仲景在其著作中还记录了饮食养生忌宜的相关内容。如《金匮要略·脏腑经络先后病脉证》曰："五脏病各有所得者愈，五脏病各有所恶，各随其所不喜者为病。"《金匮要略·禽兽鱼虫禁忌并治》云："肝病禁辛，心病禁咸，脾病禁酸，肺病禁苦，肾病禁甘。"《金匮要略·果实菜谷禁忌并治》言："时病差未健，食生菜，手足必肿。"均指出了疾病过程中及恢复阶段都要注意饮食调养。

（二）调摄情志

《素问·阴阳应象大论》曰："怒伤肝，悲胜怒；喜伤心，恐胜喜；思伤脾，怒胜思；忧伤肺，喜胜忧；恐伤肾，思胜恐。"既明确了情志与五脏病变的关系，也提示医者可利用五志间的相制达到调节情志、康复疾病的目的。

正常的情志活动对人体健康有重要意义。张仲景非常重视对情志的调摄。《金匮要略·血痹虚劳病脉证并治》指出，情志所伤是导致疾病的主要原因。《金匮要略·惊悸吐衄下血胸满瘀血病脉证治》曰："寸口脉动而弱，动即为惊，弱即为悸。"说明不良的精神刺激可致机体气机逆乱、脏腑功能失调而引发疾病。《金匮要略·脏腑经络先后病脉证》还提到"无犯王法"，意思是说要遵守国家法令，这不仅是社会安定的需要，也可避免劳役之灾、外伤之苦和情志所伤，有利于保证心神安宁，对养生保健有重要意义。

（三）节制房事

重视房事养生保健，也是我国古代养生学的一大特色。张仲景重视顾护肾气，强调节制房事，以防过劳伤肾。《金匮要略·脏腑经络先后病脉证并治》曰："千般疢难，不越三条……房室、金刃、虫兽所伤。"把房事所伤列为重要病因。《金匮要略·血痹虚劳病脉证并治》曰："五劳虚极羸瘦，腹满不能饮食，食伤、忧伤、饮伤、房室伤、饥伤、劳伤、经络营卫气伤。"《金匮要略·黄疸病脉证并治》载："黄家日晡所发热，而反恶寒，此为女劳得之……此女劳之病，非水也。"均指出房事过度成劳会引发疾病。因此仲景在《金匮要略·脏腑经络先后病脉证并治》强调"房室勿令竭乏"，即是节制房事，保全肾中精气的养生观。

（四）针灸导引

《金匮要略·脏腑经络先后病脉证》曰："四肢才觉重滞，即导引、吐纳、针灸、膏摩，勿令九窍闭塞。"针刺作用于腧穴，通过一定的手法疏通经络，内而协调脏腑组织器官间的功能使其恢复正常生理状态，外而提高机体对自然环境的适应能力以，防止致病因素的侵袭，从而祛病防病，维持人体的健康水平。邪气侵袭皮肤，流注血脉，壅滞于四肢九窍，用导引、吐纳等方法锻炼身体，可调畅气机，促血脉流通、关节通利，从而提高正气，驱邪外出。

《金匮要略·血痹虚劳病脉证并治》曰："血痹病从何得之？师曰：夫尊荣人，骨弱肌肤盛，重困疲劳汗出，卧不时动摇，加被微风，遂得之。"指出好逸恶劳、缺乏运动的所谓"尊荣人"，虽形体丰盛但正气往往不足，抗病力低下，易感邪发生疾病。因此仲景提倡积极锻炼以增强人体正气及抵御外邪的能力，从而达到养生保健的目的。

疾病的发生发展、预后转归与人体正气的强弱密切相关。适量的运动锻炼和体力劳动能推动全身的气血运行，增强正气，强身健体。

（五）养胎优生

养胎优生的思想主要体现在防病治病以保胎、杜绝劣胎、饮食禁忌等方面。《金匮要略》本《内经》"有故无殒"的思想，对妇人妊娠期间出现的恶阻、腹痛、下血、小便难、水气等病提出了详细的论治和调理方法，以使疾病去而胎得以正常发育。仲景亦从优生的角度提出了中断妊娠，杜绝劣胎的主张。如《金匮要略·妇人妊娠病脉证并治》曰："妇人得平脉、阴脉小弱，其人渴，不能食，无寒热，名妊娠，桂枝汤主之……于法六十日当有此证，设有医治逆者，却一月，加吐下者，则绝之。"妇人妊娠期间多见呕吐、不能食等恶阻之症，若经调治一段时间后，症状未除，又添吐泻，可知脾胃已伤，气血生化乏源，胎失营养，易致胎动不安，或堕胎，或劣胎，故应果断终止妊娠。

《金匮要略》还提出妇人妊娠期间的饮食禁忌，如"麋脂及梅李子，若妊妇食之，令子青盲""妇人妊娠，不可食兔肉、山羊肉及鳖、鸡、鸭，令子无声音"，其说虽未必都妥当，但全面合理的饮食调配，不过食辛腥之品，对于胎儿的正常发育是有益的。

（六）攻伐有度

《伤寒论》中凡涉及汗、吐、下攻邪方法的运用，张仲景都强调中病即止，以防伤及人体正气。如大承气汤攻下力猛，仲景在方注中写明"得下，余勿服"，恐攻下过度伤及正气。在麻子仁丸方后注中，仲景用"渐加，以知为度"来强调用药是从少量递增，中病即止，以防损伤正气，反而为害。应用瓜蒂散催吐时，他提示"不吐者，少少加；得快吐，乃止"。发汗之法也是如此，仲景通过"但微微似欲汗出""微似汗"等这样的叙述一再强调"微汗"为发汗调阴阳之法，大汗淋漓会损伤人体正气及津液。

总之，合理饮食、节制房事、精神调摄及适度锻炼等是张仲景养生思想的主要体现。中医养生思想源远流长，内容丰富，张仲景提出的养生观和养生方法是中医养生学体系的重要组成部分，为中医预防保健理论的发展和临床应用起到了承前启后和理论联系实际的作用，对当代中医预防养生学的研究具有很好的指导意义。

第二节　治未病

"治未病"的概念最早出现于《内经》，《素问·四气调神大论》有"是故圣人不治已病治未病，不治已乱治未乱，此之谓也"的论述。张仲景承前启后，将"治未病"思想结合自己的临证经验加以发挥，贯穿于《伤寒杂病论》始终，体现在其所创立的辨证论治的理论体系中，对现今的医疗卫生保健工作有着重要的指导意义。

一、"治未病"的含义

"未病"是健康与疾病的中间状态，包括健康未病态、潜病未病态、前病未病态、传变未病态。在"未病"状态，尽管事实上体内已开始发生某些异常变化，但病象尚未显露，或虽有少数临床表现，却不足以确诊为病证，有可能发展为具有明显症状的疾病。"治未病"就是预先采取措施，预防疾病的发生与发展，防其复发。从而使"未病"状态向健康方向转化。

二、"治未病"理论的内容

张仲景"治未病"学术理论主要包括未病先防、已病防变、瘥后防复这几方面。

（一）未病先防

所谓"未病先防"，即在未病之前采取各种积极预防措施，要慎于摄生，以免病邪侵入人体引起疾病。

《素问·上古天真论》有言："其知道者，法于阴阳，和于术数，食饮有节，起居有常，不妄作劳，故能形与神俱，而尽终其天年。"又曰："虚邪贼风，避之有时。"都是从人自身的角度出发，强调固护正气，适应自然界的变化规律，通过内养和外防两方面的措施，以达到养生防病的目的。未雨绸缪，防患于未然。仲景继承以上观点，在《金匮要略·脏腑经络先后病脉证》中，一方面强调正气在预防疾病中的重要性，指出"若五脏元真通畅，人即安和"；另一方面又提出预防的具体措施，如"若人能养慎，不令邪风干忤经络""更能无犯王法、禽兽灾伤，房室勿令竭乏，服食节其冷热苦酸辛甘，不遗形体有衰"，这样才能达到预防的效果，"病则无由入其腠理"。这与《素问·上古天真论》中"虚邪贼风，避之有时，恬淡虚无，真气从之，精神内守，病安从来"之观点一脉相承，强调调摄正气、抵御邪气之重要性。

另外，在这些措施中，张仲景十分重视调摄饮食。他在《金匮要略》中分篇列举了禽兽鱼虫禁忌和果实菜谷禁忌，指出："凡饮食滋味，以养于生，食之有妨，反能为害……切见时人，不闲调摄，疾疢竟起，若不因食而生，苟全其生，须知切忌者矣。"同时提出具体的饮食禁忌，如其曰："春不食肝，夏不食心，秋不食肺，冬不食肾，四季不食脾……猪肉落水，浮者不可食。"又如："果子生食，生疮。果子落地经宿，虫蚁食之者，人大忌食之。生米停留多日，有损处，食之伤人。"这些饮食卫生禁忌内容，均体现"未病先防"的思想。

（二）已病防变

已病防变是指在疾病发展过程中，积极采取措施，阻止疾病恶化与传变。在诊治疾病时，不仅要对已病脏腑进行治疗，还必须掌握疾病发展传变的规律，准确预测病邪传变趋向，对可能被影响的脏腑加以固护，采取预防措施，以阻止疾病传至该处，终止其发展与传变。

1. 既病早治　是指针对已成之病，在疾病初期及早采取措施，积极治疗，防止疾病的发展与传变。

仲景对疾病早期治疗高度重视，在《金匮要略》中多有论述。如《金匮要略·脏腑经络先后病脉证》第 2 条云："若人能养慎，不令邪风干忤经络，适中经络，未流传脏腑，即医治之；四肢才觉重滞，即导引、吐纳、针灸、膏摩，勿令九窍闭塞。"强调邪气羁留部位表浅之时，应当及时治疗，防止疾病由经络向内在脏腑传变。此后《金匮要略》各篇承首篇之义，亦屡屡强调有病早治。

又如《金匮要略·百合狐惑阴阳毒病脉证治》第 15 条曰："阴毒之为病，面目青，身痛如被杖，咽喉痛，五日可治，七日不可治，升麻鳖甲汤去雄黄、蜀椒主之。"

再如《金匮要略·肺痿肺痈咳嗽上气病脉证并治》又说："始萌可救，脓成则死。"强调要抓紧时机治疗，只可图于萌芽之先，不可施于大危之后。否则治不及时，病邪深入，可危及生命。

2. 已病防传　仲景论述疾病防治，十分强调把握疾病传变规律，及时截断病邪去路，防止疾病传变。如《金匮要略·脏腑经络先后病脉证》第 1 条开宗明义，言："问曰：上工治未病，何也？师曰：夫治未病者，见肝之病，知肝传脾，当先实脾。"根据中医五行生克理论，肝属木，脾属土，木克土，肝木之病必将影响到脾土，故治疗应当防止脾土出现病变，"当先实脾"，使脾不受邪。作为《金匮要略》首篇，第 1 条即以肝病传脾为例，提示临床医生应根据疾病传变规律，预先采取治疗措施，"先安未受邪之地"，并扭转截断，防止病邪发生传变。又如《伤寒论》96 条曰："伤寒五六日中风，往来寒热，胸胁苦满……小柴胡汤主之。"邪入少阳，胆火内郁，枢机不利，当和解少阳，用柴胡、黄芩、半夏等疏肝利胆；证候未见虚象，方中尚有人参、甘草、大枣一组扶助正气的药物，此非对病证而设，而是针对少阳病机而投，尽管证候未见虚象，但"血弱气尽，腠理开，邪气因入"的结果是邪入半表半里位，易于波及太阳伤脾，故提前用药，主动扶正，以达祛邪目的。再如《伤寒论》8条曰："太阳病，头痛至七日以上自愈者，以行其经尽故也。若欲作再经者，针足阳明，使经不传则愈。"患太阳病七日以上，是太阳本经行尽，而值正气来复之时，故有自愈之可能。若病证不愈，邪气有向阳明传经之趋势，则可预防性地针刺阳明经穴位，使其经气流通，抗邪力增强，并削减邪气里传之势，从而促进疾病的痊愈，这也是后世医家所谓的"先安未受邪之地"。

正确调护是防止疾病传变的重要措施之一，《金匮要略·脏腑经络先后病脉证》第16条提出："五脏病各有得者愈，五脏病各有所恶，各随其所不喜者为病。"强调临床应当根据五脏的生理特性，结合具体病情、患者的体质特点及饮食居处喜恶等，选择恰当的治疗和护理措施，近其所喜，远其所恶，促使疾病痊愈。又如《金匮要略·百合狐惑阴阳毒病脉证治》第6～8条所用为洗方或散方，药力轻微，是恐百合病日久正虚，不任汤药荡涤之意。并且仲景列举大量临床误治引发不良后果的例子以警示后人，其中《伤寒论》太阳病篇此类内容最多，该篇多半是讨论误治后的变证及其证治，足见误治对疾病传变的严重危害。仲景不厌其烦地告诫医者，某病"不可下"，某病"不可汗"，某种治法"为逆"，某种治法"不为逆"；如36、82、92条等都从治法上示人必须谨慎从事，正确调护，免生他变。

3. 病盛防危 已盛之病，应采取积极救治措施，防其逆变出现危候，阻止病势的发展。所有危重病证若能防微杜渐，在关键时刻及时把握救治之法，则可转危为安。

如《伤寒论》254～256条叙述了阳明三急下证的危重证候，表现出燥热亢极，阴津耗伤，急用峻下的大承气汤，从而达到急下存阴的目的。再如323条"少阴病，脉沉者，急温之，宜四逆汤"，这里的"急"字，就是示人要刻不容缓，应及早治疗以救其阳，否则因循失治，导致亡阳诸症。

《金匮要略·百合狐惑阴阳毒病脉证治》第14条云："阳毒之为病，面赤斑斑如锦文，咽喉痛，唾脓血，五日可治，七日不可治，升麻鳖甲汤主之。"仲景以升麻鳖甲汤治疗阴阳毒，指出五日可治，七日不可治；所有急危重症都有从量变到质变的过程，若能在关键时刻阻止病势的发展及时救治，多可转危为安。"一逆尚引日，再逆促命期。"

（三）瘥后防复

瘥后防复，即是在疾病初愈，采取各种措施，防止疾病复发，这也是张仲景"治未病"的一个重要内容。疾病初愈，虽然症状消失，但此时邪气未尽，元气未复，必待调理方能渐趋康复。若不注意调摄，必致疾病反复或又出现某些新的疾病。

张仲景还专篇论述了愈后防复的问题。如《伤寒论》398条曰："病人脉已解，而日暮微烦，以病新差，人强与谷，脾胃气尚弱，不能消谷，故令微烦，损谷则愈。"说明了病后以胃气为本，注意饮食调摄，使胃气健旺便可早日康复。393条曰："大病差后，劳复者，枳实栀子汤主之。"指出大病后，脾胃功能尚弱，不能强饮暴食，否则会造成食复。《伤寒论》中提到的瘥后复证有阴阳复、劳复、更发热和食复四类，强调要重视对疾病后期的调养护理，方能巩固疗效，防止疾病复发，以收全功。《金匮要略·妇人杂病脉证并治》中脏燥、梅核气等病的发生和反复发作，常与情志刺激密切相关，并告诫人们应做到恬淡虚无，勿使情志过度，可避免此类病证的复发。

瘥后防复是张仲景对临床实践的总结，也是张仲景"治未病"预防医学观的重要组成部分。

三、"治未病"理论对后世的影响

张仲景"治未病"思想贯穿于《伤寒杂病论》各篇中，丰富了"治未病"的临床实践，对后世医家在养生防病、既病防变、病后防复等方面产生了很大的影响，为仲景的学术思想融入了新的内容，可以从后世相关医籍之中发现他们对仲景"治未病"思想的传承。

如唐代医家孙思邈将疾病分为"未病""欲病""已病"三个层次，他反复告诫人们要"消未起之患，治未病之疾，医之于无事之前，不追于既逝之后"。元代《丹溪心法》一书中专列"不治已病治未病"一节，书中说："与其救疗于有疾之后，不若摄养于无疾之先。清代叶天士把"治未病"思想应用于温病的诊断和治疗中等。后世的实践更深刻地体现了仲景"治未病"思想，对研究仲景"治未病"学术思想有重要意义。

张仲景全面继承了《内经》《难经》"治未病"思想的理论内涵，同时运用中医整体观念、脏腑辨证、六经辨证论治方法及五行生克制化理论，扩展了《内经》"治未病"的范围，形成了丰富、系统的"治未病"思想体系，对中华民族的世代繁衍昌盛、中医学健康医学观的形成发挥了十分重要的作用，对后世"治未病"思想体系的不断完善产生了极其重要的影响。

主要参考书目 ▷▷▷▷

1. 范永升 . 金匮要略 .4 版 . 北京：中国中医药出版社，2016.

2. 王庆国 . 伤寒论选读 .4 版 . 北京：中国中医药出版社，2016.

3. 李赛美，李宇航 . 伤寒论理论与实践 . 北京：人民卫生出版社，2017.

4. 姜德友，贾春华 . 金匮要略理论与实践 . 北京：人民卫生出版社，2017.

5. 傅延龄 . 张仲景医学源流 .3 版 . 北京：中国医药科技出版社，2018.

6. 张琦 . 金匮要略讲义 . 上海：上海科技出版社，2019.

7. 杨百茀 . 金匮集释 . 武汉：湖北科学技术出版社，1984.

8. 熊曼琪 . 中医药学高级丛书·伤寒论 .2 版 . 北京：人民卫生出版社，2011.

9. 陈纪藩 . 中医药学高级丛书·金匮要略 .2 版 . 北京：人民卫生出版社，2011.

10. 王琦 . 中医体质学说 . 北京：中国医药科技出版社，1995.

11. 杨扶国 . 杨志一、杨扶国用药心得十讲 . 北京：中国医药科技出版社，2012.

12. 吕志杰 . 仲景医学心悟八十论 . 北京：中国医药科技出版社，2013.

13. 南京中医药大学 . 伤寒论译释 .4 版 . 上海：上海科学技术出版社，2010.

14. 南京中医药大学 . 金匮要略译释 .4 版 . 上海：上海科学技术出版社，2010.

15. 梁华龙，王振亮 . 仲景研究大成 . 北京：人民军医出版社，2016.